U0200135

国医大师李今庸医学全集

# 舌耕馀话（修订本）

李今庸　著

學苑出版社

图书在版编目（CIP）数据

舌耕馀话/李今庸著．—修订本．—北京：学苑出版社，2018.12
（国医大师李今庸医学全集）
ISBN 978-7-5077-5609-8

Ⅰ．①舌…　Ⅱ．①李…　Ⅲ．①中国医药学-文集　Ⅳ．①R2-53
中国版本图书馆 CIP 数据核字（2018）第 263582 号

责任编辑：黄小龙
出版发行：学苑出版社
社　　址：北京市丰台区南方庄 2 号院 1 号楼
邮政编码：100079
网　　址：www.book001.com
电子邮箱：xueyuanpress@163.com
销售电话：010-67601101（销售部）67603091（总编室）
印 刷 厂：北京画中画印刷有限公司
开本尺寸：787×1092　1/16
印　　张：20.25
字　　数：298 千字
版　　次：2018 年 12 月第 1 版
印　　次：2018 年 12 月第 1 次印刷
定　　价：80.00 元

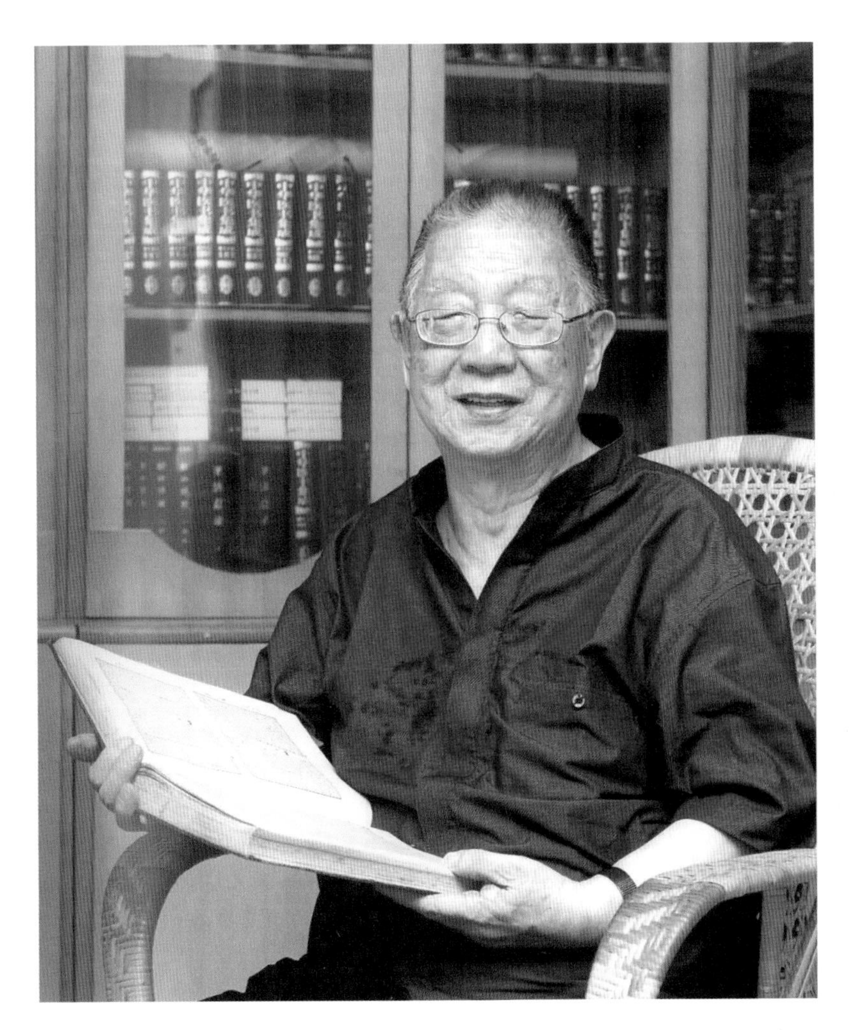

李今庸，男，1925年出生，湖北枣阳市人，当代著名中医学家，中医教育学家，湖北中医药大学终身教授，国医大师，国家中医药管理局评定的第一批全国老中医药专家学术经验继承工作指导老师。

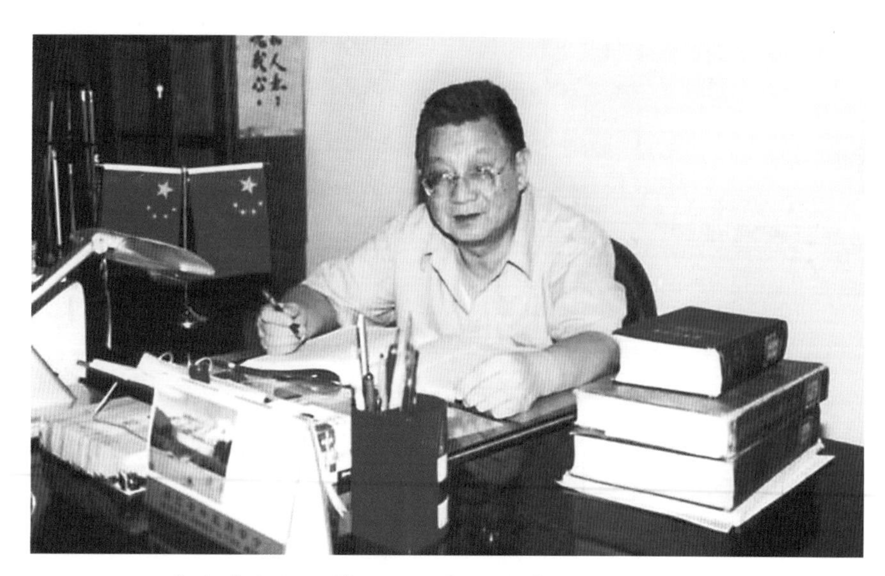

李今庸教授主持湖北省中医药学会工作20余年

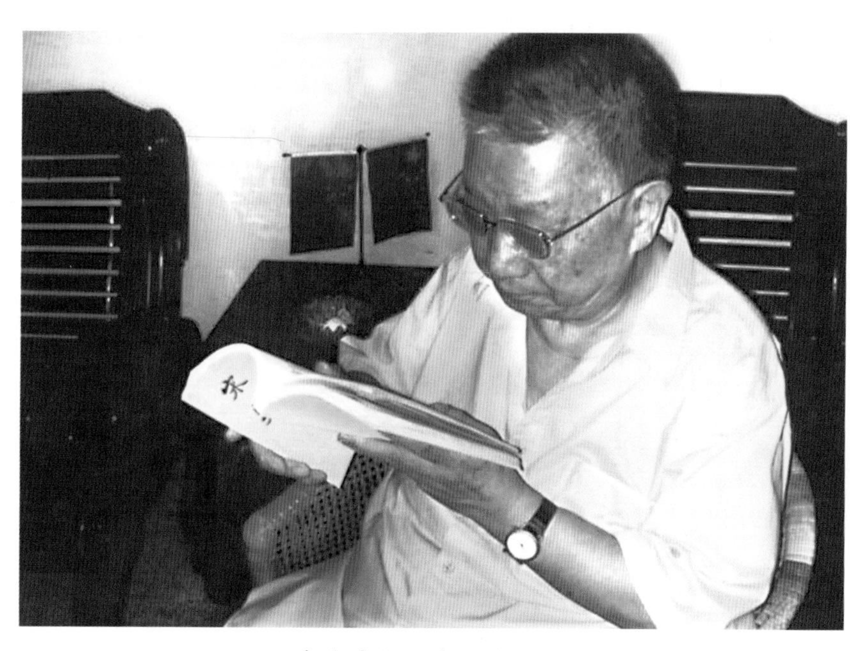

李今庸教授在研读史书

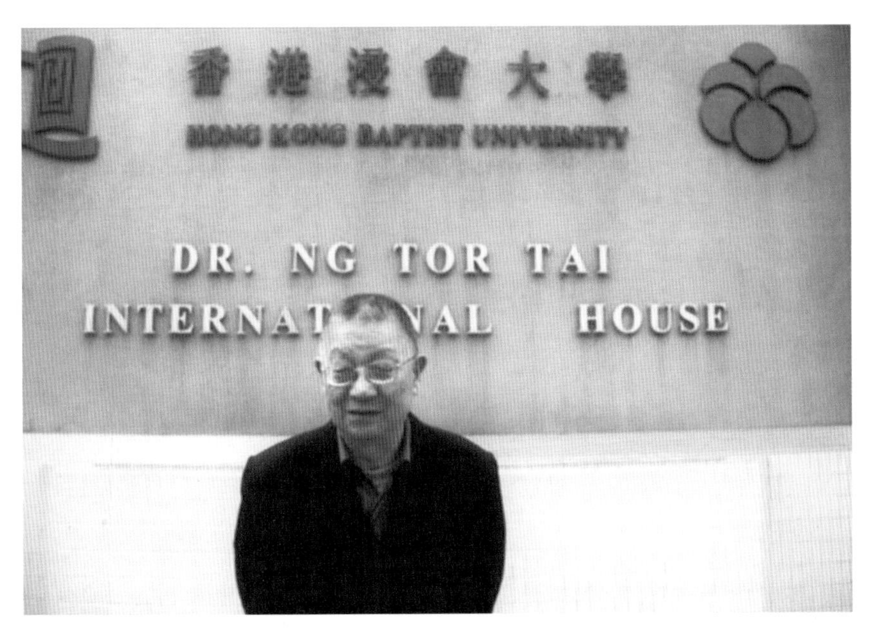


李今庸教授在香港浸会大学讲学期间留影

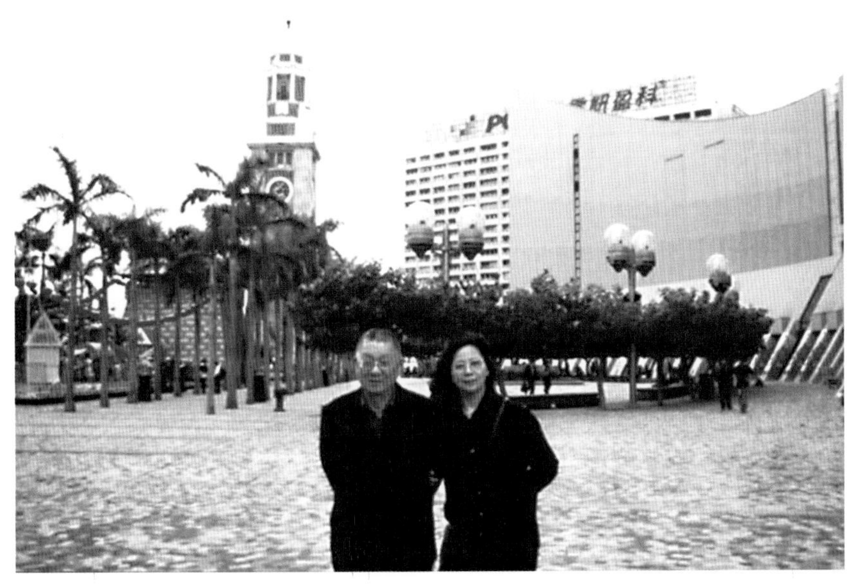

李今庸教授在香港讲学期间与女儿李琳合影

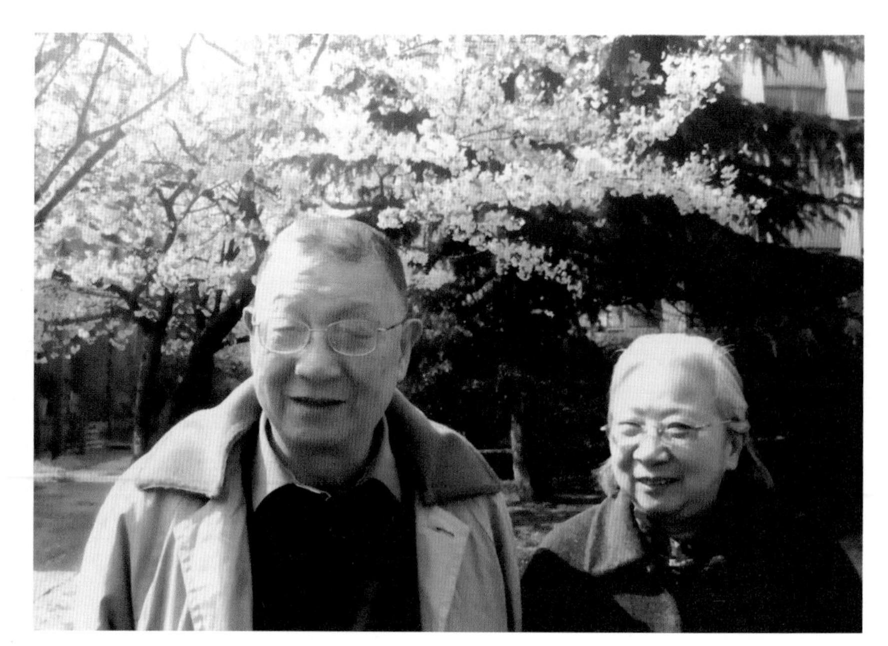

李今庸教授与夫人齐立秀合影

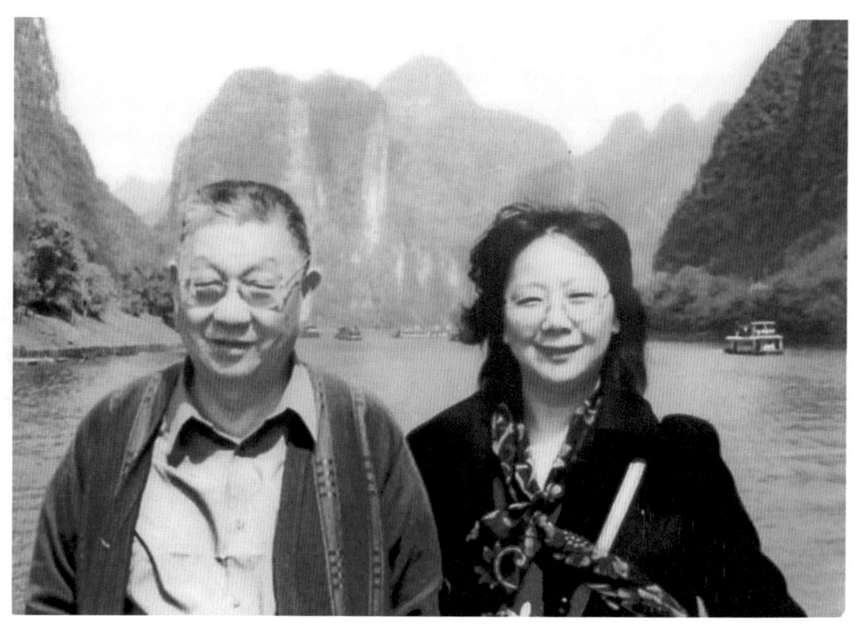

李今庸教授与女儿李琳合影

中国的长期封建社会中，創造了燦爛的古代文化。清理古代文化的发展过程，剔除其封建性的糟粕，吸收其民主性的精华，是发展民族新文化提高民族自信心的必要条件；但是决不能无批判地兼收並蓄。

摘自《新民主主义论》

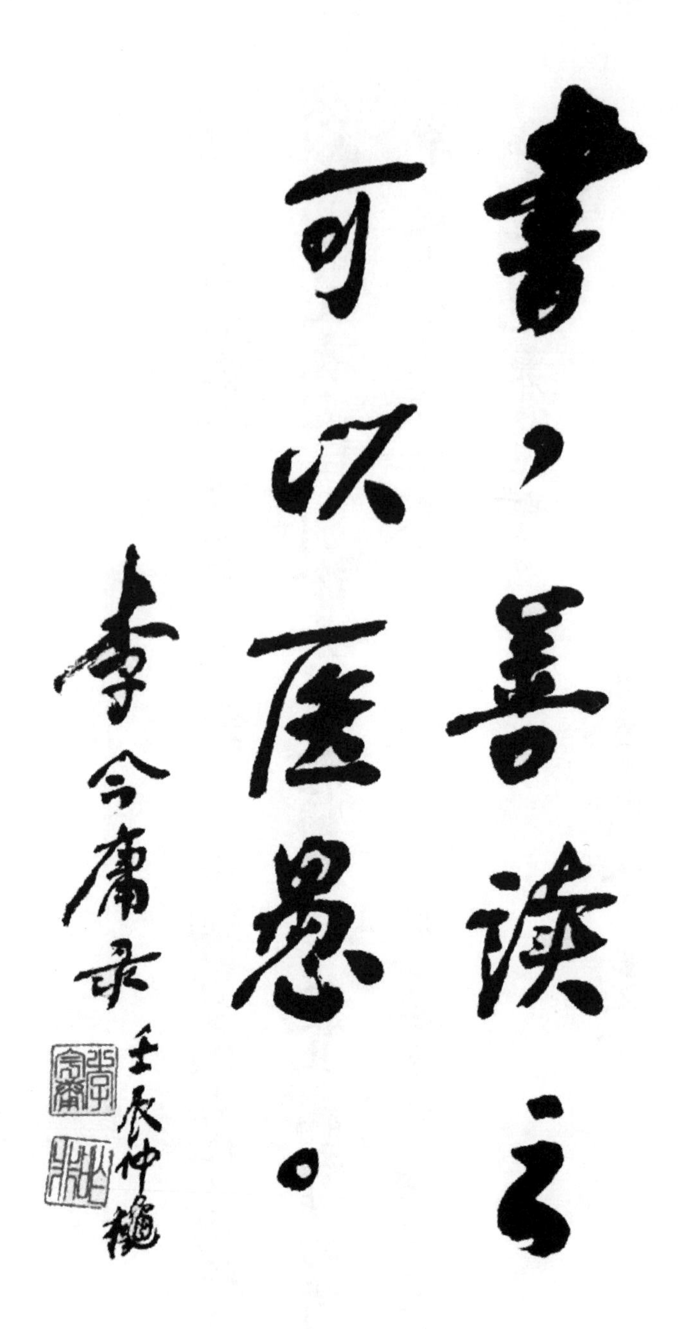


李今庸教授书法（二）

富於筆墨窮於命
老去鬚眉壯去心

李今庸書
乙卯初冬

李今庸教授书法（三）

鞠躬厥職，豈能盡如人意；
竭誠盡任，但求無愧我心。

李今庸教授书法（四）

# 通古博今研岐黄　精勤不倦育桃李

## （代总前言）

李今庸先生，字昨非，1925 年出生于湖北省枣阳市唐家店镇一个世医之家。今庸之名取自《三字经》："中不偏，庸不易。"意为立定志向，矢志不移，永不改易。昨非，语出陶渊明《归去来兮辞》："实迷途其未远，觉今是而昨非。"含有不断修正自己错误认识的意思。书斋曰莲花书屋，义出周敦颐《爱莲说》："出污泥而不染，濯清涟而不妖。"李今庸先生平生行止，诚如斯言。《孟子·滕文公章句上》说："舜何人也，予何人也，有为者亦若是。"他把这句话作为座右铭。

李今庸先生从医 80 载，执教 62 年，在漫长的医教研生涯中积累了宝贵的治学经验。其治学之道，建造了弟子成才的阶梯，是后学登堂入室的通途。听其教、守其道、恭其行者，多能登堂入室，攀登高峰。

**博学强志　医教研优**

李今庸先生 7 岁入私塾读书，开始攻读《论语》《孟子》《大学》《中庸》《礼记》等儒家经典，他博闻强志，日记千言，常过目成诵。1939 年随父学医，兼修文学，先后研读《黄帝内经》《针灸甲乙经》《难经》《伤寒论》《金匮要略》《脉经》《诸病源候论》《千金要方》《千金翼方》《外台秘要》《神农本草经》等，随后其父又命其继续攻读历代各家论著和各科著作，并指导他阅读《毛诗序》《周易》《尚书》等书。对于《黄帝内经》，他大约只用了一年的时间，即将其内容烂熟于心。现在只要提到《黄帝内经》的某一内容，他都能不假思索明确无误地给你指出，本段内容是在《素问》或《灵枢》的某一篇，所以被人们誉为"《内经》王""活字典"。

1961年，时任湖北中医学院副院长的蒋立庵先生，将一本《江汉论谈》杂志给了李今庸先生。他认真阅读后，敏锐地意识到蒋老是希望他掌握校勘训诂学的知识，以便有效地研究整理古典医籍。从20世纪60年代初开始，他先后阅读了大量有关古代小学类书籍。通过认真阅读《说文解字》《说文解字注》《说文通训定声》《说文解字义证》《说文解字注笺》等，他对许学相当熟悉。又广泛阅读了雅学、韵书以及与小学有关的一些书籍。从此，他掌握了治学之道，并以此助推医教之道。

一般而言，做学问应具备三个条件，一为深厚的家学，二为名师指点，三为个人勤奋。这三点李今庸先生都具备了，所以先生才有了今天的成就。

李今庸先生在1987年~1999年间，先后被中国中医研究院（现中国中医科学院）研究生部、张仲景国医大学、长春中医学院（现长春中医药大学）等单位聘为客座教授和临床教授，为这些单位的中医药人才培养做出了贡献。1991年5月被确认为第一批全国老中医药专家学术经验继承工作指导老师，同年获国务院政府特殊津贴；1999年被中华中医药学会授予全国十大“国医楷模”称号；2002年获“中医药学术最高成就奖”；2006年获中华中医药学会“中医药传承特别贡献奖”；2011年被国家中医药管理局确定为全国名老中医药专家传承工作室建设项目专家；2013年1月被人事部确定为首批中医药传承博士后合作导师，为国家培养中医药高层次人才。

**校勘医典　著作等身**

李今庸先生在治学上锲而不舍，勇攀高峰，正所谓“路漫漫其修远兮，吾将上下而求索”。他在20世纪60年代就步入了校勘医典这条漫长而又崎岖的治学之路。在这方面他着力最勤，费神最深，几乎是举毕生之力。他曾说道：首先要善于发现古书中的问题，然后对所发现的问题，进行深入研究考证，并搜集大量的古代文献加以证实。当写成文章时，又必须考虑所选用文献的排列先后，使层次分明，说明透彻，让人易于读懂。如此每写一篇文章，头痛数日不已，然而他仍乐此不疲。虽是辛苦，然也获得了丰硕的成果。经一番整理后，不仅使这些古籍中的文字义理畅达，而且其医学理论也明白易晓，从而使千百年的疑窦涣然冰释，实有功于后学。

李今庸先生首创以治经学方法研究古典医籍。他将清朝乾嘉时期所兴起的治经学方法，引入到古医籍的研究整理之中。他依据训诂学、校勘学、音韵学、古文字学的基本原理，以及方言学、历史学、古文献学、考古学和历代避讳规律等相关知识，对古医书中的疑难问题进行了深入研究。对古医书中有问题的内容，则采用多者刈之，脱者补之，隐者彰之，错者正之，难者考之，疑者存之的方法，细心疏爬。他治学态度严谨，一言之取舍必有于据，一说之弃留必合于理。其研究所涉及的范围相当广泛，如《素问》《灵枢》《难经》《甲乙经》《太素》《伤寒论》《金匮要略》《神农本草经》《肘后方》《新修本草》《千金要方》《千金翼方》《马王堆汉墓帛书》以及周秦两汉典籍中有关医学的内容。每有得则笔之以文，其研究的千古疑难问题多达数百处。从20世纪50年代末至现在，他发表了诸如“析疑”“揭疑”“考释”“考义”这类文章200多篇。2008年，他在外地休养的时候，凭记忆又搜集了古医书中疑问之处88条，其中部分内容现已整理成文。由此可见，先生对古医籍疏爬之勤。

**设帐杏坛　传道授业**

李今庸先生执教已62个春秋，在中医教育学上，开创和建立了两门中医经典学科教育（《黄帝内经》《金匮要略》）。他先后给师资班、西学中班、本科生、研究生等各类不同层次学生讲授《金匮要略》《黄帝内经》《难经》及《中医学基础》等课程。自1978年开始，又在全国中医界率先开展《内经》专业研究生教育。同时，李今庸先生还先后赴辽宁、广西、上海等地的中医药院校讲授《黄帝内经》《金匮要略》等经典课程。

李今庸先生非常重视教材建设。1958年～1959年，他首先在湖北中医学院筹建金匮教研组，并担任组长，其间编写了《金匮讲义》，作为本院本科专业使用。1963年代理主编全国中医学院第二版试用教材《金匮要略讲义》，从而将金匮这一学科推向了全国；1973年为适应社会上的需求，该书再版发行；1974年协编全国中医学院教材《中医学基础》；1978年，主编《内经选读》，供中医本科专业使用，该教材受到全国《内经》教师的好评；1978 年，参与编著高等中医药院校教学参考丛书《内经》；1982 年主编高等中医药院校本科生、研究生两用教材《黄帝内经选读》；1987 年为光明中医函授大学编写了《金匮要略讲解》。几十年来，李今庸先生为中医药院校教材建设，倾注了满腔心血。

李今庸先生注重师资队伍建设。李今庸先生在主持原湖北中医学院内经教研室工作时，非常重视对教师的培养。1981 年，他在教研室提出了“知识非博不能反约，非深不能至精”的思想。他要求教师养成“读书习惯和写作习惯”。为配合教师读书方便，他在教研室创建了图书资料室，收藏各类图书 800 余册。并随时对教师的学习情况进行督促检查。1983 年，他组织教研室教师编写了《黄帝内经索引》；1986 年，他又组织教研室教师编写了《新编黄帝内经纲目》。通过编辑书籍及教学参考资料，以提高教师的专业水平。在对教师的使用上，尽量做到人尽其才，才尽其用。通过十几年坚持不懈努力，现已培养出一批较高素质的中医药教师队伍。

在半个多世纪的中医药教学生涯中，先生主张择人而教、因材施教，注重传授真知和问答教学。他要求学生学习中医时必须树立辩证唯物主义和历史唯物主义思维方式，将不同时代形成的医学著作和理论体系置于特定历史时代背景中研究，重视经典著作教学和学生临床实践。1962 年，先生辅导高级西医离职学习中医班集体写作“从藏府学说看祖国医学的理论体系”一文，全文刊登于《光明日报》，并被《人民日报》摘要登载、《中医杂志》全文收载，在全国产生很大影响。

**扎根一线　累起沉疴**

李今庸先生在 80 年的医疗实践中，形成了独特的医疗风格，完整的临床医学思想，积累了大量的临床经验。其一，形成了完整的临床医学指导思想，即坚持辩证历史唯物主义思想指导下的“辨证论治”；其二，独创个人的临床医疗经验病证证型治疗分类约 140 余种。著有《李今庸临床经验辑要》《中国百年百名中医临床家丛书・李今庸》《李今庸医案医论精华》等临床著作。

李今庸先生通晓中医内外妇儿及五官各科，尤长于治疗内科和妇科疾病。在 80 多年的临床实践中，他在内伤杂病的补泻运用上形成了自己独特的风格，即泻重痰瘀，补主脾肾。脾肾两藏，一为后天之本，一为先天之本，是人体精气的主要来源。二藏荣则一身俱荣，二藏损则一身俱损。因此，在治虚损证时，补主脾肾。在临床运用中，具体又有所侧重，小儿重脾胃，老人重脾肾，妇女重肝肾。慢性久病，津血易滞，痰瘀易生，痰瘀互结互病，易成窠囊。他对于此类病证的治疗是泻重痰瘀，或治其痰，或泻其瘀，或痰瘀同治。他临床经验丰富，辨证准确，用药精良，常出奇兵以制胜，其经验可见于《国医大师李今庸医学全集》中。

李今庸先生非常强调临床实践对理论的依赖性。他常说："治病如同打仗一样，没有一定的医学理论做指导，就不可能进行正确的医疗活动。"如一壮年男子，突发前阴上缩，疼痛难忍，呼叫不已，李今庸先生据《素问·厥论》"前阴者，宗筋之所聚"，《素问·痿论》"阳明者，五藏六府之海，主润宗筋"的理论，为之针刺足阳明经之归来穴，留针 10 分钟，病愈，后数十年未再发。此案正印证了其善于以经典理论对临床的指导运用。李老常言："方不在大，对证则效；药不在贵，中病即灵。"

从 1976 年起，李老应邀赴北京、上海、南京、南宁、福州、香港、韩国大田等多地讲学，传授临床经验，深入开展中外学术交流。

**振兴中医　奔走疾呼**

李今庸先生作为一代中医药思想家，从未停止过对中医药学理论、临床、教育的反复深入思考。1982 年、1984 年，他两次同全国十余名中医药专家联名上书党中央、国务院，建议成立国家中医药管理总局，加强党对中医药事业的领导，受到中央领导重视和采纳。1986 年，国家中医药管理局成立。其后，又积极支持组建中医药专业出版社。1989 年，中国中医药出版社成立。2003 年，向党中央和国务院领导写信陈述中医药学优越性和东方医学特色，建议制定保护和发展中医药的法规。同年，国务院颁布《中华人民共和国中医药条例》。

李老在担任湖北省政协常委及教科文卫体委员会副主任期间，深入基层考察调研，写了大量提案及信函建议。在湖北省第五届政协会议上，提出"请求省委、省政府批准和积极筹建'湖北省中医管理局'，以振兴我省中医药事业"等提案。2006 年，湖北省中医药管理局成立。

1986年李老当选为湖北省中医药学会理事长。此后，主持湖北省中医药学会工作长达二十余年。组织举行“鄂港澳台国际学术交流大会”“国际传统医学大会”等各种大型中医药学术研讨会和国际学术交流会议。其间，向省委、省政府致信建议召开李时珍学术会议，成立李时珍研究会，开展相关研究，为在全国范围内形成纪念李时珍学术活动氛围奠定了坚实根基。主编《湖北中医药信息》《中医药文化有关资料选编》等。

近年来，李老对中医药学术发展方向继续进行深入思考与研究。认为中西医学不能互相取代，只能在发展的基础上取长补短。必须努力促使西医中国化、中医现代化。先后撰写和发表了《论中医药学理论体系的构成和意义》《发扬中医药学特色和优势提高民族自信心和自豪感》《试论我国“天人合一”思想的产生及中医药文化的思想特征》《中医药学应以东方文化的面貌走向现代化》《关于中西医结合与中医药现代化的思考》《略论中医学史和发展前景》等文章。

今将李今庸先生历年间写作刊印出版和未出版的各种学术著作，集中起来编辑整理，勒成一部总集，定名为《国医大师李今庸医学全集》，予以出版，一则是彰显李老半个多世纪以来，在中医药学术上所取得的具有系统性和创造性的重要成就，二则是为中医药学的传承留下一份丰厚的学术遗产。

李今庸先生历年间写作并刊印和出版的各种著作数十部，附列如下（以年代先后为序）：

《金匮讲义》，李今庸编著，原湖北中医学院中医专业本科生用教材。1959年，内部油印。

《金匮要略讲义》，李今庸编著，全国中医学院中医专业本科生用第二版统一教材。1963年9月，上海科学技术出版社出版。

《中医基础学》，李今庸主编，原湖北中医学院中医专业用教材。1971年，内部铅印。

《金匮要略释义》，李今庸编著，中医临床参考丛书，全国中医学院西医学习中医者、中医专业用第三版统一教材。1973年，上海科学技术出版社出版。

《内经选读》，李今庸主编，原湖北中医学院中医专业本科生用教材。1978年，内部刊印。

《黄帝内经选读》，李今庸主编，原湖北中医学院中医专业本科生、研究生两用教材。1982 年，内部刊印。

《内经函授辅导资料》，李今庸主编，原湖北中医学院中医专业函授辅导教材。1983 年，内部刊印。

《读医心得》，李今庸著，是研究中医古典著作中理论部分的学术专著。1982 年 4 月，上海科学技术出版社出版。

《中医学辩证法简论》，李今庸主编，全国中医院校教学参考用书。1983 年 1 月，山西人民出版社出版。

《黄帝内经索引》，李今庸主编，原湖北中医学院中医《内经》专业教学参考用书。1983 年 12 月，内部刊印。

《读古医书随笔》，李今庸著，运用考据学知识和方法研究古典医籍的学术专著。1984 年 6 月，人民卫生出版社出版。

《金匮要略讲解》，李今庸著，全国高等中医函授教材。1987 年 5 月，光明日报出版社出版，后由人民卫生出版社于 2008 年更名为《李今庸金匮要略讲稿》再版。

《新编黄帝内经纲目》，李今庸主编，中医内经专业、西医学习中医者教学参考用书。1988 年 11 月，上海科学技术出版社出版。

《奇治外用方》，李今庸编著，运用现代思想和通俗语言，对中医药古今奇治外用方治给予整理的专著。1993 年 1 月，中国中医药出版社出版。

《湖北医学史稿》，李今庸主编，是整理和反映湖北地方医学史事的专门著作。1993 年 5 月，湖北科学技术出版社出版。

《李今庸临床经验辑要》，李今庸著，作者集数十年临床医疗实践之学术思想和临证经验的总结专著。1998 年 1 月，中国医药科技出版社出版。

《古代医事编注》，李今庸编著，选录了古代著名典籍笔记中关于中医药医事史料文献而编注的人文著作。1999 年，内部手稿。

《中华自然疗法图解》，李今庸主编，刮痧疗法、按摩疗法、针灸疗法和天然药食疗法等中医自然疗法治病图解的专著。2001 年 1 月，湖北科学技术出版社出版。

《中国百年百名中医临床家・李今庸》，李今庸著，作者集多年临床学术经验之专著。2002 年 4 月，中国中医药出版社出版。

《古医书研究》，李今庸著，继《读古医书随笔》之后，再以校勘学、训诂学、音韵学、古文字学、方言学、历史学以及古代避讳知识等，研究考证中医古典著作的学术专著。2003 年 4 月，中国中医药出版社出版。

《中医药治疗非典型传染性肺炎》，李今庸编著，选用报刊上有关中医药治疗“非典”（严重急性呼吸综合征）的内容，集而成册。2003年8月，内部刊印。

《汉字、教育、中医药文化资料选编》（1-6编），李今庸编著，选用报刊上发表的有关文字文化、教育和中医药文化资料而汇编的专门集册。2003-2009年，内部刊印。

《舌耕馀话》，李今庸著，作者在兼任政协等多项社会职务期间，从事中医药事业的医政医事专门著作。2004年10月，中国中医药出版社出版。

《古籍录语》，李今庸编著，选录古代典籍中关于启迪思想，予人智慧，为人道德之锦句名言而编著的人文专著。2006年8月，内部刊印。

《李今庸医案医论精华》，李今庸著，作者临床验案精选和中医学术问题研究的专著。2009年4月，北京科学技术出版社出版。

《李今庸中医科学理论研究》，李今庸著，中医科学基础理论体系和基本学术思想研究的专著。2015年1月，中国中医药出版社出版。

《李今庸黄帝内经考义》，李今庸著，作者历半个世纪对《黄帝内经》疑难问题研究的学术专著。2015年1月，中国中医药出版社出版。

《李今庸读古医书札记》，李今庸著，辑作者历年来在全国各地刊物上发表的关于古典医籍和古典文献的考释、考义、揭疑、析疑类文章的学术著作。2015年4月，科学出版社出版。

《李今庸特色疗法》，李今庸主编，整理和总结了具有中医学特色的穴敷疗法、艾灸疗法、拔罐疗法、耳穴贴压法等治疗病证的专著。2015年4月，科学出版社出版。

《李今庸经典医教与临床研究》，李今庸著，作者集中医经典教学和经典性临床研究的教研专著。2016年1月，科学出版社出版。

《李今庸医惑辨识与经典讲析》，李今庸著，对有关经典医籍、医学疑问的解疑辨惑及经典著作课堂讲解分析的学术专著。2016年1月，科学出版社出版。

《李今庸临床医论医话》，李今庸著，作者关于中医临床的医学论述和医语医话的学术专著。2017年3月，中国中医药出版社出版。

《李今庸中医思考·读医心得》，李今庸著，作者独立思考中医药学实质和中医药学术发展方向性研究的学术专著。2018年3月，学苑出版社出版。

《续古医书研究》，李今庸著，为《古医书研究》续笔，再以开创性的中医治经学方法继续研究中医古典著作之学术力作。将由学苑出版社出版。

另有待出版著作（略）。

李琳　湖北中医药大学
2018年5月1日

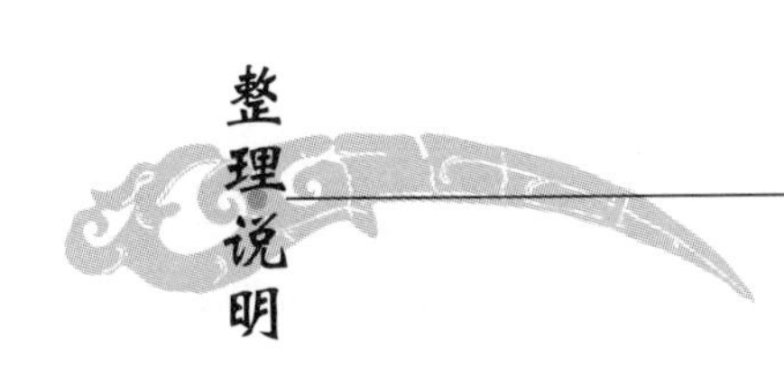

# 整理说明

《舌耕馀话》（修订本）一书，是在原版《舌耕馀话》基础上进行了内容的新增与删减，形成了政协提案、医事信函、考察建议、演说讲话、医药论述等五类。其内容材料是李今庸教授在任职政协常委兼教科文卫体副主任、科协常委、中医药学会理事长等从事医政医事、社会活动长时期间留下来的。本书反映出了李今庸教授在数十年里为全国及湖北省中医药事业发展所做的工作和努力，同时也从一个侧面反映出了中国中医药事业在特定环境中的发展概况。

# 整理者的话

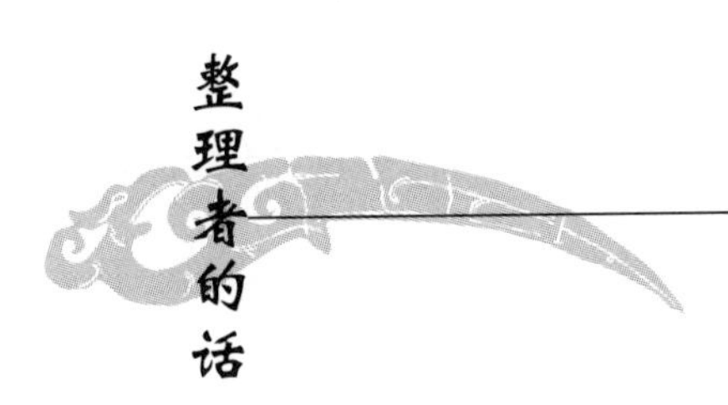



任何一个民族如果没有自己的文化难以立足于世界民族之林。我们中华民族是一个古老的文明古国，历史悠久，有着自己独特的、丰富的、优秀的民族传统文化，而中国中医药学则是这份传统文化中的一部分，在几千年的长期发展过程中，它为中华民族的繁衍昌盛起着重要的作用。然而，近一百多年来，由于殖民地思想影响，中医药学一直发展缓慢甚至停滞未前。新中国成立后，党中央和中央人民政府重视发展这份文化，制定了中医药政策，颁发了一系列有关发展中医药事业的文件。为了中医药学这份文化得以迅速发展，使之更好地继续为中华民族服务，数十年来，家父除了认真研究中医药学的理论知识，思维方法和临床运用外，还为争取中医药学发展条件奔走呼号，到处宣传，于长期工作中积累了许多资料。在这些资料中，有对国家四化建设提出积极建议的内容；有向上级呈书请求成立中医药管理机构的内容；有对发展民族传统医药学的意义、方向表示见解的内容；有如何兴办中医药教育，培养中医药学后继人才的合理化建议的内容；有对本省中医药历史和现状考察的内容；有为纠正社会不正之风意见的内容；有呼吁祖国统一的内容；有歌颂祖国大好河山和繁荣景象的内容；有普及中药知识富于趣味性的内容等等。对于这些资料，现收集整理，编辑成册。

在做这项工作时，对不同种类的资料进行了分析取舍，选出了其中的一部分，然后又据内容的不同分为九类。它们是：提案类、信函类、考察建议类、讲演类、论说类、序跋类、题词类、诗赋类、中药迷语和中药对联类。在整理编辑过程中，对于文稿资料，有与他人合作的少量文稿，凡是家父牵头的，即被选入，否则，概不入选；文稿一般不作改动，都是原文录用，只在个别字句上稍有删改；每类文稿均以其写作时间先后为序，唯在记时方面，或用公元纪年法，或用干支纪年法，不强求一致；中药迷语和中药对联类的标题，多是取自文中的第一句话，不代表任何意思。因其所选文稿资料大部分是关于发展中医药学而又不是中医药学的教学内容，故特取名为“舌耕馀话”。

另外，还须要说明的是，在所选资料中，有家父和全国专家一起签名向中共中央和国务院总理而写的关于我国创建成立“国家中医管理局”的建议资料，但由于不是牵头者，因而作为“附录”附于书末。

今“舌耕馀话”已整理成书，作为整理者来说，由于是第一次进行这项工作，其中必然会有许多不足之处，还望大家给以指正，是为盼。

整理者　李　琳

1991 年 11 月 30 日

于湖北中医学院[1]文献研究室

① “湖北中医学院”于 2010 年 3 月 18 日更名为“湖北中医药大学”。下文不再出注。

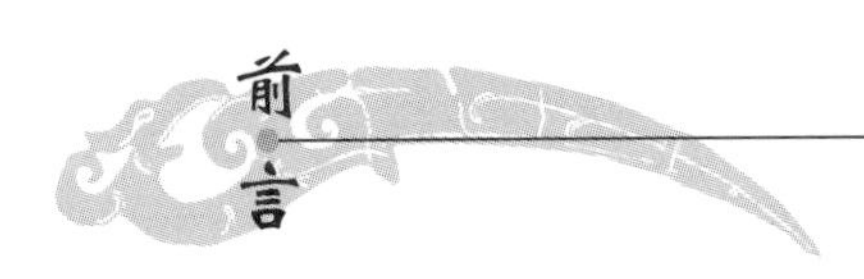

# 前言

《舌耕馀话》在中国中医药出版社的支持和帮助下公开出版，对于整理者来说，无疑是一件值得高兴的事。

家父李今庸，早年从事临床医疗工作，是一个职业医生。1957 年从事中医教育工作至今，一直以继承发扬我国民族传统文化的一部分——中医药学为己任，除了长期致力于中医药学术，认真搞好中医药教育，力争培养高水平中医药人才外，还积极从事医政医事、参与社会活动和社会交往，奔走于国内外，宣传中医药学，实践中医药学，维护中医药学，发展中医药学，并且潜心探究其学术发展，屡屡发表工作议论，口述笔书，积累日多，其资料曾于 1991 年被整理成册，予以付印，赠与国内同道交流切磋。近 10 余年来，家父一如既往地做了许多工作，且又相继积累了一些新的类似资料。故今出版的《舌耕馀话》是一增订本，即是将新积累资料有选择地（其中也有个别资料为过去漏选的）按内容类别补入其中，并新增"笔记类"而成。

值此书出版之际，就整理者个人需要补充的几句话是，这部《舌耕馀话》不单是一本文集，更是一个时代中的某个时期的记录书籍，它从一个侧面反映了中医药事业在某个特定环境中发展概况，读者可以通过此书从中了解到一二；同时它也反映了一位老中医工作者，对中医药事业的热爱和执着。可以说，家父同那些至今仍活跃在中医药事业前沿的全国各地老一辈名老中医一样，视中医药事业为自己生命中的重要部分，并为之付出毕生的精力。他们共同的愿望，是愿中国中医药事业更加发扬光大，更加走向光明，更大限度地为新世纪人类作出更大贡献。

李　琳　湖北中医学院

2003 年 6 月 1 日

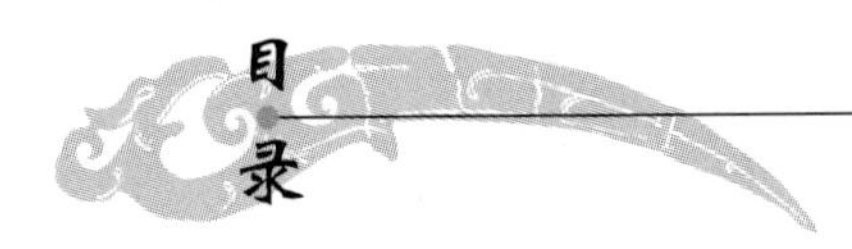
目
录

# 第一章　政协提案类

## 建议筹建中西医结合基地

1983 年

提案编号（10）

建议筹建中西医结合基地，把中西医结合作为一项医学科学来研究（文佚）。

**附：**

### 湖北省卫生厅 1983 年 10 月 26 日的答复

李今庸同志，为了加强我省的中西医结合工作，我厅拟在今年适当的时候召开全省中西医结合工作会议，传达贯彻全国石家庄会议精神，讨论研究进一步加强我省中西医结合工作的具体措施。你提出了一些积极可取的建议，我们将在会议上一并研究考虑。

## 改革中药教育，培养中药人才

1983 年

提案编号（492）

建议省政府加强对中药高等教育的领导，改革中药教育，培养符合当前中医药实际的中药人才，切实解决中药后继乏人的问题（文佚）。

**附：**

## 湖北省教育厅1983年11月9日的答复

中医、中药专业在全国医药卫生专业中的比重较低，在我省情况也是这样。卫生部已提出“要逐步增加药科类专业在医药卫生专业中的比重”，我们将根据这个意见与省卫生部门共同研究落实。关于中药专业全面进行教学改革，培养合格的高级中药人才问题，我们准备与湖北中医学院一起研究，有些问题还要向卫生部反映，使培养的中药人才适应中医治疗工作的要求。

# 中药应和中医一起，以利于中医药之发展

1984年3月23日

**提案编号（88）**

中药材之种植、收购由基层供销部门主管，中药材之集中、加工以及销售由药材公司主管，生产成药的工厂分属医药局、燃化局主管，用药单位则属卫生部门主管。中医、中药严重脱节，以致中药不能适应中医临床工作的需要，中药短缺，质量低劣，严重影响了中医疗效，妨碍了中医事业的发展。应将中药机构与中医归在一起以改变中医中药脱节的不正常局面。

**附：**

## 湖北省卫生厅1984年12月5日的答复

目前，中药的生产、经营归口医药部门，中医的工作归口卫生部门。统一体制管理问题，我厅解决不了。

## 资助中医医院，发展我省中医药事业

1984 年 3 月 23 日

提案编号（92）

十一届三中全会以来，我省在贯彻党中央 1978 年 56 号文件，拨乱反正，逐步解决中医药后继乏人乏术的过程中，恢复和建立了一批中医医院。但大多设施简陋，经费拮据，甚至影响日常业务的开展。为发展中医医院，加强我省中医事业的建设，迫切需要得到经济上的资助。

办法：省政府拨出建设中医医院的专款以进行资助。

**附：**

### 湖北省卫生厅 1984 年 9 月 25 日的答复

粉碎“四人帮”以来，特别是三中全会以后，我省恢复成立一批中医医院。由于这些中医医院起步晚，底子薄，多数房屋狭小，设备简陋，工作条件较差，我厅曾拨出一些经费加以扶植。但由于我们卫生事业费较少，财政上又与地方“分灶吃饭”，所以中医医院的困难在短期内无法解决。省政府对这一问题已引起重视，决定今年召开全省振兴中医会议。我厅准备向省政府反映情况，请求拨出专款，发展中医药事业，加快中医医院建设发展速度。

## 加强领导，振兴我省中医事业

1984 年 3 月 23 日

提案编号（90）

中医药学是我们这个伟大民族的一份宝贵财富。为解决中医药后继乏人乏术的问题，党中央在 1978 年专门发 56 号文件。1980 年以来，卫生部多次召开会议，讨论和部署发展我国中医药事业。今年2月10—14日，中共四川省委和省政府联合召开振兴中医工作会议，并做了“振兴四川中医事业的决定”。为了更好更快地改变我省中医药后继乏人乏术的状况，迫切需要省委、省政府加强对我省中医药事业发展的组织领导和规划。

办法：成立湖北省振兴中医领导小组，地、市、州成立相应的组织。

**附：**

### 湖北省卫生厅1984年9月25日的答复

中医药学是一个伟大的宝库，是我们民族的一份重要文化遗产，需要各级党委和政府的重视支持。这项工作也与医药、教育、人事、科技等部门关系密切，需要这些部门的支持。我们拟在年底召开的湖北省中医会议上，提请省委、省政府成立“湖北省振兴中医领导小组”，以加强对中医事业的领导和支持。

## 拨款解决枣阳县地方性氟中毒问题

1985年

**提案编号（44）**

枣阳县氟毒受害群众有475239人，占总人口的56.45%。患病最严重的是枣北阳垱、太平、姚岗3个连成片的区（镇），这3个区（镇）有116个村，患病率在80%以上的有103个村，严重危害了当地群众的身体健康，影响“两个文明”的建设。为了根除氟毒对人民的危害，省站地病科对此县的土壤、蔬菜、粮食、动物、空气等进行了测定，经过氟源调查，证实枣阳县地方性氟中毒为水源性，而且水氟含量较高。

解决办法：打深井改水降氟。通过调查，当地100米深的地下水氟含量较低，为清洁低氟水。然打100米深的井，平均每口井需投资

67000 元，这就需要较多经费才能做到群众普遍食用清洁低氟水。鉴于当地群众目前的经济情况和枣阳县政府的财政状况尚无较多资金投入这项建设，故省里有关部门应拨款辅助枣阳县消除地方性氟中毒的病源，保障人民群众的身体健康。

**附：**

## 湖北省卫生厅 1985 年 7 月 31 日函

枣阳县是我省地方性氟中毒的重病区，对此，各级党委和政府非常重视。近年来，该县地氟病的防治工作初见成效。

1984 年，省委地方病防治领导小组拨款 14 万元，在该县的重病区阳垱镇进行改水降氟的试点工作，先后打成深井 10 口中（尝试均在 100 米以下），每口井都是水量大，水质好，使群众饮水含氟量由原来的平均 1. 71 毫克/升，降到 0. 57 毫克/升，达到了国家规定的饮水含氟标准（国家规定饮水含氟量不超过 0. 6 毫克/升）。在试点的影响下，太平、姚岗等高氟病区的群众也积极行动起来，开展了改水降氟工作。截至今年 5 月份，全县已打降氟井 30 口，使 12 个乡的 30 个村，近 5 万人（占病区总人数的 1/3）结束了世世代代饮用高氟水的历史，同时，还使近万亩农田得以灌溉。

今年，枣阳县委、县人民政府已做出决定，从地方财政收入中拿出 30 万元，用于阳垱、太平、姚岗 3 个区（镇）的改水降氟工程。县里成立了农村改水开发公司，组织打井队，并贷款 15 万元购置打井设备，争取使该区 15 万人民尽快喝上低氟清洁水。省委地方病防治领导小组在经费比较困难的情况下，已给其安排改水降氟补助款 22 万元，并对其他有关工作也进行了安排。

# 解决好医药院校原“赤脚医生”职工的工龄问题

1986 年 3 月 20 日

**提案编号（22）**

在我省高等医药院校职工中，有少部分同志曾在农村担任过“赤脚医生”，后进入医药院校学习，毕业留校工作。根据国家劳动人事部“劳人薪［1985］41 号”文件及卫生部 1985 年 8 月 5 日制定的《医疗卫生事业单位工作人员工资制度改革实施方案》中“乡村医生（原赤脚医生）被吸收录用为国家正式职工或考入医药院校毕业后为国家正式职工的，其担任乡村医生的工作时间，可合并计算为连续工龄”的规定，他们在农村担任“赤脚医生”的时间，应算工龄。有关这一规定，我省卫生部门已落实办理了。但是，教育部门所属高等医药院校至今尚未执行。

希望省有关部门按国家劳动人事部“劳人薪［1985］41 号”文件的规定，解决好这一问题，以免挫伤这些同志的工作积极性。

**附：**

## 湖北省劳动人事厅 1986 年 10 月 17 日的答复

劳动人事部劳人薪［1985］41 号文附件—所附卫生部 1985 年 8 月 5 日《关于医疗卫生事业工作人员工资制度改革实施方案》第二部分第六项规定：乡村医生（原赤脚医生）被招收、顶职、录用为国家正式职工或进入各级医药院校学习毕业（结业）后，成为国家正式职工，并继续从事卫生工作的，其成为国家正式职工前最后一次经组织批准任乡村医生的工作时间（含其原当赤脚医生工作的时间），可以与成为国家正式职工后的工作时间合并计算为连续工龄。此规定适用于教育部门所属高等医药院校。我们将与省教委联系，使这一规定得到贯彻落实。

# 应给高校教师合理待遇，调动教师的积极性

1986 年 3 月 20 日

**提案编号（21）**

1985 年工资理顺后，在高校工作的高教 10 级或相当于这一级别的教师，其工资普遍比在其他部门工作的同级工资人员低 8 元左右。湖北中医学院的情况尤为突出，具体情况如下：

1. 属附院编制的卫技 12 级医师的工资均调至 102 元。

2. 属学院编制的卫技 12 级教师中，在临床教研室工作的教师的工资也调到了 102 元，而在基础教研室的教师的工资则只调到 94. 50 元。

3. 属学院编制的高教 10 级教师的工资，均只调至 94. 50 元。

这样便造成了一个很不合理的现象，即在中医学院工作的原同级工资人员，以致大学毕业的同班同学中，有的工资高 8 元，有的又低 8 元。这种现象的存在，不利于调动教师的积极性，体现不了以教育为基础的精神。因此，我建议上级领导及有关部门早日解决这一问题，以落实知识分子政策，充分调动他们的积极性。

**附：**

## 湖北省劳动人事厅 1986 年 10 月 25 日的答复

我们认为提案所反映的高校教师的工资待遇问题，这确实是一个不合理的问题，是教育部门工资政策中存在的一个突出矛盾，我们已向国家有关部门做了反映，并要求研究解决。但是目前尚无解决这一问题的政策根据，所以暂不能解决，请你协助我们向有关同志做些解释工作。

## 合理解决我院基础课部卫技12级教师工资，充分调动其积极性

1986年11月9日

提案编号（548）

我院有一部分从地县医院来工作的原工资级别是卫技12级（76元）的中年教师，他们有的在学院基础课部工作，有的在学院临床课部工作，其中大部分是我院教学、科研或临床的骨干。1985年调资中，在临床课部工作的那部分教师的工资均已由76元调至102元，而在基础课部工作的近20名教师的工资即只从75元调至94.50元，其问题虽多方反映，至今仍未得到解决，严重地影响了他们的积极性。由于工资的不合理，他们现在都不愿意上临床和带学生实习。据了解，其他省中医学院中的这类工资问题已经得到了合理解决，如广东、湖南、广西、河南中医学院的卫技12级教师的工资调至102元。

基于上述情况，这部分卫技12级教师的工资应该按照1985年17号调资文件及省工改办13号文件的精神补调至102元。其理由如下：

这部分教师的工资级别是卫技12级，属于上次调至102元的范围。

按学院有关规定，这部分教师每年约有1/3的时间上临床或带学生课间见习和毕业实习，其中不少教师调资前已经上过临床或带了学生的课间见习。

这部分教师一般均有10年以上的临床工龄，即使将来同高教级教师一起调资，其教龄又无法解决，这样又会造成新的不合理和矛盾。

**附：**

### 湖北省劳动人事厅1987年1月5日的答复

湖北中医学院李今庸教授的提案中所提出的有一部分从地县医院调来湖北中医学院基础课部工作的中年教师原工资级别是卫技12级（76

元），这次工资制度改革套改后出现了同级低一档的问题。就院校专业技术人员看，分别执行两种不同的工资标准。其附属医院，属卫生编制人员，执行卫生技术人员的工资标准，也就是本提案中所述的在临床课部工作的那部分同志。学院属教学编制的人员，执行高教人员工资标准，也就是本提案中所述的在基础课部工作的那部分同志。这两类人员，虽同属一个等级（相似级），但级差各不相同，升级后的实际工资额有差别。因为卫生技术 12 级人员（相似行政 19 级）的标准工资是 77.5 元，1981 年升两级的人员，加过一级行政级差的，其工资为 76 元，按规定这类人员可补齐到上述工资额，套改后，可以到新工资标准 102.5 元。而执行高教人员工资标准的以及行政 19 级、中专教 8 级、小教 3 级、高教 10 级、科研 10 级，只能套到工资标准 94.5 元。因此，就形成了相差一个等级的矛盾，这是原工资制度本身带来的问题，我们也多次向上级有关部门反映过，只能待国家提出统一解决的方案后，省才能按规定办理，请协助做好部门同志的思想工作。

**附：**

## 湖北省政协提案办公室 1987 年 1 月 8 日的答复

李委员：

您好！

您在去年 11 月 9 日所提的第 548 号提案，省劳动人事厅已于 1987 年 1 月 5 日给予了答复。此提案在送交之前以及送交以后，我们曾三次与该厅进行了协商，希望他们尽量设法解决。但他们一直认为，这一问题比较普遍，不光是湖北，其他省也有类似情况，非他们一家能解决得了的（函复也是如此）。这一提案没得到解决，我们很抱歉，敬请原谅。

现将函复寄来，请查收。

顺以敬礼！

# 制止在湖北中医学院恢复“西医在朝，中医在野”的做法

1987年3月4日

**提案编号**（553）

请求湖北省委、省政府坚决贯彻中医政策，加强对我省中医高等教育的领导，制止在湖北中医学院恢复“西医在朝，中医在野”的做法，以保障我省中医事业的发展。

中医药学是我们伟大中华民族的一份宝贵文化，是我们民族在长期与疾病做斗争中创造出来的。它是我国劳动人民世世代代与疾病做斗争的经验总结，包含有丰富的实践经验与系统的理论知识，内容丰富多彩，具有明显的东方文化的特征，确是一个伟大的宝库！几千年来，对我国民族的繁衍昌盛起到过巨大的保证作用，对世界人民的健康事业也做出过自己的贡献。在印度、埃及等古医学均早已被淘汰的今天，中医药学以它固有的生命力仍然屹立在世界东方，现正以它的真正优势走向世界，美国、法国、德国、意大利、苏联、日本等自然科学先进的国家，都在以浓厚的兴趣对中医药学进行研究。然而作为中医药学发源地的我国，却因近百余年沦为半封建半殖民地，使其受到过帝国主义文化侵略和民族虚无主义的严重摧残！新中国成立后，党中央和中央人民政府非常重视我们民族的这份宝贵文化“中医药学”，制订了中医政策以发展中医药事业，但由于“殖民地奴化思想的影响在一部分人的头脑中没有完全肃清”，医药卫生系统内推行了“全盘西化”的路线，以致中央的中医政策未能得到认真的贯彻，中医长期处于从属地位，西医在朝，中医在野，中医工作的问题“始终没有得到根本的解决”，中医药队伍出现了后继乏人、后继乏术的局面。长此下去，我国就有可能再从外国进口中医药，那就是我们中华民族的奇耻大辱了！中央为了改变这种状况，为了从根本上解决中医药工作上的问题，1985年提出了“要

把中医和西医摆在同等重要的地位”，1986年决定“成立国家中医管理局”，让中医自己管理自己，使中医药事业独立发展。

我省地处中原，历史上名医辈出，如李时珍、万密斋、庞安常等名闻中外就是其列。新中国成立后，在中央的中医政策指引下，我省创办了湖北中医学院，在省委省政府直接领导下，通过全体教职员工的努力，做出了一定成绩，跻身于全国中医学院的先进行列。不料“文革”后，由于某领导机关的官僚主义作风和对中医存在的偏见，对湖北中医学院采取了不负责任的态度，一方面，把一些年老不能工作的干部塞进中医学院，使中医学院背负着沉重的包袱（小小中医学院，享受厅局级待遇的离休干部就有20人左右，与华中工业大学相等）；另一方面，把既无工作能力，又无事业心的人派到中医学院担任领导职务，同时还任命了一批西医占领中医学院院、处两级教学、考研、医疗等所有领导岗位，使湖北中医学院出现了毛泽东主席生前所批评过的“西医在朝，中医在野”的严重局面，以致全院人员恶性膨胀，教学秩序混乱，医疗偏离方向，教学、医疗质量均下降，学生专业思想不巩固，教师思想混乱，湖北中医学院的地位在全国急剧下降。在中央实行改革的方针指导下，我院于1984年6月调整了领导班子，改变了“西医在朝，中医在野”的局面，但由于旧班子遗留下来的问题太多，太复杂，加之社会不正之风的影响，中医学院的状况没有得到根本好转，甚至又出现了一些新问题，某领导机关对我院这种状况，视而不见，听而不闻，反而不顾中央政策，不听专家意见，不理群众呼声，也不征求我院党委意见，置民族宝贵文化于不顾，硬要在我院恢复“西医在朝，中医在野”的局面，以搅乱我省中医事业的基础，即中医高等教育。这种不民主作风和歧视中医的偏见，实在令人气愤！为了我省中医药事业，恳切要求省委省政府坚决贯彻党和政府的中医政策，加强对湖北中医学院的领导，实行中医独立发展的方针，制止在我院恢复“西医在朝，中医在野”的错误做法，选拔年轻有为的真正中医工作者担任我院党政领导职务，以确保我院的正确发展方向，纠正我院附属医院已经偏离中医的错误方向，并帮助我院解决一些实际问题，通过改革，从而把我院的中医高等教育工作推上去，以免省人民政府鄂政发［1985］30号文件的第二项完全落空，则我省中医事业幸甚。

**附：**

**中共湖北省委科教部 1987 年 4 月 10 日**
**给湖北省政协提案工作委员会的答复**

湖北省政协提案工作委员会：

你会今年第 553 号提案所反映的情况我们过去已有所了解。三月份，中共湖北省委已下通知，调整了湖北中医学院的领导班子。特复。

## 筹建湖北省中医管理局

1987 年 3 月 13 日

**提案编号（1）**

请求省委、省政府批准和积极筹建“湖北省中医管理局”，以振兴我省中医药事业。

中医药学，是我们伟大中华民族的宝贵文化。新中国成立后，党中央和中央人民政府非常重视这份文化，制定了中医政策，以发展我国中医药事业。但是，由于全国没有中医管理系统，中医和中医工作一直处于从属地位，使中央有关发展中医药事业的正确的方针政策不能得到认真的贯彻，所以 30 多年来，“中医问题始终没有得到根本解决”，以致中医药队伍出现了后继乏人、后继乏术的不幸局面。然在国外，诸如日本、美国、法国、西德、意大利和苏联等科学技术先进的国家，现均在以深厚的兴趣对中医药学进行着研究。如果我们掉以轻心，作为中医药学发源地的中国，其在中医药学上的优势就有可能改变而被他人甩在后面，如此，则就是我们中华民族的奇耻大辱了。

中央为了从根本上解决中医工作的问题，去年提出了“要把中医和西医摆在同等重要的地位”，并决定“成立国家中医管理局”，使中医事业的“独立发展”具有组织保证。现在黑龙江等省已相应地成立了各省级中医管理局，跟上了中央步伐。为了保证中央有关中医药学的方针政策在我省认真贯彻落实，发展我省中医药事业，恳切请求省委省政府采取有效措施，成立相应机构，积极批准和筹建“湖北省中医管理局”，实行中医药事业的“经济单列”和“计划单列”，以便我省中医药事业能够按比例独立地发展，振兴我省中医药事业，开创我省中医药工作的新局面。

**附：**

## 湖北省编制委员会 1987 年 8 月 26 日 对政协五届五次会议第 1 号建议的答复

李今庸委员：

你提出要成立中医管理局的建议很好，应该重视中医药事业的发展。目前我省卫生厅设有中医处，省设有中医药研究院和省中医学院及附属医院等单位，承担了中医药的医政、药政和医疗、科研、教学等方面工作。目前，中央和国务院未要求各省专门建立中医药管理机构，根据中共中央［1987］12 号文件，严格控制增加机构的精神，此机构十三大后，按照中央部署进行的政治体制改革和机构改革中，一并通盘考虑。

## 将中医、中药合家，统一管理

1987 年 3 月 14 日

**提案编号（2）**

恳切建议国家将中医、中药合家，统一管理，速将中药业务划分国家中医管理局管理，以利于我国中医药事业的发展。

中医药学，是我国古代劳动人民在长期生活及生产实践中与疾病做斗争逐渐创造出来的。中医和中药血肉相连，不可分割。中医具有治疗疾病的知识和技术，中药具有治疗疾病的作用。二者相互为用，相辅相成。一般来说，中医如不掌握和运用中药，其治病知识和技术是无用的，而中药如离开了中医的正确运用，则是不会发生治病效用的，甚至还会是有害的，这表明二者不可分离。然而，我国现行的医药体制，中医是归属于卫生系统管理，而中药却是归属在医药局系统管理。中医和中药严重脱节，致使中医不识中药的真伪优劣，中药人员也不懂得中医怎样运用中药以适应中医治病的需要而采购和加工，从而造成了中药的品种短缺，以劣充优，以伪乱真，粗制滥造，造成了中医治病无把握，疗效降低，从而严重影响了这个“伟大宝库”的应有声誉，伤害了中医药学治病防病的应有作用，给人民群众的健康事业带来了损害，给祖国的“四化”建设也带来了不利！现在为了发扬我们伟大中华民族的“中医药学”这份宝贵文化，为了让中医药学永远居于世界领先地位，为了更好地保障广大人民的身体健康，我国中医、中药严重脱节的现象不能继续下去了，必须将二者合家，统一管理，才有利于中医药事业的振兴和发展，特此恳切建议中央速将中药工作划归国家中医管理局负责管理，以便开创我国中医药事业的新局面，为继承发扬中医药学做出我们应有的贡献！

**附：**

## 湖北省卫生厅1987年8月29日的答复

目前中医中药分家管理的办法，确实有很多弊病，严重影响了中医药事业的发展和继承，但这涉及国家体制改革问题，目前主管部门无法改变这一现状，只能将这个问题通过各种方式向国家有关部门汇报，也可通过省政协向全国政协组织汇报呼吁，提请中央考虑解决这一现实问题，以利促进中医药事业的发展。

# 加强政策领导，保证中医学院临床教学的正确开展

1987 年 3 月 15 日

**提案编号（佚）**

湖北中医学院附属医院号称有病床 800 张，职工 1300 多人，还有学院各科专业人员约百人左右经常在附院上班，条件是比较好的。但由于领导班子缺乏政策观念，不团结、不民主、以某某为书记的附院党委，包办一切。取代行政作用，且拉拢副院长，排挤院长，长期不执行卫生部早已提出的医院实行“院长负责制”的要求。在工作中弄虚作假，丢弃中医附院自己优势，改变办院方向，“附属医院不附属”，以致医务人员技术水平上不去，医疗质量严重下降，门诊病人大大减少，几乎出现“医护人员比病人还要多”的现象。省卫生厅组织的 1984 年第一次全省中医医院文明医院检查的结果，中医附院列为全省倒数第二名；去年秋第二次全省中医医院文明医院检查，结果评出了文明医院 12 个，又没有中医附院之份，表明其又落在全省 20 名之后了。1985 年上半年卫生部组织的全国中医医院检查，检查结果，对我附院提出了三条意见：第一，医院方向不够端正；第二，干部老化；第三，中西医比例倒置。这样，不仅使学院不能够正确地对学生进行临床教学，而且还动摇了学生的专业思想，同时也不能够很好地发挥中医药学作用为病人服务。为此，特请求省里有关领导部门科教部和卫生厅对中医附院加强政策领导，端正其办院方向，发扬中医优势，确保中医高等教育临床教学工作的正确进行。

（答复佚）

# 建议修改1988年《政府工作报告》中关于贯彻中西医结合方针部分

1988年4月5日

提案编号（215）

郭省长所做的《政府工作报告》，是为实现我省在“中部崛起”的战略思想，但《报告》第38页只简单地提出了卫生部门要贯彻“中西医结合”的方针，且这种提法早已过时。

中央卫生部在大量调查的基础上，进行总结，于1980年提出：“中医、西医、中西医结合这三支力量都要发展，并长期并存。”1982年我国《宪法》第二十一条又明确规定：“发展现代医药和我国传统医药。”这是符合我国（包括我省）医学发展的实际的。然而近年来我省政府工作报告，每次都只是简单提出要贯彻“中西医结合”方针。这种提法，既与我国《宪法》的规定不一致，也在我省实际卫生工作中不大可能进行得通，希望省里领导改一改这种不全面的提法。

**附：**

## 湖北省人民政府办公厅1988年5月9日函复

李鹏总理在全国七届人大一次会议上所做的《政府工作报告》中提出了“积极贯彻预防为主、中西医结合的方针”，所以在郭省长所做的《政府工作报告》中仍保留了这句话。根据提案的意见，在这句话后面加了“努力发展现代医药和我国传统医药”。

# 建议成立我省中医管理局，加快中医事业的发展

1988 年 5 月 4 日

**提案编号**（358）

新中国成立后，党制定了一系列的中医政策，毛泽东主席早就说过："中国医药学是一个伟大的宝库，应当努力发掘，加以提高。"但是，由于各级卫生行政部门认识不足，措施不力，使中医队伍大量减少，20 世纪 50 年代初为 50 万人，到 1986 年减少至 24 万人，眼、外、喉、痔、瘘等一些小科濒临失传，更谈不上挖掘提高了。根本原因就在于没有中医管理机构，以致中医长期处在从属地位。党的十一届三中全会以来，中医事业有了较快的恢复和发展，中央领导同志对中医工作做了许多指示，1986 年 6 月 20 日中央书记处、国务院联合听取卫生部党组关于整党情况和卫生工作几个问题的汇报，提出了"根据宪法'发展现代医药和我国传统医药'的规定，要把中医和西医摆在同等重要的地位。一方面，中医药学是我国医疗卫生事业所独有的特点和优势，中医不能丢，必须保存和发展。另一方面，中医必须积极利用先进的科学技术和现代化手段，促进中医药事业的发展"。近年来，中医药学的国际交流与合作广泛开展，国际影响日益扩大，世界性的"针灸热""中医热"方兴未艾。目前在我国学习自然科学的各国留学生中，学习中医药的居第一位，世界卫生组织设立了七个传统医学合作中心。但是，中医事业目前的状况远远不能适应形势发展的需要。中医管理机构尚不健全，事业的发展在组织上和物质条件上还缺乏可靠的保证，中医机构数量少、规模小、条件差、基础薄等情况普遍存在。

1986 年国家中医管理局成立以后，黑龙江、江苏、重庆等 13 个省市相继成立了地方中医管理局，在今年 3 月召开的全国中医工作厅局长会议上，陈敏章、胡熙明、何界生等领导同志都提出：除了认识上提高以外，还要从组织上、人力物力财力上给予保证。特别是一些尚未建立

地方中医管理局的省、自治区、直辖市，应该把中医管理局建立和健全起来，都应该根据国务院关于成立国家中医管理局的通知精神，实行计划、财政单列。为了使我省中医事业的发展走在全国的前头，从组织管理机构上得到保证，建议省政府尽快成立我省中医管理局。

**附：**

**湖北省卫生厅1988年8月8日**
**对省政协六届一次会议第358号提案的答复**

李今庸等十位委员：

您提出的关于“建议成立我省中医管理局，加快中医事业的发展”的提案收悉，现答复如下：

成立“湖北省中医管理局”对加强中医药工作的管理，振兴湖北的中医药事业，将会起到很大的推动作用。我厅将根据改革形势的发展、中央的有关文件精神，积极创造条件，向省政府报告，并求得各方面的支持，力争尽早获准筹建“湖北省中医管理局”，为发展湖北省中医药事业做出贡献。

## 建议采取得力措施，坚决刹住我省赌博之风，保证深化改革的顺利进行

1989年3月27日

**提案编号（30）**

近两年来，我省赌博成风，农民赌博，工人赌博，党员、干部赌博，大学生也赌博，甚至有些公安人员抓了别人赌具拿回来自己赌博，赌博之风，目前仍以农村为甚。

赌博乃万恶之源，它还具有成瘾性。赌博之人常是越赌越想赌，于是夜以继日，赌个不休，由此休息不好，身体渐衰，精力不足，懒惰旋生，从而在工作中或出差错，或出事故，严重者输钱太多，邪念萌生，

始卖家中衣物，夫妻反目，家庭破裂；继而在外偷盗抢劫，甚至谋财害命，都将可能发生。这样，就会影响社会治安、深化改革的顺利进行。

赌博在我们国家从来就在禁止之中，为什么近两年来赌博之风愈演愈烈，禁而不止呢？这主要是党员、干部参与了赌博活动，其领导干部又失去了负责精神，抱着“少得罪人”“多一事不如少一事”的思想，对赌博活动听之任之所造成。希望省里采取得力措施，坚决刹住我省赌博之风。建议省里责成各级党政领导部门重视此事，根据当前我省赌博之风方兴未艾的情况（特别在节日期间）和赌博发展的危害，对抓住赌博要重重处罚；对党员、干部赌博除罚款外，还应给予党纪和行政处分；对公安人员赌博，知法而犯法，更应加倍处分，以儆效尤。同时，还应给予群众抓赌权利，对抓赌者授奖。

**附：**

## 湖北省公安厅1989年7月20日的答复

李今庸代表：

您提出的关于“建议采取得力措施，坚决刹住我省赌博之风，保证深化改革的顺利进行”的提案收悉，现答复如下：

近年来，各地赌博之风盛行，有些地区还相当严重。针对这一情况，我省各级公安机关在党委、政府的领导下，与有关部门密切配合，采取发布禁赌通知，制定地方性法规，大张旗鼓地开展禁赌宣传，先后查处了一大批赌博案件，依法打击处理了一批赌头赌棍，使我省部分地区和单位的赌博活动一度有所收敛。但是，由于多种原因，赌博活动还远未得到有效制止，禁赌工作仍然是一项长期而艰巨的任务。今年，我们公安机关将根据公安部的有关规定和1989年3月4日湖北省高级人民法院、人民检察院、公安厅、司法厅联合下发的《关于打击赌博犯罪活动有关问题的通知》的要求，继续抓紧抓好禁赌工作，及时打击处理赌博违法犯罪活动。同时，我们也希望各级党政部门以及工、青、妇、学校等社会各方面密切配合，把禁赌工作作为建设社会主义精神文明、制止社会丑恶现象的一件大事来抓，切实采取各种有效措施，实行综合治理，坚决刹住赌博歪风，争取社会治安和社会风气的进一步好转。

# 请制止武昌中华路邮局在汇款方面的不正之风

1989年4月9日

提案编号（33）

武昌中华路邮政局在近一个时期以来，对凡是汇款者，无论是汇10元、20元，也无论是有没有“急”的必要，都要汇款者另加0.5元，强迫汇款者“快件”汇款，否则，不予办理汇款手续。据了解，邮局并没有取消慢件汇款业务。然而武昌中华路邮政局办理汇款业务的工作人员，却擅自停办邮政慢件汇款业务，违背群众心愿而“捞钱”，这就不符合职业道德的要求，邮政局应迅速予以制止。

**附：**

## 武汉市邮政局1989年8月25日的答复

李今庸委员：

你在省政协六届二次会议上“关于制止武昌中华路邮政局在汇款方面强行用户作快件交寄”的第33号提案已由市政府转我局办理，现将处理情况复函如下。

经查武昌中华路邮政局在今年四月份左右，不主动积极宣传，变相要求用户交寄快件汇款的情况在少数营业人员身上确有此事，这种做法违背了用户的意愿，损坏了邮政的信誉，为扭转这种状况，我局已通知所属单位，严禁在窗口强迫或变相强迫用户交寄快件的行为，违者将严肃处理。对于你给我局服务工作中提出的宝贵意见表示感谢。

# “兼听则明”，任人唯贤

1989 年 4 月 11 日

**提案编号（48）**

建议副厅级干部的任命，应根据“同行评议”原则，征求省级专业性学术群众团体的意见，做到“兼听则明”，任人唯贤。

众所周知，“政策确定之后，干部就是决定的因素”。因此，选拔干部，是一件严肃的工作，应该审慎从事。我国现在实行改革、开放、搞活的政策，我省也提出了“从中部崛起”的战略方针，这就需要一批具有开拓精神的有才干的专业人才走上领导岗位。要选出真正的人才，必须贯彻民主作风，走群众路线，多到群众中去了解一些情况。《孟子·梁惠王下》说过：“左右皆曰贤，未可也，诸大夫皆曰贤，未可也；国人皆曰贤，然后察之，则贤焉，然后用之。”对于所选拔之人，虽然大家都说其有才干，还是要进行一番实际了解和考察，证明其确有才干，然后再任用，这是一种选拔人才的认真态度。只有这样认真，才有可能选拔出较多的名副其实的真正有才干的人才。我省在目前情况下，厅局长以上领导干部是由省人民代表大会选举任命。而对于专业化副厅级干部的任命，建议根据“同行评议”的原则，征求省级专业性学术群众团体的意见，将选拔名单交由省级专业性学术群众团体组织专家进行评议，提出意见，因为专业性学术群众团体，是专业精英所在，且是一个专业集体，对其专业人员了解得较清楚，比较能做出合乎实际的评价。这样做，同行评议，发扬民主，在任用专业化副厅级干部上，就可避免“偏听则暗”之弊，而达到“兼听则明”的效果，做到“任人唯贤”。

附：

## 中共湖北省委组织部1989年6月9日的答复

李今庸委员：

您提出的关于《建议副厅级干部的任命，应根据“同行评议”原则，征求省级专业性学术群众团体的意见，做到“兼听则明”，任人唯贤》的提案收悉，现答复如下。

省直副厅级干部的选拔任用，去年以来，在省直部分单位已试行了“六公开”的做法，效果和反映都比较好。对此，今年我部专门发了文件，选拔干部实行“六公开”的目的，在于更好地贯彻执行中共中央颁发［1985］4号文件，提高公开、透明和群众参与程度，充分走群众路线，认真听取各方面的意见，扩大选人用人的视野，真正做到选贤任能。您在提案中建议任命副厅级干部征求省级专业性学术群众团体的意见，我们认为是可取的，可以采取适当方式听到有关专业性学术群众团体负责人的意见，也可请这些单位按规定的条件推荐合适的人选。

# 增拨中医事业专项经费

1989年4月15日

**提案编号（65）**

请增拨中医事业专项经费，以扶植中医医院事业正常发展和优势充分发挥，更好地为全省人民健康服务。

随着党的中医政策的贯彻和深入人心，近年来，在各级政府的支持下，我省中医医院得到了迅速发展，现全省中医医院共达到83所，这对发展我省中医药事业、保护人民健康，发挥了很好的作用。但我省中医医院起步晚，基础差，底子薄，优势尚未得到很好发挥，有必要对它实事求是地、认真地加以扶植。

在1980年前后，我省中医医院不到20所，省里拨给中医事业专项经费为80万元，现在我省中医医院已发展到83所，而省里拨给的中医事业专项经费还少了 10 万元，只剩下 70 万元，远远不能适应我省中医医院事业发展的需要，这就限制了我省中医医院事业的正常发展和中医药优势的充分发挥。因此，希望省里考虑我省中医事业的实际情况，增拨一定数额的中医事业专项经费，大力扶植中医医院事业的发展，使其充分发挥在人民保健事业中的作用。

**附：**

## 湖北省卫生厅 1989 年 7 月 20 日的答复

**提案编号**（296）

李今庸委员：

您提出的关于"请增拨中医事业专项经费，以扶植中医医院事业正常发展和优势充分发挥，更好地为全省人民健康服务"的提案收悉，现答复如下：

1984 年以前我省中医专项经费为 80 万元，振兴中医工作会议后，省财政又增拨了 100 万元，至于在原 80 万元专款中减少 10 万元的问题，其原因是这样的：武汉市经济单列分家时划给他们 2 万元，省里实际只有 78 万元，1987 年省财政根据国务院有关文件精神在整个卫生事业经费中减少 20%，随之中医专款也减少 20%，所以只有 70 万元，至 1985 年以后，每年省财政拨给中医专款总数达 170 万元，虽然中医专款与 1984 年前有所增加，但还是适应不了全省中医事业发展的需要。今后，随着国家与我省财政状况的逐渐好转，我们将积极向省政府汇报提出申请，争取得到省财政更多的支持，使我省中医事业逐步走向健康发展的道路。

# 治理整顿中药材市场已属当务之急

1989 年 4 月 20 日

**提案编号（296）**

目前中药材市场在产、供、销方面存在混乱，即：种植采收混乱，价格混乱，流通渠道混乱。品种以假代真、以劣充优、多层倒卖、价格暴涨，严重地影响了医疗效果。价格上升的幅度，已使人民群众到了看不起病的程度，长此下去，中医便要走向不亡于医而亡于药了。出现上述的原因是：由于改革不配套，药材开放后，没有制定相应的调控措施，国营药材部门从保证医疗需求为主转化为盈利为主的商业单位，并对药材暴涨起了推波助澜的作用。

依照“国家调节市场，市场引导企业”的宏观控制原则，提出以下建议：

1. 中医中药不可分割，应成立我省统一的中医中药管理机构。

2. 明确规定中药行业既是经济产业，又是为人民服务的社会公益事业，国营医药部门要发挥主渠道作用，在税收、贷款上给予适当照顾。

3. 整顿市场，调整渠道，依照药政法，堵死倒卖渠道。

4. 严格中药材的价格管理，由物价部门和医药部门制定基本价格。

5. 产销见面，合同定购，稳定中药材生产。

（注：此提案与其他 10 位委员共同提出。）

**附：**

## 湖北省医药总公司
## 对省政协六届委员会二次会议第 296 号提案的答复

刘云鹏、张光才、廖国俊、王玉英、毛秋梅、李开汉、李今庸、年福生、周润生、王树国、雷同生委员：

诸位提出的关于《治理、整顿中药材市场，已属当务之急》的提案收悉，现答复如下。

（1）关于成立我省统一的中医中药局的问题。此事不属我司职权范围内的事，因此我司无法给予正式答复。不过，就我们的看法和近些年的实践证明，我省目前的医药管理体制是很好的，没有必要再成立其他机构。其理由很简单：中医属事业性质，医院的主要职责是治病救人，中药属产业性质，药厂的职责是发展医药经济。二者之间存在本质的区别，统一管理既不利于医，更不利于药。硬性糅在一起的结果，必将严重地影响我国医药事业的顺利发展。

（2）关于要求明确规定中药行业既是经济产业，又是为人民服务的社会公益事业，国营医药部门要发挥主渠道作用，在税收、贷款上给予适当照顾。这个意见很好，我们完全赞同各位的意见并积极与有关方面联系，争取能取得突破性的进展。关于税收方面，国家已有对药材给予优惠政策的文件，可到当地税务部门查阅。

（3）4 个问题：根据国家医药管理局的统一部署，决定全面整顿医药市场。我省正在积极行动，准备根据《药品法》和国家医药主管部门制定的具体整顿方案，结合湖北实际，与有关部门紧密配合，从加强中药材重点品种的经营和管理、加强中药批发环节的管理、整顿医药市场秩序、加强对医药流通秩序组织领导和加强中药价格的管理等方面开展工作。

第五个问题我们完全接受诸位的建议，今年做好计划，进行合理安排。

**附：**

## 对第 296 号提案办理情况意见

答复和第一点，是财迷心窍，强词夺理，正如恩格斯评杜林的一样，是“热昏的胡话”。因为我们的提案并不是要把中药材并入中医院，而是建议将中药材划归中医药行政管理部门，以便中医中药紧密配合，同步发展。作为中药材，如医药局可以管好，中医药局不是可以管得更好吗？难道中央决定成立国家中医药管理局错了吗？

李今庸

1989 年 9 月 14 日

**附：**

## 湖北省医药总公司
## 对省政协六届二次会议第 296 号提案的答复

李今庸委员：

关于你建议将中药材划归中医行政管理部门的提案，现再补充答复如下：1989 年 4 月 7 日，经国务院领导同意批准，下发了国［1989］67 号"关于解决中医药有关问题的会议纪要"的文件。"纪要"中关于中医药管理体制问题是这样确定的：鉴于地方机构改革暂缓进行的情况，又考虑到国家中医药管理局对各地行政管理工作上的困难，国家中医药管理局可以向地方中药管理部门直接发文，部署指导工作，召集会议，地方中药管理部门要认真贯彻执行国家中医药管理局关于中药工作的各项安排部署，切实把中药工作抓好。国家中医管理局在同有关地方协商后，可选择几个省、市进行中医中药统一管理的试点工作，我省没有被选为试点。

# 关于成立我省中医药管理局

1989 年 4 月 20 日

**提案编号（297）**

1986 年国家中医药管理局成立，又于去年将中药合并统一管理，全国先后已有十几个省、市相继成立了地方中医药管理局。我省近几年中医事业也有了较快的恢复和发展，但由于长期以来中医事业欠账过多，远不能适应形势的需要，从组织上、人力物力财力上得不到可靠的保证和支持，以致形成在管理体制上的“高位截瘫”状况，使党中央、国务院为振兴中医药事业所制定的方针、政策难以有效地贯彻落实。

中药市场混乱、药材质量低劣、价格上涨过猛、资源破坏严重，故应尽快加强治理整顿。

建议省委省政府尽快审批已经卫生厅呈报的中医中药管理机构——省中医药管理局，实行计划、财政单列，使我省的中医药事业走在全国的前头。

**附：**

## 湖北省卫生厅1989年7月20日 对省政协六届二次会议第297号提案的答复

李今庸等十一位委员：

您提出的关于“成立我省中医药管理局”的提案收悉，现答复如下。

我厅根据国家中医药管理局的文件精神和外省、市成立中医管理机构的做法，结合我省实际情况，先后两次向省委、省政府写了要求成立省中医管理局的请求。1989年5月4日湖北省编制委员会以鄂编［1989］061号文件做了批复：“同意你厅中医处对外同时使用湖北省中医管理局的名称。”

我厅中医处对外使用中医管理局的名称与国家中医药管理局的要求精神是有距离的，我们将有关情况再做反映。

# 迅速建立我省中医药管理局

1990年4月1日

**提案编号（26）**

建议迅速建立我省名符其实的副厅级中医药管理局，以适应中医药事业的发展。

我省是伟大医药学家李时珍的故乡，具有发展中医药事业的良好基础和条件。自 1984 年省委、省政府召开“全省振兴中医大会”以后，我省中医药事业得到了迅速发展。目前，我省成为全国第一批实现县县建有中医医院的省份，初步形成了省、地、县三级中医医疗网络，担负着全省人民的预防、保健、医疗工作，并做出了较大的贡献。

历年来，党中央和国务院领导对中医药工作都十分重视，为了进一步使祖国医学得以发展，成立了国家中医药管理局，加强了对中医药工作的管理，提高了中医药在我国卫生事业中的地位。截至目前，全国已有十几个省、市已经成立了中医药管理局或中医管理局。鉴于我省中医药工作，在省委、省政府的大力支持下，近年来发展较快，根据中医药发展的实际情况，为了尽快理顺管理体制，以适应国家对中医药管理体制的重大改革，加强对我省中医药工作的管理，进一步开创中医药事业的新局面，我省应尽快成立“湖北省中医药管理局”。

近 3 年来，我们多次呼吁，希望尽快成立“湖北省中医药管理局”，建立和完善我省中医药管理机构。1989 年 5 月，省编委以“鄂编［1989］061 号”给省卫生厅批复件中，仅“同意你厅中医处对外同时使用湖北省中医管理局的名称”，也就是在省卫生厅中医处四个编制人数的基础上，挂一个“湖北省中医管理局”的牌子，这样，实为名不副实，于事无补。为此，我们再次呼吁，务请省政府尽快成立“湖北省中医药管理局”，为省政府的直属机构，按副厅级建制，计划、财政单列户头，以加强对我省中医药工作的全面管理，促进我省中医中药工作的协调发展和同步振兴。

**附：**

## 湖北省人事厅 1990 年 8 月 5 日的答复

李今庸委员：

首先感谢您对政府人事工作的关心和支持。您提出的关于“建议迅速建立我省名副其实的副厅级中医药管理局，以适应中医药事业的发展”建议收悉。现答复如下：

中医工作的确很重要，特别是我省具有发展中药事业的良好基础和条件，应该加强。去年，我们根据省委、省政府领导的批示，并找有关单位进行了认真调查，也及时向省委、省政府和省编委领导汇报了情况。鉴于目前我省中医领导管理体制问题，涉及几个单位，一时难以协调好，最后经编委领导同意，在中医处挂中医管理局的牌子先开展工作。您提出要单独设立副厅级的中医管理局的问题根据今年国务院［1990］14号文件和最近李鹏总理同意召开的全国编制工作会议精神，地方增设机构和机构升格以及增加人员编制等问题宜待地方机构改革统筹考虑。

## 建议由省级同专业学术团体承担成果鉴定工作

1991年3月9日

**提案编号（33）**

建议科技成果的鉴定工作，规定由省级同专业群众学术团体承担，以保证成果鉴定的质量。

近年来，我省科技成果的鉴定，多由成果人的单位或其行政主管部门主持。然这些方面都有对该成果顺利通过鉴定的愿望和要求，在社会风气不正的影响下，聘请专家则尽量选择“有关系”的“熟人”或“好好先生”，组成鉴定委员会，以负责其成果的鉴定工作，另还有一些人莅会讲话和旁听。一次鉴定会，成果人则要多日忙于各方联系和对专家的聘请、招待、接送和购买车船票以及鉴定会上的安排和布置，要付出所请专家往返车船费和住宿费、伙食费以及评审费等，并要招待所有与会者的吃饭和发给所谓“纪念品”。在费用上，少者要花费千余元，多者则要花费数千元，多日忙碌使人累得精疲力竭，真有些“劳民伤财”。而这样的鉴定会，对科技成果的鉴定，却多是只说好话，不谈问题，投票时则只画“√”，不画“×”，鉴定顺利通过，成果等级评得也高，使成果的评价失去了真实性，社会难以利用。为此，特建议将科技成果的鉴定工作，规定由省级同专业群众学术团体——即专业性学会承担。专业性学会是该专业高层次专业人才聚集之处，学术水平较高，对本专业情况最熟悉，在制订《学会科技成果鉴定工作条例》后，开展科技成果鉴定业务，接受委托，即收取合理鉴定费，组织专家鉴定，产生鉴定结果，写出“鉴定书”。这样做，使被鉴定项目的有关人员不介入鉴定会，也不能事先和有关专家接触，就有利于专家在鉴定会上各抒己见，畅所欲言，实事求是，对成果进行如实评价，做出合理鉴定，从而可以使组织科技成果鉴定会减少劳累，节约开支，而学会收取的鉴定费，不请客，不搞所谓“纪念品”，只付给专家适当鉴定费，其余则用于补充学会活动经费，并在科技成果鉴定方面，消除不正之风，做到正确鉴定科技成果。这样，也可以减少行政主管部门的具体事务工作，而有利于加强宏观管理，提高工作效率。

**附：**

## 湖北省科学技术委员会1991年6月12日的答复

李今庸委员：

您提出的关于建议科技成果鉴定工作，规定由省级同专业群众学术团体承担，以保证成果鉴定质量的提案收悉，现答复如下。

（1）科技成果鉴定中，确实存在聘请专家尽量选择“有关系”的“熟人”或“好好先生”的问题，使成果的评价往往不切实际；此外，鉴定会费用开支也扩大。

（2）针对科技成果鉴定中的问题，国家科委于1987年以［1987］国科发成字0781号文件发布了《中华人民共和国国家科学技术委员会科学技术成果鉴定办法》，从而取代了1961年由国务院颁发执行了20余年的《新产品新工艺技术鉴定暂行办法》（1987年国务院宣布废止），使得科技成果鉴定工作在新形势下才真正有“法”可依。为了避免不正之风的影响，新的《鉴定办法》明确规定，科技成果鉴定工作只能由政府有关部门的成果管理机构负责，取消了基层单位鉴定。我们理解，在商品经济条件下，科技成果是商品，可以为成果拥有单位带来经济利益，本单位完成的成果本单位来鉴定必然难以做到客观、准确，因此，取消基层单位鉴定是十分必要的。至于科技群团，实际是松散的学术组织，其成员分散在各自不同的单位，不可能承担责任，因而也不允许组织成果鉴定。这样，由于各级政府的有关部门均有科技管理职责，成果鉴定的管理是科技管理的一个重要方面，因而，科技成果鉴定的组织工作均由政府主管部门的成果管理机构来进行。应该说明的是，成果管理机构仅仅只起组织作用，鉴定技术工作均由成果管理机构邀请同行专家组成的鉴定委员会做出实质性的评价，强调主持单位不得干预鉴定委员会的工作，并且必须按规定的程序进行，而所邀专家的大多数属于某个科技群团。至于鉴定费用，新的《鉴定办法》规定，只对鉴定委员会专家发给适当报酬，不得乱发其他实物，而专家人数应严格控制在7～15人。在实际执行上，有些成果完成单位或主管单位出于多方面的考虑，往往邀请用户以宣传产品，邀请所在地银行、财政、税务行业主管部门等方面的工作人员到会以便争取优惠政策，使得参加鉴定会的人员过多，花费增大，这样一来，违犯《鉴定办法》的不良现象在鉴定会上暴露出来，影响了科技成果鉴定的声誉。至于“关系”鉴定、“人情”鉴定，我省也采取了一些措施加以克服。如邀请参加鉴定的专家必须由组织鉴定的部门来确定，省里正在建立“科技成果鉴定专家库”，目前已选录全省各行业专家2000余人，供有关部门组织鉴定时选用。尽管我们采取了一些措施，鉴定工作中的不正之风现象仍时有发生，成果鉴定管理部门还无权查处或纠正，也希望纪检、监察部门支持配合。

综上意见，我们认为李今庸委员的提案表达了对科技成果鉴定工作的关心，对科技管理人员搞好科技成果鉴定管理工作是个鞭策，使我们增强了搞好鉴定管理工作的信心。但由于我们必须执行全国的统一规定，而且就目前来看也有必要执行全国的统一规定，因此我们注意在今后的鉴定工作中发挥科技群团作用，把成果鉴定工作做好。

**附：**

## 对《答复》的意见

现行的科技体制，不能完全适应我国经济发展和四化建设的需要，故中央提出了要“深化科技体制改革”“建立有利于科技进步、有利于经济发展的充满生机和活力的新体制”。省政协六届四次会议第33号提案，就是我本着这一精神写出的。今年5月27日公布的《中国科学技术协会章程》第一章第六条明确规定：科技群团有“开展决策论证、提出政策建议；进行科技咨询服务，兴办科技实体；接受委托，承担科技项目评估、成果鉴定、技术职务资格评定等任务”。钱学森同志5月23日在中国科学技术协会第四次全国代表大会上所做的《九十年代中国科技工作者的历史责任》的工作报告中也强调：“要努力发挥科技团体的优势和特点，积极承担科技项目评估、技术成果鉴定、决策咨询论证、专业技术职务任职资格评定和参与技术市场等工作。”而后，国务委员兼国家科委主任宋健同志在出席中国科协“四大”的各省、自治区、直辖市领导座谈会上指出：“中国科协主席钱学森的报告，是个非常全面而有科学和政治高度的报告，它按照钱学森主席的意见，经过科协党组准备了一年，多次征求各方面的意见，最后报到党中央，由中央书记处审定的，钱老这个报告对中国的科学政策及今后的任务做了比较全面具体的阐述。”这就充分表明了我省政协六届四次会议第33号提案的基本内容，是完全符合中央精神的。

然而省科学技术委员会6月12日在答复这一提案时却说：“至于科技群团，实际是松散的学术组织，其成员分散在各自不同的单位，不可能承担责任，因而也不允许组织成果鉴定。”好一个“也不允许”，请看，语气多硬，简直没有一点协商余地，殊不知这与中央“深化科技体制改革”的要求不相符合。作为省科技行政领导部门的省科学技术委员会，不集中精力抓好全省科技工作的宏观管理，却不顾精力分散而抓住科技成果鉴定这一具体工作不放，真使人难以理解。特建议：请仔细读一读江泽民总书记在中国科协“四大”开幕式上的重要讲话，正确认识我国科技群团的地位和作用，以有利于促进“科技兴国”这一战略方针的实现。

# 消除环境污染，确保师生员工、家属及居民的身体健康

## 1991年4月17日（一）

**提案编号（209）**

建议消除环境污染，确保湖北中医学院师生员工和家属及其附近居民的身体健康。

湖北中医学院位于武昌云架桥、螃蟹岬处，现前邻武汉第二制药厂，后邻武昌区市政建设管理局机具材料供应站熬拌沥青。这两家单位日夜生产，很少间断，致使云架桥、螃蟹岬、花园山、昙华林一带经常臭气熏天，浓烟滚滚，环境被污染，前后遭夹攻，毒气冲人头鼻，激人咽喉，严重危害着湖北中医学院和附属医院师生员工、医护人员、家属及其附近居民群众的身体健康。为此特建议有关领导部门，加强环境保护，采取有关措施，责令其立即设法净化空气，消除环境污染，确保人民群众的身体健康。

## 1991年4月23日（二）

（1）武汉市第二制药厂位于武昌云架桥。湖北中医学院、中医附属医院紧靠与该厂，周围亦系居民稠密区，均深受其污染之害，虽长期呼吁、反映，终因种种原因，环境严重污染总是得不到应有解决。

（2）药厂在生产过程中，每天排放大量扑鼻酸味的气体，刺人流泪，尤其是排出的淡黄色烟雾，弥漫整个校园及医院等处，令人呼吸难忍，还将有害气体排放到学院人防地道内（与该厂地道相通），每次持续2~3小时……直接干扰、影响着学院、医院的教学、科研、医疗等工作及正常生活，广大师生、居民及病人对该厂这种无视国家有关法规、不顾人民健康的利益，恣意生产和排放有毒有害气体的行为十分愤

慨，并对有关部门忽视或偏袒该厂不文明生产的做法深为不满。

据反映，该厂是武汉市创利润大户，其生产的某种药品还出口日本。此药在生产过程中对环境有严重污染，极易损害人的健康而不易控制，故日本不愿在本土生产，而转至我国。对此，群众极有看法，强烈呼吁政府对该厂生产此药品的合法性、适应性和安全性问题予以高度重视，并严格审查。即使是试制生产阶段，亦要充分论证、慎重决策，不应单纯追求经济利益，而置社会效益与人民利益于不顾。

（1）要求立即停止生产此药品，或迁至合适地点试制。要求有关部门加强对该厂生产的监测、检查与督促。责成该厂切实采取措施，执行落实国家环境保护、工业卫生等法规，从根本上解决对环境严重污染的问题。

（2）武昌区市政维修队日夜排放沥青烟雾，严重影响中医学院教学、科研等工作和正常生活。

学生上课经常受沥青刺鼻气味的影响；沥青烟尘处处可见，连实验室培养箱内液体表面也漂浮沥青烟尘；师生晾晒的衣物、存放的食品时有烟尘污染。而沥青烟尘以苯并芘类物对人体健康构成极大威胁，已被确定为致癌物质。

要求有关部门加强监测与督促，责成该维修队采取措施，解决沥青烟尘大面积污染问题。

**附：**

## 武汉市武昌区人民政府办公室1991年7月26日的答复

李今庸委员：

您提出的关于消除环境污染，确保中医学院师生及周围居民身体健康的提案收悉，现答复如下。

与湖北中医学院相邻的武昌区市政局市政维修一队沥青拌和场建于20世纪60年代末期，一直担负着武昌区沥青道路的新建和维修任务。

随着市政建设的发展及环境保护意识的日益增强，近两年来，在武昌区环境保护部门的督促指导下，区市政局先后投资6万余元，对沥青拌和场燃烧器、排烟、排气等设备进行改造取得较好效果。沥青拌和场的烟气黑度由原来的“黑烟”超标到现在的0～1林格曼（级），达到了国家的一级标准；烟尘浓度1988年为974.41mg/$m^3$，1990年为532.85mg/$m^3$。两项主要数据表明，经过治理，沥青拌和场对环境的污染得到控制。由于受诸多方面因素的制约，目前该厂对环境的污染未能根治，主要是烟尘浓度尚未达到国家规定标准。为此，区政府已责成区市政局、环保局抓紧筹备改造沥青拌和场，尽可能地减少环境污染，为周围居民群众生活提供良好的社会环境。

感谢您对我们工作的督促和支持!

**附：**

## 对《答复》的意见

沥青是一种能够导致鼻咽癌的有毒物质。为了确保湖北中医学院及其周围人民群众的身体健康和生命安全，对污染环境的沥青拌和场，不能无限期的空喊所谓“筹备改造”，而应该采取实际措施，迅速把它迁移到市区外的适当地方去。这既有利于保障人民群众的健康与生命，体现党的一切工作真正都是从人民利益出发的，也是各级政府贯彻我们国家环境保护这一基本国策的应有态度。

李今庸

1991年8月7日

# 速将沥青拌和场迁移到郊外去

1992年

**提案编号**（376）

贯彻环境保护这一基本国策，立即将设置在螃蟹岬、易于导致癌症发生的沥青拌和场迁移到郊外的适当地方去。

沥青是一种致癌物质，这是众所周知的事实。然武昌区沥青拌和场却设置在人口聚居而又是交通要道的市区内，日夜浓烟滚滚，大气污染，毒气熏天，戟人鼻咽，使人呼吸道极不为舒，实难耐受，严重威胁着湖北中医学院教师、学生、职工和其家属及周围居民群众的健康和生命安全。1991 年 4 月 17 日建议在案：将沥青拌和场移到郊外的适当地方去。但沥青拌和场的管理者对此敷衍塞责，一拖再拖，无视国家基本国策，无视环境保护法，无视改革开放发展的需要，无视人民群众的健康和生命安全，毫无人道观念，至今不将沥青拌和场迁出市区去，且日夜不断拌和沥青，释放毒气危害群众。现人们议论纷纷，怨声不断，严重损害了党和政府在人民群众中的威信，破坏了党和人民的血肉关系。人民群众的健康和生命，尤其是湖北中医学院教师、学生、职工和其家属的健康和生命，在这个沥青拌和场的管理者心目中，或许不屑一顾，然也应该看到湖北中医学院即将招收一定数量的外国留学生，这种在市区内人口聚居处任意污染环境的情况，是会给我国在国际上造成不良影响的。为此，特再提出：速将这一沥青拌和场毫不迟疑地迁移到郊外的适当地方去，以确保人民群众的生命安全和我国的国际声誉，否则当以国家《环境保护法》为依据，对坚持把这个易于导致癌症发生的沥青拌和场在人口聚居而又是交通要道的螃蟹岬处不迁者，应追查其责任，并对因此所产生的一切后果，负完全责任。

这个沥青场拌和还不顾别人休息，经常夜间在其门口停放大车，开着马达，连续不断地发出噪音，连续几个小时，简直搞得人震耳欲聋，使人不得安宁，严重影响着人们应有的睡眠休息，摧残着人们的身体健康。

**附：**

## 武汉市武昌区人民政府 1992 年 8 月 25 日的答复

李今庸委员：

您提出的关于贯彻环境保护国策，将螃蟹岬沥青拌和场迁移到市郊适当地方的提案收悉，现将办理情况回复如下。

螃蟹岬沥青拌和场始建于 20 世纪 60 年代末期，一直担负着武昌区沥青道路的建设和维修任务，随着市政建设的发展及环境保护意识的日益增强，近年来，根据人民群众的呼声和政协委员们的意见，在市、区环保局的督促指导下，武昌区市政局先后投资6万余元，对沥青拌和场燃烧器、排烟、排气等设备进行改造，取得较好效果。沥青拌和场的烟气浓度由原来的“黑烟”到现在的0～1格林曼级（纯白），烟尘排放量由原来的85.91kg/$m^3$到现在的0.8kg/$m^3$，均达国家一级标准。烟尘浓度略超标准，但也在逐年降低。武昌区政府已责成区市政局、环卫局尽快寻找新的场所，在未迁移之前，积极治标，抓紧改造拌和场，将环境污染控制在最低限度，为周围居民创造良好的生活环境。

感谢您对我们工作的督促和支持！

## 建议改革有关评定技术职称工作

1996年2月1日

**提案编号（099）**

技术职称，体现着科技人员的专业水平。评定技术职称，则是对科技人员专业水平的肯定和承认，是正确发挥技术人员专业作用，调动科技人员积极性的一项具体措施。十多年来，在充分调动科技人员积极性、推进我国四个现代化建设方面，发挥了很大作用。由于技术职称与工资、房子等紧密挂钩，要上工资就得先上技术职称，上了技术职称就能上工资，于是人们都争着要职称，以致出现了所谓“千军万马争职称”的局面。在技术职称评定工作制度不太完善的情况下，又受到社会不正之风的干扰，使技术职称的评定工作出现了一些极不正常的现象，某些当干部者有权势，或与某些人有关系，或具有特殊力量的人，条件不够，也可上到高级技术职称，甚至可以买到高级技术职称；未当干部无权势，又无关系又不善于活动的人，虽然条件已够，也不一定都能上到高级技术职称。在技术职称的评定过程中，以技术职称拉拢关系者有之，恩赐于人者有之，以权谋私者有之，弄虚作假者有之，压制别人以泄私愤者亦有之。这就使一些人的技术职称与其实际专业水平不相对应，甚至与其工作性质不相对应，造成了一些科技人员技术职称思想的混乱，经常为自己技术职称而经营，妨碍了研究专业知识的思想和精力集中，同时，也使技术职称在人们心目中大幅度贬值，所谓“一角钱买十一个教授，教授一分钱不值”的传说，就是一个典型的例证。

另外，我国评定技术职称的工作，一直是在公职人员中进行，在非公职科技人员和早已退休的科技人员中未开展评定技术职称的工作，或未继续评定其技术职称，使他们的专业水平未能得到充分肯定和承认。然他们不少人也还是在为社会发展、为国家建设献身出力，不给他们评定技术职称，不对他们的专业水平给予应有的肯定和承认，这就限制了他们专业能力的充分发挥，这就不公平，也不符合我国社会主义市场经济的要求，不符合调动一切积极因素的精神。

综上所述，特建议：

（1）改变目前技术职称和工资、房子紧密挂钩的做法。技术职称，应根据科技人员的专业水平进行评定，而工资待遇则应根据科技人员的专业水平、工作能力、工作态度、所做贡献以及工作资历即工龄等确定，从而消除“千军万马争职称”的现象。

（2）在社会上的科技人员中，即非公职科技人员和退休科技人员中，开展技术职称的评定工作，以利于充分发挥他们的专业能力，为我国的四化建设服务。

**附：**

## 湖北省人事厅1996年7月20日的答复

李今庸委员：

您提出的关于《建议改革有关评定技术职称工作》的提案收悉，现答复如下。

1. 关于改变目前技术职称与工资、房子紧密挂钩的做法问题

国家规定专业技术资格（职称）不与工资待遇挂钩，聘任了专业技术职务才享受相应的工资待遇。我省专业技术职务评聘工作是按国家规定执行的。目前的问题是按取得职称所聘任的相应职务，无论水平、能力和贡献如何，都享受同样的工资待遇，而且是按职数限额评审，基

本上是评多少聘多少，故而影响进一步调动专业技术人员的积极性。对此，国家正在研究制定深化职称改革方案，将通过完善专业技术职务聘任制度，建立平等竞争机制和职务等级制度，以真正按业务能力、水平与贡献大小来享受不同的工资待遇。

2. 关于在社会上非公职科技人员和退休科技人员评定职称的问题

（1）非公职科技人员评定职称的问题，我省早有规定，凡符合国家规定条件的都可按全省的统一部署，申报参加职称考试和职称评定。

（2）退休科技人员评定职称的问题，国家明确规定已离退休的专业技术人员，不再评定专业技术职称；在未实现评聘分开之前，也不评定资格（职称）。对于离退休人员返聘后继续从事专业技术工作的能否评定职称的问题，我们已向国家人事部反映，纳入制定深化职称改革方案中研究处理。

## 建议在我省科技成果评奖中，医药卫生应中西医分开同行评议

1996 年 7 月 3 日

**提案编号（420）**

为促进科技进步，鼓励和调动广大科技工作者从事科研工作的积极性，国家确定了科技奖励制度，以科技进步带动本地区、本行业的经济发展，以加速科技成果向生产力转化。我省在实施科技奖励制度中，对各行业、各领域的科技工作起到了积极的促进作用，同时，科技奖励制度也在实施中不断地充实和完善。尽管如此，对科技奖励工作的管理，在某些行业和领域中仍存在着有待进一步改革的方面。如在卫生行业的评审工作中，将中医和西医合并评审，就造成了不合理性，从而压抑了中医药科技成果的评奖。故而建议在科技成果评奖中，医药卫生应实行中西医分开，同行评议。具体理由如下。

(1)《中华人民共和国宪法》明确规定：“国家发展医疗卫生事业，

发展现代医药和我国传统医药。”这就要求广大中医药科技工作者在从事中医药挖掘、整理、提高的科研工作中，各行业、各领域要予以支持，各管理部门要在开展此次工作中予以支持和保护。

（2）根据国家科委《科学技术成果鉴定办法》的规定：“科技成果鉴定是指有关科技行政管理机关聘请同行专家，按照规定的形式和程序，对科技成果进行审查和评价，并做出相应的结论。”这就要求在科技奖励工作中，也应聘请同行专家进行评审，而现行中医和西医合并评审，由占全部评审专家70%～80%的西医专家评审中医药项目显然是不合适的。由于他们对中医药学根本不了解，因而就无法对中医药的成果做出合理的评议。

（3）在国家和部委的科技奖励工作中，也是由卫生部和国家中医药管理局分别对西医和中医药项目组织同行进行单独评审。

鉴于上述理由，建议我省在科技奖励工作中对医药卫生评奖时，实行中西医分开，以便真正体现同行评审。

或者比照其他行业，按照同样的成果评奖比例给予中医药行业。

**附：**

## 湖北省卫生厅1996年7月10日的答复

李今庸委员：

您在省政协七届四次会议上提出的“建议在省科技成果评奖中，医药卫生应中西医分开同行评议”的提案收悉，谢谢您对我们工作的关心和支持。现将您提出的问题答复如下。

（1）关于科技进步奖评审行业组的设置，是由科技进步奖评审委员会确定，我厅只是承担卫生行业评审任务。能否增设中医药行业评审组，本提案主办单位省科委将会给您答复。

（2）提案中有关增加中医药专家的建议，我们认为在中医药报奖项目逐年增多的情况下，适当增加中医药专家的比例是可行的。对此，我们将与有关部门协商，争取得以解决。

# 建议发文在公费医疗制度中贯彻中央“中西医并重”的方针

1996年9月2日

**提案编号（429）**

中医药学是我们民族的一份宝贵遗产，具有丰富的实际经验和理论知识，内容丰富多彩，毛泽东主席生前誉之为“伟大的宝库”，它在历史上对我们民族繁衍昌盛起过保障作用，现在仍然是广大群众治病的重要手段之一，且在人类保健事业上具有明显的优势。因而在我国医疗卫生方针政策上，中央提出了要“中西医并重”，并在我国《宪法》中明确规定：“国家发展医疗卫生事业，发展现代医药和我国传统医药。”随着我国改革开放的发展，中医药学已走上了世界140多个国家和地区。实践证明，中医药学不仅对某些疾病具有独特的疗效，而且药源充足，使用方便，价格便宜。据“日本医疗法人社团、东洋平团医院做了一项调查，经过核算发现，在该院一些骨折和心血管疾病的老年病人中，相同的治疗效果，采取在西医治疗中并用中医（中药与针灸）疗法，其费用仅是单纯的西医治疗的1/3”。这就表明了中医疗法治病或西医疗法加中医疗法治病，不仅发挥了中医药的治疗作用，而且可以节省大量医药费用。我省许多地方在公费医疗制度上贯彻了中央“中医药并重”的方针，注意发挥民族传统医学的积极作用，凡在指定的中医医疗机构看病，和在指定的西医医疗机构看病一样，其医药费可以在公费医疗经费中报销，使病人得到了合理治疗，也节省了医药费用的开支。但我省也有一些地方，在掌握公费医疗中，对中医药学存在着严重偏见，表现出蔑视、歧视的态度，硬性规定中医疗法的医药费用不能在公费医疗经费中报销，这就压抑了我国传统医药的发展及其积极作用的发挥，对某些疾病的治疗和医药费用的开支都是不利的。为此，特作如下建议：在实行公费医疗制度中，必须注意贯彻中央“中西医并重”的方针，并请下发一个明确规定的文件，对待中医治病和西医治病一视同仁，凡在指定的医疗机构看病，无论是中医医院还是西医院，其医疗费用应该报销的，容许在公费医疗经费中予以报销。

**附：**

## 湖北省卫生厅1997年1月6日的答复

李今庸委员：

您在省政协七届四次会议上提出的“建议发文在公费医疗制度中贯彻中央中西医并重的方针”的提案收悉，现答复如下。

在我省现行的公费医疗管理制度和日常的公费医疗管理工作中，都是贯彻了“中西医并重”的方针。凡职工在指定的医疗机构就诊，不论西医、中医都一视同仁。但是，职工在社会上办的医疗机构和私人诊所就诊的医药费不允许在公费医疗费中列支，这些规定不存在任何对中医药的歧视。今后如发现在公费医疗管理和推行医疗保险制度工作中不贯彻“中西并重”方针的现象，我们将及时制止，予以纠正，也欢迎您对我们的工作多提意见。

# 发展中药材事业，加速脱贫工程步伐的提案

1997年2月16日

**提案编号（085）**

关于在我省贫困地区发展中药材种植、养殖和采集事业，加速脱贫工程步伐的提案。

我省目前仍处于贫困状况的地区都集中在边远山区，其贫困的原因：一方面由于交通不便，文化教育落后，人口素质差；另一方面由于地理环境关系，农业、工业均受到制约。但是，这些地区特殊的自然条件，决定了它除生长着大量天然中药材可以采集外，还适宜于发展中药材的种植、养殖业，如果政府及主管部门加以组织，采取必要的扶持政

策和措施，使其形成一定的规模和市场，则必然为当地群众找到一条新的脱贫致富路子，为此特提出具体建议如下。

（1）将我省中药材生产“九五”计划及实施方案纳入我省扶贫开发项目计划之列，在计委立项。

（2）建议省计委、省扶贫办会同省医药管理局、省药材公司研究确定重点实施地区、种养项目及规模，并建立每年500万元开发中药材生产，帮助山区人民脱贫的专项基金，主要是用于种苗基地为群众种苗服务。

（3）将发展贫困地区中药材种、养、采的工作同省小康结合，在有条件的地区将其纳入小康工程的具体项目与措施。

（4）建立并完善我省中药材的购、销市场，保持渠道畅通以促进中药材产业的发展。

**附：**

## 湖北省医药管理局1997年4月11日的答复

李今庸、聂章宪、朱煜成、任恕、徐瑞根、李辉荃委员：

你们提出的关于在我省贫困地区发展中药材种植、养殖和采集事业，加速脱贫工程步伐的提案收悉，现答复如下。

湖北省有着丰富的中药材资源，是全国中药材重点产区之一，我们立足于资源优势，本着“合理布局，相对集中，择优定点”的原则，制订了我省中药材生产“九五”计划及实施方案，明确了“以品种为中心，以基地为基础，重点建设五个药材生产基地，同时大力发展大宗地道药材”的发展方向。中药材生产属于农业生产，受各种自然条件的影响，且生产周期长，投入大，具有一定风险，我省中药材基地主要分布在贫困山区，当地财政较为困难。要加快基地的发展建设需要大量的资金，必须多渠道筹集资金，我们一方面向上级部门汇报，积极向国家中医药管理局和省计委申请。通过我局多次汇报，反映我省药材资源优势，近几年国家中医药管理局对我省药材基地的建设，给予了一定的支持，但是，我们认为重要的还是要争取省政府及有关部门资金扶植。目前，我们正在向国家进行1996—1997年度生产扶持项目的争取工作。

另一方面，以经济纽带为主，探索中药材生产新的组织体系，把药材生产基地建设与工业企业的原料基地建设、商业企业的货源基地建设有机结合起来，多方投资共建基地，使其具有相对稳定的产、供销运作关系，求得药材生产与药材供应的稳定。此外，积极争取当地政府的支持，将中药材基地发展列入当地的发展规划，采取必要的措施，加大对中药材生产的投入，也是发展中药材生产基地的关键。

省医药局负责对口支援利川市扶贫开发工作，我们根据医药管理部门的职能和行业特点，已将利川市的中药材生产发展纳入了小康工程工作计划，支持利川市建设无公害的药材基地，并将小康工作重点转到中药材种植基地，这项工作已开始起步，1997 年安排 5 万元专项扶持资金，同时省中药材公司将在技术和产品出口上予以协助。

**附：**

## 湖北省人民政府扶贫开发办公室 1997 年 4 月 15 日的答复

李今庸代表：

你提出的《关于在我省贫困地区发展中药材种植、养殖和采集事业，加速脱贫工程步伐》的提案收悉，现答复如下。

经过十几年的扶贫开发，我省贫困地区中药材的种植业和养殖业已基本形成规模。在我省的 1994—2000 年扶贫攻坚计划中，已把大别山区、幕阜山区、秦巴山区和武陵山区的中药材开发作为重点产业给予扶持。扶贫专项贷款只能有计划按项目下达给贫困县，不能用于建立开发中药材生产的专项基金。关于将发展贫困地区中药材种、养、加、采的工作同省小康工作结合的建议，请与省委小康工作办公室联系。关于建立并完善中药材的购、销市场的建议，可由省医药管理局、省药材公司给予答复。

# 第二章　医事信函类

## 给湖北省省委的建议信

### ——建议省委配备省卫生局新的领导班子时，应配一名符合四化要求的懂中医者参加领导班子

省委、省政府：

恳请湖北省委、省政府在调整省卫生厅领导班子时应吸收有事业心、有组织能力的中医人员参加。

中国医药学是我们这个伟大民族的一份宝贵财富。几千年来，它不仅对我国民族的繁衍昌盛起到过保障作用，而且对世界人民的健康也做出过贡献，内容丰富多彩，方法简便易行，有自己的理论体系，有中国的特色，正如毛泽东主席所评价的“中国医药学是一个伟大的宝库”，是世界上任何一个民族医学都不可比拟的。自1840年鸦片战争后，随着帝国主义文化的侵入，它曾经受到了清政府和南京反动政权的摧残。新中国成立后，党中央和人民政府非常重视中医药，制定了中医政策，兴办了中医教育，创建了中医研究机构和中医医院，使中医事业在我国社会主义革命和建设中发挥了一定的作用。但由于“我国经历了一百多年的半封建半殖民地社会，资本主义思想、殖民地奴化思想在一部分人中并未完全肃清”（1981年赵紫阳总理在第五届全国人民代表大会第四次会议上《政府工作报告》语），以致卫生工作始终存在着轻视、限制、排斥中医的现象，加之十年动乱中极“左”思潮的影响，以致中医药事业出现了严重后继乏人的局面，而近几年在国外却出现了“中医热”。这种状况现在如不加以改变，势必将来还要从国外“进口”中医，这将是我们民族的奇耻大辱。粉碎“四人帮”后，党中央拨乱反正，在1978年专门为中医药事业下达了一个“56号文件”，提出了解决中医队伍后继乏人的问题，1980年制定了“中医、西医、中西医

结合这三支力量都要发展、长期并存”的方针，1982年上半年卫生部在湖南衡阳召开了中医高等教育和中医医院工作会议，提出了保持和发扬中医特色，使中医药事业有了起色，但中医队伍后继乏人的问题仍未能得到根本解决，究其原因，固有多种，但最根本的原因却是中医未能参加我国卫生工作的行政管理。中央为了抢救中医药事业，去年把发展“传统医学”写进了《宪法》（见第一章第二十一条），赵紫阳总理今年六月六日在第六届全国人民代表大会第一次会议上所做的《政府工作报告》中又强调了“在发展现代医药的同时，要注意发展我国传统医药，克服忽视祖国医药宝库的现象”。为了保证中央有关中医工作的各项政策能够顺利贯彻落实，必须根据中央“干部革命化、年轻化、知识化、专业化”的要求，在调整卫生行政部门的领导班子时，应有中医人员参加。现在兄弟省里已经这样做了，如湖南、河南等都已有中医参加省卫生局的领导班子。因此恳切请示省委、省人民政府认真考虑在这次调整我省卫生局的领导班子中，吸收年富力强而有事业心和组织能力的中医人员，参加我省医药卫生的行政管理工作，以利于我省中医药事业的发展，从而把我省中医药工作真正搞上去。

中华全国中医学会湖北<br>分会常务理事会李今庸拟稿<br>1983年7月30日

**附：**

## 湖北省卫生局转报文件

省委、省政府：

现将中华全国中医学会湖北分会常务理事会，关于建议省委配备省卫生局新的领导班子时，希望能配一名符合四化要求的懂中医的干部参加领导班子的信转报给领导，请参阅。

湖北省卫生局<br>1983年8月1日

# 给中国中医药出版社负责人的信

## ——编写《中国古代身形名词疏证》有利于中医学术的发扬

志恒同志：

在京人民卫生出版社一别，久逾二月有余，近来身体可好？祝工作顺利！

我拟撰写《中国古代身形名词疏证》之事，得到了你的赞许，幸甚！

在中医古籍里，有许多关于身形的名词，历代注家，直至我们今天的注解，均没有详考实核，多有囫囵吞枣，模糊不清，甚至谬误迭出者；也有不注不释，顺笔滑过者，还有存疑不能作释者。如此等等，都给继承发扬中医学术带来了不便。现举数例如下：

1.《素问·骨空论》中“督脉……其络循阴器，合篡间，绕篡后”之“篡”字，今人多宗日人之说，谓“两阴之间，有一道缝处，其状如纂组，故谓之纂”。这里且不管其所指部位是否准确，而说此文“篡”字取义于“纂组”则是不符合历史事实的。

2.《金匮要略·腹满寒疝宿食病篇》中“两疼痛”之“胠”字，诸注均释为“胠胁”之“胠”，显然是不对的，只要联系其上下文考虑一下学理和思想规律，就可发现其注之误。

3.《五十二病方·足臂十一脉灸经》中“枝之下脾”之“脾”字，释文指出是“人体部位名”而云“未详”。其实，这个字的部位是完全可以注清楚的。

4.《五十二病方·足臂十一脉灸经》中“尪（鼽）洏（衄）”之“尪（鼽）”字，释文谓“鼽，鼻流清涕”。此乃缘历代《素问》注之误。“鼽”之一字，在古代确有“鼻流清涕”之义，但此乃“鼻衄”连文，则不当再训为“鼻流清涕”矣。若然，试问“鼻流清涕”和“鼻出血”两症在临床上有什么必然联系？何以中医古籍上经常连用？杨上善训“鼽”为“鼻形”是对的，盖“鼽”与“頄”通，而“頄”有“鼻”和“颧骨”两训。

5.《灵枢·邪客篇》中“岁有三百六十五日，人有三百六十（五）节”之“节”字，人们误读为“骨节”之“节”而反诬中医学连骨数搞不清，错把骨头说成了三百六十五块。其实，此文“节”字与《素问·疟论》“日下一节”之“节”不同义。此文之“节”，指穴会，《灵枢·九针十二原》所谓“节之交三百六十五会……所言‘节’者，神气之所游行出入也，非皮肉筋骨也”是也。

例子只举这些，不再举例了，其例是不胜枚举的。正因为如此，所以我才萌生了撰写了这个《中国古代身形名词疏证》的念头。按照我的设想和构思情况，工作任务是较大的。主要因下列两种原因。

第一，身形名词散见于中医和其他各种书籍里，而我国书籍又汗牛充栋。然我又初步找到唐代以前的所有书籍，包括地下出土的，其身形名词都尽量收集，对于宋以后书籍中身形名词则有选择地适当收集。这样，就首先要具有这些书籍，其次是翻阅这些书籍，再次则是摘录这些书籍中的身形名词制成卡片。

第二，在我国古代书籍里，所记载的身形名词，往往是：一个部位，有几个名称；而一个名词，又有几个部位，且有的名词所指的一个部位，有时范围较大，有时范围较小。在疏证时，首先要研究清楚不同地方出现的具体身形名词的具体义训，还要处理好各相关身形名词之间的相同之点和相互区别。“頭”“首”“𦣻”“百”“巅”“颠”“天”“顶”“定”“顁”“题”“上”“末”“颅”“𩕄”“𩠐”等字之义，都是指整个头部。但有的字，有时又只指头部的某一部位，有时又指身形的其他部位，如“顶”“定”“顁”“𩕄”“𩠐”等字有时又指百会穴处的头顶部，“颠”“巅”有时又指百会穴处头顶部，有时还指脑户穴处的枕骨部；“题”字有时又指额部；“末”字有时又指项肩部，有时还指四肢部；“天”字有时又指额部，有时还指整个身体，等等。

这里我只是举例谈了几个字的情况，没有引出书证来，然我正式撰写书稿时，其书既然叫“疏证”，对每一个字义，当然是言必有据，一定要有书证的，而且要有尽量多的书证，以增强其字的说服力。我还考虑在可能的情况下，对身形某些部位为什么叫某些名称的意义加以阐述。全部名词都做到这点，我的水平不够，对部分名词做到这点，我是可以的。现在我已搜集了部分资料，而且还在搜集资料中，但能否真正写成《中国古代身形名词疏证》这个较高要求的中医工具书，目前还无确切把握，其原因就是如同孔子所说过的一句话："文献不足故也。"要解决这个困难，我个人的力量有限，而这个工作的重要性和难度往往又不被人们所理解，无法得到应有的支持。因此，我也只有从客观实际出发，对这个工作做得到多少，是多少；这一生能不能把它写成，我也就不计较了。—当然，如果能够得到一定的支持，创造一定条件，老天再假我以年，我还是希望能够尽早把它撰写成功！

我的这个《中国古代身形名词疏证》如果撰写成功了，不仅从一个方面对研究中医古籍带来了方便，对继承发扬中医学术有好处，而且对研究中国其他古籍也具有重要的参考价值。

专此奉候　顺祝

政安！

李今庸

1986年10月26日

# 给湖北省卫生厅厅长的信

## ——请湖北省卫生厅党组认真研究和及早成立湖北省中医管理局，从组织上确保中医事业振兴

卫生厅党组暨刘学伦厅长钧鉴：

你们好！

中医药学是我们伟大中华民族的一份宝贵文化，在旧中国曾经受到过买办阶级的严重摧残。新中国成立后，党中央和毛主席对这份文化十分重视，颁发过一系列的有关保护和发展中医药学的政策性文件。但是由于缺乏组织保证，没有中医药的管理系统，中央对中医药学的方针政

策，未能得到认真地贯彻和落实，尤其在“文革”期间，中医药事业更是遭到了一场空前浩劫，以致中医队伍由新中国成立时的50万人，减少到了23万人，出现了严重的后继乏人和后继乏术的局面，几乎濒临灭亡境地。十一届三中全会以来，党中央拨乱反正，中医再一次获得了新生，中医医疗机构发展了，然而这些发展起来的中医医疗机构，却都是条件不足，设备简陋，办院经验缺乏，学术思想混乱，治疗中常以西药代替中药，技术力量很差，医疗水平不高，使中医药事业难以健康而快速的发展。然在国外，如美国、法国、德国、意大利和苏联等，现在都对我国中医药学很重视并加以研究，特别是日本、韩国等国家更是搞得热火朝天，我们如再掉以轻心，作为中医药学发源地的中国，就很有可能落在外国人的后面。如此，则我们在上无以对祖宗，下有愧于子孙！中央有鉴于斯，今年初遂做出了“成立国家中医管理局”的英明决定，以保证中央有关中医药学的方针政策贯彻落实，保证我国中医药事业按比例发展。黑龙江等省紧跟中央步伐，已成立了其省的“中医管理局”。现为了让中央的这一决定也在我省发挥威力，让中央有关发展中医药学的方针政策在我省全面贯彻落实，以促进我省中医药事业的发展，特此修函奉达，请认真研究在我省及早地成立“湖北省中医管理局”，形成从中央到我省的中医药管理系统，加强对中医药工作的领导，从组织上确保我省振兴中医药事业，开创我省中医工作新局面，则中医药学幸甚！我省4930万人民幸甚！

　　此致

敬礼！

1986年12月3日

# 给湖北省级有关领导的信

## ——请勿将压抑、限制中医的西医人员分派担任中医学院的领导职务

领导同志您好!

湖北中医学院自1959年2月正式成立以来，文革前，在湖北省委和省政府的正确领导和大力扶植下，做了一些工作，为中医教育事业作出了一定贡献，跻进了全国中医学院先进行列。文革后，由于某领导机关的官僚主义作风和对中医所存的偏见，派了一些工作才能和事业心缺乏的干部到中医学院任领导职务，并任命了不少学习西医的同志担任中医学院院、处两级领导工作，中医学院从而出现了如毛泽东主席生前所指出的“西医在朝，中医在野”的严重局面，使中医学院人员发生恶性膨胀，中西医人员比例倒置，教学秩序混乱，老师思想不安，教学质量下降，学生专业思想不巩固，湖北中医学院的地位在全国一落千丈。在中央被告改革的方针指导下，我院于1984年6月调整了领导班子，改变了“西医在朝，中医在野”的局面，但由于旧班子遗留下来的问题太多，太复杂，加之社会不正之风的影响，中医学院的状况示能得到根本好转，甚至又出现了一些新问题。在这种情况下，某领导机关不仅不认真调查了解，征求中医专家意见，帮助中医学院解决问题，把湖北中医学院的教育搞上去，反而听信某些人出于私心的“关系”之词，提出一贯压抑中医、限制中医的某西医外科医生任中医学院党委书记，使中医学院重新恢复“西医在朝，中医在野”的不幸局面，这是与当前中央决定成立“国家中医管理局”，让中医独立发展的精神不相合的，也不符合中央的干部“四化”要求，如果此人一旦担任了中医学院的任何领导职务，则中医学院的事业就将不堪设想，我们对此表示深切的忧虑，故此修函奉达，敬请设

法解决我们这一担心，则我省中医教育幸甚！

谨请

政安！

李今庸

1987年1月4日

## 给湖北省政协第五届委员会主席的信

### ——制止恢复“西医在朝，中医在野”的做法

黎主席和各位副主席：

你们好！我3月4日写的《请求省委、省政府坚决贯彻中医政策，加强对我省中医高等教育的领导，制止在湖北中医学院恢复“西医在朝，中医在野”的做法，以保障我省中医事业的发展》的提案，得到了您的重视，我从内心里向您表示真诚的感谢！

我和某某没有个人恩怨，更不是中西医之间的宗派之争，而是根据以往的实践经验和中央的方针政策，为了党的中医事业才据理力争，秉公直言的，不料因我身微言轻，说话无用，未被采纳，某某在变换名义下而实质不变地仍然被“塞进”了湖北中医学院的领导岗位。

好端端的一个湖北中医学院，在“文革”后被某些人糟蹋得不像样子，而且至今还在继续进行糟蹋，看到实在令人痛心。对此，我无能为力，深感羞愧，无面见故人！我决定力争退休。我已在3月15日写了“退休申请书”交我院党委转呈省教委和科教部，同月30日我又给科教部各位部长写了一封信，催请早日批准我的退休申请。现将其复印件寄上，请一阅。

我是一个热爱生活的人，对工作有热情，对事业有责任感。凡是中央的一个号召，我总要联系一下自己的情况想做点工作。我这次坚决退休，只是摆脱对湖北中医学院现在状况的烦恼和羞愧，绝不是想躺在床上睡大觉，我将专心致志地从事医学著述。

现在使人困惑的是，一方面要对青年进行爱国主义教育，批判“全盘西化”；另一方面，某些人在糟蹋自己民族的传统文化得不到制止，实在令人难以理解。

谨此汇报思想。恭请

政安！

李今庸

1987 年 5 月 1 日

## 给中国人民政治协商会议湖北省第六届委员会主席沈因洛同志的信

### ——振兴中医发展事业我辈有责

沈主席：

您好！记得大约是 1983 年或 1984 年上半年，您在我院洪子云教授家中，曾经对洪教授和我讲过“中医学院一定要办成真正的中医学院”，之后，由于我们向您反映情况不够，加之某一上级领导机关对我院领导人员选派失当，使我院这些年来，学生专业思想不巩固，教师思想混乱，教学质量下降，学院名声日损，从而严重地影响了全省的中医药事业！

具体问题太多，这里不想详谈，只想说一点：就是这种情况，不仅未能正常发挥我省中医药优势和潜力，而且我可以这么讲，不久的将来，我省的中医药学将失去自己的特色，将以“名存实亡”的形式存在于全省之中。尽管有关领导同志不肯承认这一点，但它毕竟会是以一种客观事实而存在。

最近有消息表明：日本在倡导“东洋医学”，企图数年后在中医药学方面“取中国而代之”。然而，我们有些中国人，对此视而不见，听而不闻，竟丧失了民族感，还在歧视和压抑中医，取代中医，阻碍我们伟大中华民族的这份宝贵文化——中医药学的发展；而中医药队伍，却又不知自爱，不知自重，不知自强；有些人为了自己“乌纱帽”，不顾政策，不惜牺牲事业，趋炎附势，投人所好；有些人不研究中医药学的理论知识，不尊重中医药学的内部规律，不掌握中医药学的治疗特点。不利用现代科技手段，根据中医药学内在规律来研究、发展中医，而一心追求时髦，以西医取代中医，从而导致了中医药学的疗效严重降低。言念及斯，真不禁令人痛心之至！

我省中医药事业的发展是很不理想的，从卫生厅对中医工作人员的安排即可见一斑，尤其是厅里个别领导对中医事业的态度，实在令人感到愤慨！

谨此奉闻，祝

政安！

李今庸

1988 年 6 月 22 日

**附：**

## 湖北省政协主席沈因洛同志复信

今庸同志：

您好！来信敬悉，我因下乡才返，未能及时作复，请谅。

振兴中医，我辈有责。省政协有个医卫体委员会，由林少南副主席负责。我已将您的建议转交，她定会就此进行协商，并请您和她联系。

此致，敬礼！

沈因洛

7 月 25 日

# 给湖北省政协领导的信

## ——政治协商、民主监督要做到法律化

主席、副主席、秘书长：

学习了《政协全国委员会关于政治协商、民主监督的暂行规定》后，我觉得这个文件是对我国这些年来的政协工作发展情况的总结，是用文件形式把我国这些年来的政协工作经验加以规定，比较符合实际，是一个较好的文件。但是，我们这些年来在政协活动的实践中，遇到而不能解决的一个重要问题，这个文件仍然未能解决，这就是政治协商、民主监督，没有法律做保证。根据湖北某些情况的体会，某些领导者，在我国长期封建社会遗留下来的“朕即国家，国家即朕”“官贵民贱”的封建意识支配下，缺乏民主思想，你在这里郑重其事地认认真真地运用民主，按组织程序进行监督，他在那里“我行我素”，巧妙地对你的监督进行应付，有时甚至是不讲理地对你的协商意见加以无理拒绝，反正你不能动他一根毫毛，连在报纸上搞点舆论的可能性都没有。在这些领导者那里，中央的某些政策精神，他都可以改变，何况你小小政协委员的一点意见，如果没有法律的保证作用，如果政治协商、民主监督不能法律化，恐怕它是很难收到高效益的，甚至有些问题就可能不会收到效益。例如我们几年来都提出了要求某些领导者和某些领导部门克服官僚主义，他们却用官僚主义的态度来对待我们要求他们克服官僚主义的意见，我们也就无可奈何了。

关于政协委员没有普遍积极提意见的问题，华中师范学院梁教授说是有些政协委员尚“心有余悸”，我认为还有另一个原因，就是提了合理意见不被采纳，提了也白提，没有用，尤其有些领导者或领导部门为了搞不正之风，强词夺理不采纳合理建议，使人感到心灰意冷。我是一个爱提意见也敢于提意见的人，现在也不想多说这些无用之话，何况有些本不爱多提意见的同志。

1983年前，我曾经用书面形式向省里某部门领导反映过早已为毛泽东主席批评的一种不正常情况，并提出了要求改变这种情况的建议。结果这个部门某领导不仅没有采纳我的意见，反而在背后制造谎言诬蔑我，使我不能不发出无限慨叹而写出了“胸怀大志兮振兴医学，楚山之璞兮贞士刖脚，莫遇荆文兮玉诬为石，报国无门兮徒唤奈何”之句。虽然，我作为一名政协委员，多年来仍然在积极参政议政，发表意见，并参加政协各种有关活动。1987年，在有关湖北中医事业的一个关键上，我做了很大努力，结果又碰了壁，撞了一头包，以一无所获和得罪人而告终。

政治协商、民主监督，未能做到法律化，这对某些没有民主思想的干部就缺乏约束力，由此可知，一般人民群众的民主监督就更无济于事了。如果真正民主不能充分发挥，则民主集中制的基础就不雄厚，“长官意志”和“人治”现象就不可避免，对解决当前席卷全国的不正之风恐怕就更困难了。

以上所写，未审当否，如有不妥，请赐教！

李今庸

1989年2月26日

## 给湖北省政协主席的信

——拟湖北省中医药学会名义召开中医问题学术研讨会以讨论其省中医药各项问题

沈主席钧鉴：

您好！关于我省组织成立“李时珍研究会”一事，后来省卫生厅领导同志意见，不设“名誉会长”制，我故未再就此事来找您麻烦，这个“研究会”至今也还未成立。

我看到了您和少南同志对我寄上的有关中医药管理机构两个材料的批示，很受鼓励，特此感谢您和少南同志对中医药事业的支持！我将根据批示提出的“还应按照系统工程的观点，进一步研究，并提出对策”的精神，准备五月份后，考虑以湖北省中医学会的名义，组织召开一次所谓“软科学”的学术会议，即召开一次高层次的“中医问题学术研讨会”，研讨我省中医药队伍和教学、医疗、科研的现状、发展、特色、优势、发展方向以及必要的条件和措施。参加会议者，拟为具有高级技术职称的我省名老中医，也吸收少数有成就的中青年中医和具有中医工作管理经验的中医机构负责同志参加。会议规模为40～50人，放到县市里去开，以便在会议的同时，组织中医专家举行义诊，为当地群众服务，以促进其县市中医药工作的开展，会议后形成一个材料，供政府领导部门参考。

前几天，我省科协三届三次会议时，襄樊市科协主席告诉我，有一特异功能孩子，能用其特异功能取出人体“胆结石”，据说张怀念副省长的“胆结石”就是这个孩子取出的，不知确否？如果这是事实，就可使许多“胆结石”病人，免却一刀之苦，无疑是一件大大的好事！待有机会，我将进一步了解。

专此奉闻，谨请

政安！

李今庸

1989年4月12日

## 给湖北省有关领导同志的信

### ——恳请辞掉湖北省中医药学会理事长职务

刘学伦同志：

您好！十九日晚登门拜访并交谈，有感于中西医结合发展方向的问题。中西医结合是吸取两种医学之长，掌握两套本领，为病人服务；中医现代化，是中医自身发展与现代科学结合，现在应以继承为主。我完全赞同您的这个见解！我很希望您的这一见解，能够加以正确阐发和公开发表，并在实际工作中加以实施。

我们多么盼望能有更多的有关领导同志具有这一见解！可惜的是，现在就在你们高教工作委员会中，个别领导同志就无法具有这一见解，他不热爱我国民族传统的中医药学，也不愿让别人热爱我国民族传统的中医药学，而对热爱我国民族传统中医药学的人，则被诬蔑为什么“反西医”“复古势力”，并支持弄虚作假，以权谋私和长期压抑限制中医药、善于玩弄欺骗手法的人，对老中医进行诬蔑、压制和打击，这不能不令人感到十分遗憾和无比愤慨！

我做梦也没有想到，在党中央决心惩治腐败的今天，一个弄虚作假的人，居然还能够青云直上！居然还能够稳如泰山地步步高升，占据着更高的党的位置！

我做梦也没有想到，在党中央决心惩治腐败的今天，一个以权谋私、培植私人势力，在群众中造成很坏影响的人，居然还在中医机构内打击和报复热爱我国民族传统中医药学的老中医，这岂不发人深思！

我要辞去湖北省中医学会理事长职务，并不是为了清闲，而是因为困难重重。从事业上讲，您对我不辞去这一职务的一些意见是对的，但我的学会工作中实际困难未解决，我实在无法继续担任这个理事长的职务。我并不是固执己见，请鉴谅！

专此奉闻，敬请

政安！

李今庸

1990年2月18日

## 给湖北省政协领导的信

——响应湖北省政协六届三次会议而写《中医药学的特色和优势亟待发扬》及五点建议

沈、林主席钧鉴：

你们好！这次省政协六届三次会议即将召开了。这次会议的重点内容，无疑就是有关社会稳定、改革开放、治理整顿、大兴农业、民主法制、多党合作、祖国统一等等。医药卫生，不言而喻是次要的，根据人们多年形成的观念，中医药学更是次要的，难以跻身大会发言的讲坛。但是，中医药学是我们民族自己的。在中央提出要防止民族虚无主义、弘扬民族文化、加强爱国主义教育的今天，发展中医药事业，发扬中医药学，这不仅有利于人民的保健事业和为世界科学做出贡献，而且也是提高我们民族自信心、培养我们民族自豪感的必要条件。作为一个政协常委的我，未便缄默不言，故特写出了这篇《中医药学的特色和优势亟待发扬》一文。这篇文章概述了中医药学的形成及其特色和优势，并提出了发展中医药事业的五点建议，想作为这次会议上的书面发言，是否妥当，请主席们审阅批示。

专此奉候，敬请

李今庸

1990 年 4 月 9 日

## 给湖北省省长郭树言同志的信

——湖北省《政府工作报告》未提中医药工作欠妥，特奉《中医药学的特色和优势亟待发扬》

郭省长大鉴：

您好！我 3 月 21 日在省科协三届四次全委会议上，4 月 3 日在省政协常委专题讨论会议上都听到了您的讲话，很受鼓励！

您这次将在全省人代会上所做的《政府工作报告》中，只字未提中医药工作，恐欠妥帖。中医药学是我们民族自己的宝贵文化，在中央提出防止民族虚无主义、弘扬民族主义、加强爱国主义教育的今天，发展中医药事业，发扬中医药学，它不仅有利于我国人民的保健事业和将对世界科学做出贡献，而且还对提高我们民族自信心、培养我们民族自豪感产生积极的作用。为此，这里特将拙文《中医药学的特色和优势亟待发扬》寄上，供参考。

专此奉候，祝

政安！

李今庸

1990年4月14日

注：郭树言省长1990年4月26日在湖北省第七届人民代表大会第三次会议上所做的《巩固安定团结的政治局面为实现我省国民经济的持续稳定协调发展而奋斗》的正式《政府工作报告》一文中，加上了“重视中医药事业的发展，搞好中西医结合”之句。

## 给湖北省领导的信

——建议湖北省相关领导部门在物色省卫生厅中医副厅长人选过程中，应“兼听则明”，任人唯贤

组织部等领导台鉴：

湖北是我国古代伟大医药学家李时珍及庞安常、万密斋等人的故乡，历史上名医辈出，药材资源与广东省同居全国第二位，有着发展中医药事业的良好条件。

数年前省委决定在省卫生厅设中医副厅长一职，原是为了发展我省中医药事业。后此职空缺近两年，现闻省里有关领导部门又在为此中医副厅长一职特色人选。根据以往经验，不得不向有关领导提出一点恳切的建议。

中医药学是我们中华民族的一份宝贵文化，它对我国人民的思想建设和保健事业都有着较大的作用，是我国“四化”建设伟大事业中不可缺少的组成部分，党中央为此早已制订了举世皆知的一个正确的中医政策，以促进中医药学的继承和发扬。

众所周知，“政策制订之后，干部就是决定的因素”。因为干部的优劣贤否，直接影响着事业的兴衰，因而选择干部必须高度重视，慎重

从事，严肃认真地去做好。否则，会给事业带来不利影响和严重损失。

据《唐鉴》所载，早在一千多年前，唐太宗李世民就曾说过："为官择人，不可造次，用一君子，则君子皆至；用一小人，则小人竞进矣。"这是"物以类聚，人以群分"（见《周易·系辞上》）的客观规律使然。所谓"君子"者，则可以理解为"正派而有才能之人"也。怎样才能选择到这种"正派而有才能"的所谓"君子"呢？我认为，如果只靠几个领导人"慧眼识珠"，恐怕很难说一定选得准确，这只有做到"兼听则明"，走群众路线，听听多方面的意见，才有可能。《孟子·梁惠王下》说："左右皆曰贤，未可也；诸大夫皆曰贤，未可也；国人皆曰贤，然后察之，见贤焉，然后用之。"听了三个不同层次人群的意见后，还要考察一番，证明确实为"贤能有才"者，然后方始加以任用。这种慎重选拔干部的正确主张，很值得我们今天认真研究和参考。1989 年 4 月我在省政协六届二次会议时所写《建议副厅级干部的任命，应根据"兼听则明"，任人唯贤》的提案，得到了省委组织部 1989 年 6 月 9 日以"鄂组发［1989］47 号"文答复："您在提案中建议任命副厅级干部征求省级专业性学术群众团体的意见，我们认为是可取的，可以采取适当方式听取有关专业性学术群众团体负责人的意见，也可请这些单位按规定的条件推荐合适的人选。"这体现了省委组织部采纳政协委员"提案"意见的民主作风。希望省里有关领导部门在这次物色省卫生厅中医副厅长人选的过程中，务必持严肃态度，慎重从事，切实兑现省委组织部去年许下的诺言，听听多方面的意见，发扬民主选拔干部，克服"偏听则暗"，以便真正能够物色到一个理想的人选，则中医药学幸甚，我省中医药事业幸甚！

我们满怀希望地盼望着！

祝

政安！

李今庸<br>1990 年 10 月 28 日<br>于湖北中医学院

# 给中国人民政治协商会议湖北省第六届委员会主席沈因洛同志、副主席林少南同志的信

## ——编写《奇治外用方》以方便普通百姓之用

沈、林二位主席：

你们好！近年来由于社会风气不正，使某些人一切“向钱看”，于是医院出现乱收费和药品乱涨价现象，从而导致了自费就医者特别是农民就医，在经济上难以承受，听说借债就医者有之，倾家荡产就医者有之，抱病呻吟无法就医者亦有之，有病农民真是“望药兴叹”！为此，我于1989年开始考虑，让中医药对此能发挥一些有益作用，决定编撰一部《奇治外用方》，使具有中等文化程度的人都能看懂，按图索骥，就地取药，使一般轻病、小病不必上医院，这样既经济，又方便，节约就医时间，还做到早期治疗。所谓：“奇治方”者，就是病在头，将药用在鼻孔里；病在鼻，将药用在脚板上；病在口，将药用在耳朵里；病在腰，将药用在眼睛里；病在大小便，将药用在肚脐上；全身性疾病，将药用在手腕上，等等。纯是外用，不做内服，故无危险。这种治疗方法，将来还可以为研究治疗人身整体性提供课题方向。通过一年多的工作，现在资料已备齐，目前正在整理中，估计至六月份可完稿。

我知道书稿完成后，出书还很难，如交出版社出版，第一，出书很慢，一动需几年；第二，它还要我付给许多钱。我如有这钱，不如拿来内部印书，既出书快，又减少钱。我希望此书能够早一天送到广大农民手里，以发挥它的作用，为广大农民健康服务，以后如有可能时再议出版。

书稿完成后，请你们赐写几句话！

祝

政安！

李今庸

1991年3月13日

# 给国家中医药管理局人事教育司的建议信

## ——“继承老中医药专家学术经验”做到严把质量关

人事教育司：

这次人事部、卫生部、国家中医药管理局联合发出通知，为继承老中医药专家学术经验，对导师和学生的入选条件，都做出了明确规定。这是必要的，正确的，这对于保证这项工作的质量，十分重要。但有些导师却利用这个机会搞不正之风，选择与自己有关系而不符合条件的人作为自己的学徒，有关领导则不负责任对其迁就而同意，我认为，这是对事业有害的，也是无视上级正确要求的不良表现。通过多日的抵制，据说现在“不符合条件的人都已撤换了”。但目前有些人爱说假话，我故不敢对其话完全相信，是以特修函奉达，建议你们在审批时，严格把握住质量关。这次文件，规定了老中医药专家的子女，在同等条件下优先入选，这就给了适当的照顾，确实是很好的，故不得再降低条件，应该对任何导师所选的任何学徒，都要严格按规定的条件进行审批，不能再有放宽，对不合规定条件者，我建议“宁缺毋滥”，否则，不仅难保质量，而且会带来消极影响，迁就了一个人，挫伤了数个人，政府的威信也会因说话不算数而受到损伤。文件对导师和学生要求的条件，即规定的入选标准和大家公认的学生考试成绩“60 分才算及格”一样，学生考试取得 59 分，对 60 分来说，虽只差一分，但不算成绩及格；如一迁就，则 58 分者，对 59 分来说，又只差一分；再迁就，则 57 分者，对 58 分也只差一分……迁就，迁就，哪还有什么标准可言？虽然文件中规定的入选标准，和“60 分才算及格”一样，都是人为的，不见得完全科学，但总得有一个绝对数字界限才好掌握，否则，怎样工作？

据我所知，有些老中医药专家都因坚持学徒标准，未带自己的亲属，如果批准了一些不符合条件的学徒入选，这些人会怎么想？我认为后果是不会好的。况且例如我院 1960 年、1961 年、1962 年、1963 年、

1964 年、1965 年，以及 1971 年入校读大学的还有很大一批都是讲师，根据定编定额晋升情况，在近 3～4 年内不可能都晋升到副教授或副主任医师一级，势必还有不少人仍然得任讲师，如有连 15 年专业资历都不足而不符合规定条件的人，被批准经过三年学徒生活，一跃而进为副教授或副主任医师，这在上述这些不是专业不能上者的人员中是会造成思想不安的。

如果这次未坚持标准，放松了条件要求，使其产生的消极因素，会对 1992 年、1993 年两年中实行 5 年制和 8 年制的中医药带徒工作带来很大的不良影响，那时刮起的不正之风，就有可能会不可收拾，务请注意！

祝

政安！

李今庸

1991 年 4 月 30 日

## 给湖北省科学技术协会领导同志的信

——建议湖北省科协在省委领导下以党的四中全会精神为指导，做好科协各项工作

领导同志：

您好！感谢您给我寄来了“贺年卡”！

中央规定，科学技术必须面向经济建设，经济建设必须依靠科学技术。我省科协工作自当在这一方针指导下，根据我省经济发展情况，转变观念，开拓前进，使我省科协工作再上一个新台阶。

说实在话，科协在社会上声望并不太高，在人们的心目中科协是可有可无的，甚至还有人根本就不把科协放在眼里。在这种情况下，我认为，省科协在省委领导下，以党的四中全会精神为指导，本着自己的宗旨，独立自主，不亢不卑，积极工作，提高水平，扩大影响，从而在社

会上提高自己的声望。不讲宗旨，听命于人，是不可能提高自己的，也不利于国家的改革开放和四化建设。

在科协范围内，每一个科协工作者，都必须勤恳工作，并维护科协的整体声誉，不应该出现自行其是而给科协整体声誉带来不利影响。

今寄上拙作《舌耕余话》一册，在其中目录上我用红笔勾了三篇，您有空时可翻阅一下。

专此奉复。敬颂

泰安！

李今庸

1995年1月12日

## 给湖北省省长蒋祝平同志的信

### ——《政府工作报告》中要提发展中医药

蒋省长钧鉴：

您好！

建议湖北省《政府工作报告》中要提到发展中医药的文字，说明发展和开发省中医药，从经济上讲既是开源又可节流。

我2月27日上午列席人代会，听了您所做的《政府工作报告》，1997年我省经济发展计划振奋人心，很受鼓舞！同时，也有一点想法，提出来，请考虑。

《政府工作报告》第30～31页说：我省将“认真贯彻《中共中央关于卫生改革与发展的决定》”。然中央的这个《决定》，明确提出要“中西医并重，发展中医药”，并把“发展中医药”作为我国“九五规划”的卫生工作三大战略方针之一，用不少的文字篇幅论述了我国发展中医药的原则计划，而在我省这次《政府工作报告》中，除第17页第1行有“重点抓好……湖北中医附院续建项目”一句外，再也没有发展中医药的文字了，如此，恐怕对《中共中央关于卫生改革与发展的决定》难以做到“认真贯彻”。

在年前召开的湖北省卫生工作会议之后，我省中医和中医工作者颇有议论。据说我省卫生厅某某，借口湖北省有湖北省的特点，存心在“中西医并重，发展中医药”的方针上，不和中央保持一致。我认为，这是不恰当的，不符合建设有中国特色的医药卫生，也不符合我省具有中医药优势的实际，影响不好。希望您这个《政府工作报告》在党报上公开发表时，能够对此做一点有益的补充，以促进我省中医药事业的发展，则我省人民的健康事业幸甚！我中华民族的传统医药学幸甚！

另外，《政府工作报告》第 31 页还提到，要“严格控制医药费的过快增长”。我国中医药是我们民族自己的传统医药，历史悠久，经验丰富，药源充足，价格便宜，贯彻“中西医并重”方针，充分发挥中医药作用，无疑有利于减少医药费用的开支。据报载：“日本医疗法人社团、东洋平团医院做了一项调查，经过核查发现，在该院一些骨折和心血管疾病的老年病人中，相同的治疗效果，采用在西医治疗中并用中医（中药与针灸）疗法，其费用仅是单纯的西医治疗的 1/3。”（见 1995 年 12 月 22 日中国中医药报《世界医学发展新动向》一文）日本采用中医疗法尚且减少了医疗费用，而我省如能注重中医药疗法，其可减少医疗费用的开支，自是不言而喻的了。

发展和开发我省中医药，从经济上讲，既是开源，又可节流。

专此函候，敬请

政安！

李今庸

1997 年 2 月 22 日

湖北中医学院

# 给湖北省科学技术协会副主席的信

## ——建议湖北省科协换届委员名额能给省中医药学会以委员名额分配

冯主席：

为了有利于今后工作，他们都要我向您反映一下意见和要求，因我明天就去参加日本学者在北京举办的“传统医学学术研讨会”，并将在会上做90分钟的学术讲演，来不及到省科协来，又不知道您的电话号码，无法通电话，只有写这封信奉告了。

关于省科协这次换届的委员名额分配问题，湖北省中医药学会，是一个大学会，它的会员遍布全省城乡中西医疗机构中，而且中医药现已走向世界的140多个国家和地区，在学术上，正如日本人撰写的《道教》第二卷一书中所说：“今天，中国医学引人注目”“现在，中国医学正在登上舞台”。故我国《宪法》第二十一条明确规定“国家发展医疗卫生事业，发展现代医药和我国传统医药”，1997年1月15日《中共中央、国务院关于卫生改革与发展的决定》更提出了“中西医并重，发展中医药”，而发展中医药成为我国卫生工作的三大战略方针之一。从任何方面讲，为了发展中医药学会的积极作用，都应该给中医药学会以委员名额。详细情况，前天我院相关副院长已和您谈过，我这里不再重复，希望您搞好这次协调工作，妥善解决这一问题，是所至盼。

专此奉候，即颂

大安！

李今庸

1997年3月13日

湖北中医学院

# 给湖北中医学院现任领导的信

## ——建议湖北中医学院领导层认真总结经验教训

罗书记：

建议湖北中医学院领导层认真总结经验教训找出“我院在全国中医学院行列里是怎样掉在后面的”主要原因。

在我院庆祝新中国成立50周年统战座谈会上，有同志发言说：“我院以前在全国中医学院里排在前列，现在掉下来了，现在在全国排第几位？恐怕在第十位？（大意）你对此‘怀疑’，你说以前你不了解情况，人家说排在第几位，你就以为是第几位，现在出去参加了两次会，才知道……”我听后感觉你是在说“掉在后面很远”，它虽尚未达到人们所说的“名落孙山”，但它离“孙山”可能也不太远。既然如此，请问你打算怎么办？

我国历史上开创了“贞观之治”的唐太宗说过“以古为鉴，可知兴替，以人为鉴，可知得失”，毛泽东主席也说过“历史的经验值得注意”。因此，我建议：学院领导层认真总结一下经验教训，找出“我院在全国中医学院行列里是怎样掉在后面的”主要原因。总结不是追究谁的责任，而是寻找前进的方向，以便在什么地方跌下的，再在什么地方爬起来。

只有认真地实事求是地总结经验教训，才能明白我说是怎样掉在后面的。否则，像春秋战国时期的齐湣王一样，自己亡国了，而已经逃亡在外，还不知道自己的国家是怎样灭亡的，岂不悲哉！

我院自调整了领导班子后，领导层的精神面貌大大改观了，改变了工作无人管的现象，尤其上了两个年轻干部，工作有热情，干劲高，这就有了一定基础，但基础还不是大厦，要使我院赶上全国中医学院先进行列，恢复在全国中医学院里的固有地位，必须消除造成我院掉在后面的各种原因，尤其是其中的两三个主要原因，从而改变广大教工的心灰意冷现象，将其凝聚在我院事业上，充分发挥其办好我院的积极作用。

你们在总结过去经验，寻找发展方向时，请注意我国流传了数百年的一句名言："当局者迷，旁观者清。"

祝好！

李今庸

1999年12月8日

## 给湖北省教育厅领导的信

### ——请湖北省教育厅相关领导深思湖北中医学院为何掉在了后面

路厅长：

听说你收到我给你的信后感到有压力，并说你不晓得我。我认为，你晓不晓得我，这并不重要。只是你何以会有压力？我抄录了《吕氏春秋》《淮南子》《史记》《韩诗外传》等书的几段文字，是想说明根据古人的经验，多听听别人的意见是有益处的，要正确对待别人的意见，不要像你的前任一样，"老虎屁股摸不得"，只是向他提了一个醒，连对工作的建议也不理了。说实话，对他提的这个醒，是爱是害他却搞不清楚，岂不悲哉！

至于那两首不成其为诗的"诗"，是反映了我们中医药领域里的不正常现象。原在全国中医学院先进行列的湖北中医学院为什么现在掉到后面了？不值得深思吗？我不想在这里多写，我还不知道你愿意不愿意听我这个来自民间的意见！

祝

政安！

李今庸

2000年8月26日

## 给湖北省副省长王少阶同志的信

### ——湖北中医学院的研究生教育非改不可

王副省长：

您好！

湖北中医学院的研究生教育是非改不可，以免沦落为“两个中专”而培养出不合格的中医人才来。

前几天给您寄去了一封大信，都是复印件，没有另写一个字。其中我抄录《吕氏春秋》《淮南子》《史记》和《韩诗外传》等书之文，是想说明根据古人的经验，多听听别人的意见和建议，再加以正确对待，总是有好处的，尤其是做领导工作的。

至于另外的两张顺口溜，无非是反映中医药领域里的不正常现象。这里再寄上一首《痼疾》，也是反映这种情况。

原在全国中医学院先进行列的湖北中医学院，现在已被抛在后面很远了。办学方向不端正，教学质量低，学生毕业出来专业水平差，没掌握中医药学的理法方药和辨证施治，学术上中不中、西不西，两个半瓶醋，治不到病，人们讥之为“两个中专”，即使博士研究生毕业，也只是多杀了几只兔子和小鼠，照样治病能力很差。博士生因多杀了几只兔子和小鼠，学术层次高，社会地位高，生活待遇高，但又没学到真正中医的东西，没有掌握中医药学的特点和优势，即靠向西医，不究中医，故广州中医学院有说“培养一个博士生，就多一个半叛徒”。中医学院的研究生教育是非改不可了，本科教育，也是非改不可了。

医生，是以为人治病为天职的，中医学院则是培养中医人才—高级中医师。中医学院的毕业生，必须是会治病的，而且还有发扬传统医药文化的任务，定要打好基础。我院这些年教学课程开得多而杂，就是把中医经典著作课程削弱了，大大削弱了，有的班次还取消了经典著作课，却开了一些与治病无关紧要的东西，什么“高等数学”，什么“写作学”，什么“文献检索”，等等，还有这个课，那个课，最后是对学好中医药课无保证。湖北中医学院毕业生的技术水平低，近几年全省各用人单位说不要我院毕业生的话，时有所闻。但我院领导人却总是听而不闻，他们之间热衷于闹矛盾，无意也无能抓好教学。现在新领导班子上台了，我给党委书记罗才喜同志一封信，建议他们总结经验。我说："总结经验，不是追究责任，而是找出发展方向。"我向新上台的院长、副院长也提过"总结经验"的建议。我非常希望新的领导班子能够发挥作用，与我院全体教职工一道，共同搞好湖北中医学院。

李今庸

2000 年 9 月 3 日

## 给湖北省教育厅领导的信

### ——谈中医药专门人才培养及中西医是两个不同的专业问题

路厅长：

您好！又打扰您了！承您安排贵厅高教处张处长等聆听了我的反映。在那天反映时，我本来未打算说某某在"春天公司"任职事的，因贵厅有人提及，我就随便说了几句，未详说。

我在那天所反映的情况，后来我想，有两点是不应该讲的：第一，我院扣发中医教师几年工资之事，把教师搞得离心离德，据说这是你们原教委有人叫我院实行的，而且已经过去了；第二，中医研究生把大量时间用在做实验学屠鼠上，不去提高本专业中医理论知识和医疗经验，也是你们原教委支持的，这正适应了我院某些中医研究生导师用西医实验以掩盖自己在本专业的无知的需要。

中医研究生教育，应该是培养高层次中医人才的，即培养高水平的中医医生。根据常识，为人治病，是医生的天职，治愈人的疾病，则是中医药学的生命所在。否则，任尔巧言如簧、满口科学术语也是无济于事的。宋代史崧有言："夫为医者，在读医书耳，读书而不能为医者有矣，未有不读书而能为医者也。不读医书，又非世业，杀人尤毒于梃刃。”表明医生不掌握本专业的知识和技能，不仅不能治好病，而且还会害人的！

中医、西医是在两种不同的历史背景下形成的，是两种完全不同的理论体系，也是两种不同的专业，西医的基础学科如生理、病理、解剖等，可以以做实验为能事，发展本专业，完全不看病；中医的各科包括所谓基础学科在内能不看病吗？不看病行吗？肯定不行。中医如果不看病或看不好病，就没有存在的价值了。用西医的一套，来替代中医是不行的。湖北中医学院附属医院，没有正确发挥中医、西医、中西医结合三支力量的作用，丢掉了中医的特色和优势，搞得中不中、西不西，医疗质量下降，事业衰败，业务一落千丈，就是一个很好的例证。王少阶副省长一眼就看到了其要害！

毛泽东说过“真理的标准不是依主观上觉得如何而定，而是依客观上社会实践的结果如何而定”，邓小平讲：“实践是检验真理的唯一标准。”数十年实践的大量事实表明，中医能治世界上大夫所不能治的病（《健康报》语），有它自己的优势和特点。用西医改造中医，是危害我们民族这份宝贵文化，是十分荒谬的。然而至今却有人仍然坚持这种荒谬做法，试问这与江泽民总书记在中共“十五大”提出的“解放思想，实事求是”有什么共同之处？如果说某些人主观上确实是为了提高中医，这也是一种《孟子》所说“宋人”的“揠苗助长”的方法，“非徒无益，而又害之”也。如是为了使中医进入实验科学领域，实现理论现代化，则应根据中医药学理论内部规律去研究，并培养专门的中医药实验人才，绝对不能以降低中医药水平、牺牲中医医疗质量为代价。

专此奉候 致

礼！

李今庸

2000年9月22日

于湖北中医学院

# 给湖北省委组织部领导的信

## ——省组织部门选拔任用干部的好坏直接关系到事业的兴衰

赵部长：

组织部门是党选拔干部任用干部的职能部门，其选拔干部的好坏，直接关系着党的事业的兴衰。毛泽东主席说过：政策确定之后，干部就是决定性的因素。

《周易·乾·文言》说："同声相应，同气相求。水流湿、火就燥、云从龙、风从虎，圣人作而万物睹，本乎天者亲上，本乎地者亲下，则各从其类也。"《周易·系辞上》说："方以类聚，物以群分，吉凶生矣。"所以唐太宗李世民说："为官择人，不可造次，用一君子，则君子皆至；用一小人，则小人竞进矣。"回想我国历史上在唐玄宗之世，早期用宋璟、姚崇先后为相，开创了历史上的"开元之治"；后期用李林甫为相，天子蒙尘奔西蜀，甚至导致了有唐一代的灭亡，用人之不可不择也如此。

《韩非子·难四》早就指出过："楚庄举孙叔而霸，商辛用费仲而灭。"

20世纪50年代，我省在湖北省委的正确领导下，由曹冰清、张仓祥、云昌遇等先后主持湖北中医学院的工作，教学工作受到了中央卫生部的称赞，跻进了全国中医学院的先进行列；到80年代，由某某等主持湖北中医学院，则被全国中医学院抛在了后面，搞坏了学院名声，搅乱了教职人员的人心，打击了教师教学的积极性，附属医院一蹶而不能复振，留下严重后遗症。随着工作运转，教师思想混乱状况未改善，中医药学术水平继续下降，其特色和优势仍在丢失。长此下去，我院谈何民族传统中医药文化和技术之有？这势必导致中医药的名存实亡，从而表明"任人唯贤"选择贤能干部的重要性！

我国各行业都是我们民族的事业、党的事业，虽有轻重主次之分，但都应选派好干部把它办好，促进学术，发展科学。改革开放以来，邓小平同志对选拔干部要求“年轻化、知识化、专业化、革命化”，这个“干部四化”要求是一个原则标准。其中“年轻化”好办，而“知识化”“专业化”“革命化”三者的含义就必须加以阐释，才能把它掌握好，落实好。前天尉建行同志谈到“干部四化”时，强调了“革命化”的重要性，仍未阐述其具体内容，我认为（这里只指企事业单位干部，不包括党政机关）：

1. 专业化——所掌握的专业，必须与所工作的专业对口，且把握得住本专业的发展方向，这才是专业化。学这门专业的，放在另外专业的工作上，这不能说是专业化，只是一个外行。西医专家放在中医专业上，也绝对不是专业化，因为中医、西医是两种决然不同的理论体系。有些西医本能看不起传统中医药，偏见地认为中医不科学。

2. 知识化——大学毕业，只有几本大学讲义的专业知识，虽是知识分子，但不能算知识化。知识面太窄，搞业务可以，搞领导不行，还要学管理知识、社会知识、历史知识。

3. 革命化——在当今条件下，必须具有很强的事业心和高度责任感，以及开拓精神、民主作风和政策观念。

还得加上体魄健全和独立工作能力。

当然，认清一个人，有时是要一个过程的。根据选人原则，通过慎重考核，物色到的人选，放到工作实践中考核检验，并经常给予帮助教育，一旦发现其不适宜，就应该立即撤掉，不当以任何借口姑息迁就，给事业带来损失，事业是易损不易兴啊！

众所周知，医生是以治病为天职，而且还要把病治好，而中医学院则是培养以中医药治病医生的高等学府，自然是为国家专门培养合格的各层次中医药人才。因而中医学院毕业生，必须具有中医药学理论知识和诊疗技能，必须认识和掌握中医药学的特色和优势，必须会辨证施治地遣方用药。从而要求中医学院领导人，必须牢牢把握住中医学院办院的正确方向，才有可能培养出这样的合格人才，在继承发扬民族传统医药学上发挥积极的作用。否则，任尔巧言如簧，满口科学术语，日夜屠兔屠鼠，也是不能愈病的。

宋代史崧在《灵枢·经叙》中说："夫为医者，在读医书耳，读而不能为医者有矣，未有不读而能为医者也。不读医书，又非世业，杀人尤毒于梃刃。"医药可以治病，医药亦伤人，犹"水能浮舟，亦能覆舟"也。

人命关天啊，可不慎乎！

专此奉候，即颂

大安！

李今庸

2000年9月28日

湖北中医学院

## 给湖北省人大专职常委的信

### ——关于湖北中医学院办院方向、课程设置、教师队伍、教学质量及干部意识等问题

学伦同志：

近好！很久未晤，殊以为念。

由于中央政策高校扩大招生和中医政策的深入人心，以及中医药治病的疗效和安全，湖北中医学院近两年来的招生情况，生源充足，填我院第一、第二志愿的考生较多，可在考生中挑选录取。但我院现在的风气不正，在办院方向、课程设置、教师队伍、教学质量以及干部意识等方面，都存在很大问题，科技开发亦严重滞后，这都严重影响我院以及我省中医事业的发展，终将导致我省中医的名存实亡。为此，最近我给湖北省教育厅长和省委组织部长各写了一封信，已经发出，反映我院一些情况。今将其两信奉上一阅，请赐意见。

另：我院最近拿出了一个所谓《2000级研究生课程进修班培养计

划》，我对其加了一个“按语”，也奉上一份。

祝

政安！

李今庸

2000年10月10日

## 给湖北省鄂州编辑《鄂州中医史》负责人的信

### ——编辑《鄂州中医史》中存在的几点问题

负责人同志：

你好！你们组织写一本《鄂州中医史》，很好，这是一件大好事。我预祝你们组织编写成功！

根据你们所嘱，我为这本《鄂州中医史》题词现已写好，寄上请收。

我看了你们为《鄂州中医史》所写的前言，觉得有几点内容还得请你们再斟酌一下：

（1）说“西洋医学（简称西医）传入中国，只不过170余年的历史”，不确。最多只不过160余年，不会再长。

（2）“就把‘团结中西医’列入卫生工作三大方针之一”，其“三”字当改为“四”，是“四大方针之一”。所谓“四大方针”者，即：①预防为主；②团结中西医；③面向工农兵；④卫生工作与群众运动相结合。

（3）“要坚持中西医结合的方针”一句，当删去，以省略号“……”替代。自从《中央对卫生工作的决定》发表起，就未再提中西医结合了，而是提“中西医并重”。至于还有人说中西医结合，那是习惯，可以随便，慢慢来，但这是写“史”，就不能随便了，必须严肃对待。

（4）说鄂州“成为楚国王都、国都和楚别都”，这“王都”“国都”“别都”三者有没有区别？其区别为何？

（5）“三代之建邦也”句，引自何书？其“三代”指哪三代？据句上冠以“所谓”二字，似承上句而说，若然，则必将上文说清而后可。

祝

撰安！

李今庸

2001 年 5 月 14 日

## 给湖北省委书记俞正声同志的信

### ——为振兴湖北中医高等教育进一言

俞书记：

您好！

在医药卫生领域里，由于化学药品的毒副作用，导致了在世界范围内药源性疾病的猛烈增加，人们在医疗和保健事业上都要求回归自然，而我国中医药学则首当其选。我国中医药学具有数千年的历史，有自己比较系统和比较完整的理论体系，有丰富的医疗实际经验，医疗方法丰富多彩，疗效比较可靠，服用比较安全，它用整体观和变动观审视医学世界，具有东方医学的特色。它深深植根于中华民族传统文化之中，现已走进了世界 140 多个国家和地区，国家教育部部长陈至立，在《我国加入 WTO 对教育的影响及对策研究》一文中提出了：要发挥我国传统医学的优势，更大规模地吸引境外学生来华学习。我省在这方面是可以有所作为的，可以为国家做出我们的应有贡献。

我省药源丰富，历史上名医辈出。世界历史上由政府颁布的第一部药典《新修本草》的主要作者苏恭就是湖北人，《本草纲目》是湖北蕲春李时珍撰写，被世界誉为百科全书，译成日、朝、俄、德、意、拉丁等多国文字在世界流传。浠水庞安常、随州僧智缘，均见载于宋代皇家正史中。还有老河口范汪、罗田万密斋、天门梁学孟、潜江刘若金等等，都有医著传世，云梦《睡虎地秦墓竹简》则记述了我省在两千多年前就认识到了麻风病具有传染性，对麻风病人采取了隔离措施，迁疠于疠所，犹今之麻风村也，可见我省中医药是有历史基础的。

现在我省中药材资源，在全国占第三位，药源丰富，很有开发前途。然开发中医药资源的关键是人才，而人才的培养则在教育，湖北中医学院是我省唯一的一所中医药高等学府，自1959年春成立以来，在湖北省委和政府的正确领导下，通过全院师生员工的共同努力，“文革”前跻进了全国中医学院先进行列，即所谓“六大中医学院”之一，培养了一批中医药后继人才，质量较好，受到了中央卫生部领导的重视。然而已今非昔比，办学方向偏离了中医政策，教育方针也贯彻不力，被全国其他中医学院远远甩在后面，国家中医药管理局重点学科建设，湖北中医学院剃了光头，管理局和人民卫生出版社组编的两套共数十门中医高等教育教材的主编，也没有湖北中医学院一份。学院在社会上影响日益缩小，教师思想十分混乱，教学质量严重下降，留学生教育正在萎缩。2000年12月湖北省卫生厅召开的全省中医工作会议上，各地代表都反映湖北中医学院毕业生业务水平低。研究生教育，中医博士研究生毕业后，不愿也不会用中医药给人治病；针灸博士研究生毕业后，也有不会扎针的，给人扎针则手发颤抖。分管文教卫工作的省长，先后两次在会上批评了医术倒退，然至今没有见到拿出一个提高中医水平的改革方案来。

《孟子·告子上》说：“夫五谷，种之美者也，苟为不熟，不如荑稗。”《论语·阳货》说“恶紫之夺朱也，恶郑声之乱雅乐也，恶利口之覆邦家者”，故俗话有“不怕真外行，就怕假内行”之说。假内行，不懂装懂，略知皮毛，就自以“知识化”的“专家”自居，尤其有害于事业！

江泽民总书记说：“中医药学是我国医学科学的特色，也是我国优秀文化的重要组成部分。”为了振兴我省中医药事业和开发我省中医药资源，办好教育，培养合格人才，保持特色，提高民族文化意识和治病效果，促进我省中医药尽快走向世界。为此，特上书谏言，希望省委加强对湖北中医学院的领导，选派怀有民族文化感情、热爱中医药事业、具有开拓精神和管理才能而又不以权谋私且年富力强的共产党员来湖北中医学院主持工作，以保证党的中医政策和教育方针的认真落实，则湖北中医高等教育事业幸甚！民族传统中医药文化幸甚！

专此奉达，恭候

政安！

中华中医药学会顾问
湖北省中医药学会理事长
湖北中医学院教授
李今庸
2002 年 10 月 25 日

## 给国务院副总理兼卫生部部长吴仪同志的信（一）

### ——就中国医药卫生领域而提出的四点建议

吴仪副总理：

您好！

在医药卫生领域里，由于化学药品的毒副作用，导致了在世界范围内药源性疾病的猛烈增加，人们在医疗和保健事业上都要求回归自然，而我国中医药学则首当其选。我国中医药学具有数千年的历史，有自己比较系统和比较完整的理论体系，有丰富的医疗实际经验，医疗方法丰富多彩，疗效比较可靠，药物服用比较安全，它用整体观和变动观审视医学世界，具有东方医学的特色。它深深植根于中华民族传统文化之中，现已走进了世界 140 多个国家和地区。国家原教育部长陈至立，在《我国加入 WTO 对教育的影响及对策研究》一文中提出了要发挥我国传统医学的优势，更大规模地吸引境外学生来华学习。中医药大展宏图的时机到来了！中医药将正式走向世界创造辉煌！

然而，不幸的是，我国半封建半殖民地社会产生的民族虚无主义一直没有肃清过，只是时隐时现而已，他们看不起自己民族的传统文化，看不起植根于民族传统文化之中的“中医科学”。怀着西方文化霸权主义同样的心态，认为“中医落后”“中医不科学”，因而，中医政策得不到认真贯彻。几十年来，在“中医科学化”口号下和偷换“中西医结合”“中医现代化”概念，以西医药学为标准，在中医药的教学、医疗、科研等工作中全面推行“中医西医化”。当西方文化霸权主义利用其科学技术的优势和对信息技术的垄断，对我国进行西化、分化的时候，我国民族虚无主义者乘机在中医药领域里进一步增强西医，削减中医，以加速中医药的西化过程，他们用西医药的理论、方法和思维方式取代中医药的理论、方法和思维方式，用西医药的管理模式取代中医药的管理模式，把中医、中药分为两家，各自经营，使中医不认识中药，使中药脱离中医理论指导在“现代化”口号下加速西化，丢掉了中医药学的特色，临床疗效普遍下降，导致了中医的名存实亡，有其人，无其术，形成所谓“泡沫中医”，丧失了中医药学的优势，中医药学出现了严重危机。老中医日渐凋零，中年中医未经过危急重症的临床锻炼，青年中医未受到真正中医知识的应有教育，临床动手能力差，尤其是研究生教育，西化更为突出，意以牺牲中医疗效为代价，换取无助于中医发展的西医动物实验的结果，毕业后不能用中医思路给人治病。从而中医药学优势变弱势，出现了中医后继乏术的严重局面，我国民族虚无主义者给西方文化霸权主义帮了大忙，做到了西方文化霸权主义想要做而不可能做到的事情。长此下去，这份具有“我国医学科学的特色”而又是“民族优秀文化的重要组成部分”的“中医药学”必将趋于消亡！这一民族文化遗产如果真的断送在我们这一代人手里，我们就将成为历史罪人，对不起我们的子孙后代！为此特做如下建议：

（1）迅速制定保护和发展中医药的法规，明确中医药学应保持其固有特色，根据自身规律在实践中发展，不得以西医药学为标准而干扰或取代中医的发展（《中华人民共和国中医药条例》4 月 30 日已见报，此条可删）。

（2）中西医是两个决然不同理论体系的两种医学，各有自己的文化形态，不得用西医药的管理模式管理中医药，中医、中药不宜分割为两家。

（3）在临床医疗过程中，要严格中西医的界限，明确中医不能滥开西药处方，西医也不得滥开中药处方，清理医疗中的药物混用状态，减少药害和杜绝浪费。

（4）选派怀有民族文化感情、热爱中医药事业、看得清专业发展方向、具有开拓精神和管理才能而又为人正派、不以权谋私且年富力强的共产党员到各中医药的教学、医疗、科研等单位主持工作，对现任中医药单位领导人加以中医政策的严格培训，如仍然有重西轻中而不改者则撤换之，以保证党的中医政策的贯彻落实。

专此奉闻。恭祝

政安！

湖北中医学院教授

李今庸

2003 年 4 月 28 日

时年七十有八

## 给湖北省卫生厅负责人的信

### ——就中国部分地区“非典”肆虐谈及古代对疫病的认识和防治

厅长与中医处：

这次我国部分地区“非典”肆虐，我无缘接触这类病人了解情况，创造经验。但我知道，在我国历史上，最迟在殷商时代就发生过疫病的流行，甲骨文中已载有“疫”字，可证。由于我国古代时发疫病，故我国古代对疫病早有认识，并在长期同疫病的斗争中积累了丰富的理论知识和实际经验。我初步整理了一下我国古代文献所载有关疫病资料，撰写了《我国古代对疫病的认识与防治》一文，有 16000 ~ 18000 字，因天气炎热，未能打印出来，这里只有将文章的篇题“目录”复印寄上，供一阅，亦可见中医药学对疫病防治有着丰富的内容，而且方法还是多彩的。这次在抗击非典的过程中，中医药显现了治疗优势，也就是自然中事了。

中医药学虽然未认识冠状病毒，也不知道冠状病毒怎样在变异，好在中医药治病不完全是针对病原体搞对抗疗法，而是针对病人全身状况及其周围环境搞祛邪扶正、协调统一，以改变病人身体内环境，消除病原体在人身中的生存条件，使病原体无法在人体内生存而愈人之病，此乃不杀冠状病毒而杀冠状病毒之法也。

祝

夏安！

李今庸

2003 年 8 月 22 日

## 给国务院副总理吴仪同志的信（二）

### ——就全国中医厅局长会议上的讲话提出五点建议

吴仪副总理：

您好！

读了您今年 2 月 7 日在全国中医厅局长会议上的讲话颇受鼓舞！为此，特提出如下建议，供您参考：

一、研究和发展中医药学，应根据辩证唯物论的观点，从中医药学实实在在的客观事实出发，引出中医药学内部规律的东西加以发展，停止玩弄“中医科学化”“中西医结合”“中医现代化”等抽象概念。以避免某些人把自己头脑里的固有东西塞进去，迫使中医继续西化。

二、应该严格禁止中医滥用西药，西医滥用中药或中西药并用，以免增加病人的用药痛苦和经济负担，甚至对病人的健康或生命带来危害。

三、政策确定之后，干部就是决定性的因素。对在中医药学领域里的教学、医疗、科研和行政管理部门的领导人都应给予中医政策的培训，以培养其对中医药学的认识和感情，提高其领导才能，如培训后仍不热爱中医药文化者则坚决撤换之。

四、中医民营医疗机构现已经或即将在社会上全面放开，应考虑中医数千年的传统教学方式——师带徒，鼓励并引导符合条件的中医根据师徒双方自愿的原则，招收徒弟，培养传人，延续中医药文化。

五、历史的经验值得注意，切忌用西医药学的一套为标准，框套中医药事业的发展。

此致

中华中医药学会终身理事
湖北省中医药学会理事长
湖北省中医学院教授
李今庸
2004年6月22日
时年七十有九

## 给国家中医药管理局领导的一封信

### ——论说中西医问题以及对国家中医药管理局管理中医药工作和发展中医药事业而提出的几点建议

李副局长：

您好！

《孟子·离娄下》说："爱人者人恒爱之，敬人者人恒敬之。"《史记·留侯列传》说："忠言逆耳利于行，良药苦口利于病。"《尚书·说命上》说："木从绳则直，后从谏则圣。"在我国历史上，有一个所谓"楚汉相争"，楚霸王项羽，力拔千钧，勇猛过人，出身于贵族，拥有百万大军，而汉刘邦起于沛县小令，少有学问，勇力不敌项羽，兵将亦无项羽之盛，然卒以弱胜强，打败了项羽百万大军而建立了刘汉王朝。何以然？根据毛泽东先生之评论，盖以"项羽不听谏言""刘邦从谏如流"故也。

任何个人，包括所谓"圣人"在内，知识都是有限的，必须借助众人的智慧充实自己。故我国领导机关都实行"民主集中制"和"走群众路线"，就是要多提出意见，供决策人选择，择其善者而从之，做到兼听则明，减少或避免失误。因此，我建议：国家中医药管理局在管理中医药工作和发展中医药事业过程中，始终要有海纳百川、博大宽广的胸怀，能容纳不同意见和不同观点。其不同意见和不同观点，都是从不同角度提出的不同思路，提供给决策者进行比较，择善而从，岂不善哉！常言说："江海不择细流，才能成其大；泰山不让土石，才能成其高。"即使有人提出的不同意见不好，无参考价值，把它放到一边不管就是了，切忌对其人轻则歧视而弃之，重则群起而围攻之，压得不让人发表不同意见，结果只剩下自己一家的单一声音，声音单一是不太好听的，只有角、徵、宫、商、羽五音和谐，才能成曲而中人们之听。况且人们的不同意见虽不发表，但它仍然客观地在社会上存在着。我去年在北京，就听到有人对国家中医药管理局有过议论，他们说："有人说现在有个国家中医药管理局，还不如没有国家中医药管理局好。"一个二十多年前参加全国专家签名向中央建议成立国家中医药行政管理机构的我，听后心中是多么的不好受啊！事实上，从国家中医药管理局出来的东西，虽有很多是好的，但并不全是对的，如《中国中医药报》8月29日第1版上刊登的培养"优秀中医临床人才"遴选考试的参考用书："《黄帝内经·素问》王冰著，《灵枢经》史崧著……"众所周知，目前一般公认《黄帝内经》即现世流传的《素问》和《灵枢经》两书，成书于战国末期，秦汉年间又有所补充，受疑古派影响的人，也只说它是西汉成书，怎么《素问》扯到了是唐代的王冰著作，《灵枢经》扯到了是宋代的史崧著作呢？王冰只是整理注释了《素问》，并把唐代以前成书"五运六气"的专论合入《素问》中，但也并不是《素问》的著作人；史崧只是在《灵枢经》的某些篇章后面加了几个字的"释音"而给献出来了，但他也不是《灵枢经》著作人。把"注释"与"著作"、"献书"与"著作"混淆不分，刊在报上，发行全国，甚至国外，岂不贻笑大方！

还有你们中管局直属的《中国中医药报》2003年1月23日第4版上所载《医院针灸科的现状与对策》一文里，竟然刊出了"中国已成为WTO的一个重要成员国，政治全球化……"的话，试问"政治"怎么个"全球化法"？是中国政治"化掉"美国，还是美国政治"化掉"中国？这可能吗？信口开河，极不严肃，客观上正给西方"新帝国论"摇旗呐喊。世界政治的发展趋势，明明正在向多极化发展，为什么偏要鼓噪什么"政治全球化"呢？

《论语·子路篇》说："必也正名乎……名不正则言不顺，言不顺则事不成，事不成则礼乐不兴，礼乐不兴则刑罚不中，刑罚不中则民无所措手足。"因此，一个口号的提出，绝对不能简单从事，不能带有随意性，必须郑重其事，必须严肃认真，必须与事物的客观规律符合，而且要概念清楚，定义明确，在实践过程中还要"循名责实"，否则，是会造成不好影响的。如 1958 年在超英赶美的氛围中，报纸上提出了"中西医结合"，于是在全国范围内掀起了"中西医结合"的高潮，"文革"期间，某某在报上发表了《中西医结合是我国医学发展的唯一道路》的文章，又在全国范围内掀起了一个高潮。但由于概念不清楚，盲目性很大，故实践了将近半个世纪，都没有取得一个真正学术上具有辩证思维的"中西医结合"的科研成果，而是大量出现了"中药加西药""中医术语加西医术语""西医诊断和病理加所谓中药方"等，人们有称其为"拼盘"者，有称其为"盖浇饭"者，我则称其为"中西凑合论"。它给中医药学的正常发展带来了严重的障碍，在物欲横溢的今天，倒给某些中医大夫、西医大夫、西学中医大夫提供了机会而得到好处。所以连某些中医也对其具有浓厚兴趣和无限热情，但给病人却增加了严重的经济负担和用药痛苦，甚至出现药物灾害，而致"回扣"之风屡禁不止！这就是我主张"中医不能滥开西药处方，西医不能滥开中药处方"的客观依据。据《科学时报》8 月 10 日报道，近日江苏扬州大学暑期农村医疗卫生调查小分队的调查显示："79% 的农民在得病后先是自己忍着，不让家人知晓，'全靠自己扛着'；一生病就找医生咨询的农民几乎没有，大部分病人要等到实在控制不住病情才去找医生……许多农民的重大疾病是对一些'小毛病'不重视积累而成的。"（见 8 月 18 日的《报刊文摘》）。在中央提出"以人为本"的今天，我们应该"老吾老，以及人之老；幼吾幼，以及人之幼"；把病人当亲人给予关爱，至少要对病人具有同情心。《孟子·告子上》说："恻隐之心，人皆有之。"又同书《公孙丑上》说："无恻隐之心，非人也。"而且这里我说的是"不能滥开"，不是说禁止其在必要时正确的"偶尔一开"。至于西学中大夫，既掌握两种医学知识，自当具有双重处方权，但必须规定其合乎毛泽东主席"10·11"批示文件上的条件方可，否则，就不合乎西学中大夫资格。

恩格斯在《自然辩证法》一书中指出："自然研究家尽管可以采取他们所愿意采取的态度，他们还是得受哲学的支配，问题只在于他们是愿意受某种蹩脚时髦哲学的支配，还是愿意受某种以认识思维的历史及其成就为基础的理论思维形式的支配。"当然，我们在研究"中西医结合"的过程中，只能"以认识思维的历史及其成就为基础的理论思维形式"的"辩证唯物论"为思想指导，因为它最能为自然科学做出正确说明。

1956 年毛泽东先生说过："把中医中药的知识和西医西药的知识结合起来，创造中国统一的新医学、新药学。"我认为，这几句话作为"中西医结合定义"的描述是最好不过了（实际上这也只是一个美好的愿景）。可是几十年来，它从没有在报纸上公开刊登过。它明确了研究目标，较只提"中西医结合"这个模糊不清的抽象概念要好得多。正是这个抽象概念的模糊不清，导致了人们至今还把"中西医临床上的合作共事"或"中西医两法治病"混说成"中西医结合"。其实，"中西医结合"是学术上的问题，而"中西医合作共事"和"中西医两法治病"是工作上的事情。

《中华人民共和国中医药条例》第一章总则第三条规定："实行中西医并重的方针，鼓励中西医相互学习、相互补充、共同提高，推动中医、西医两种医学体系的有机结合。"这里提出了"有机"二字，就阐明了"中西医结合"必须是辩证的，排除了毫无内在联系的中西拼凑。然而，遗憾的是，现在报刊上仍然不断出现"中西医结合"五字的提法，无视《中医药条例》而删掉"有机"二字，这于中医药事业、于中西医结合都是没有好处的。

说实在话，在前些年代，我也是一个"中西医结合"的忠心拥护者和积极宣传者，我写过《在"中西医结合"过程中鼓吹中西汇通派是有害的》等论文。1980 年陈慕华副总理到武汉来召开的座谈会上，我第一个建议"建立中西医结合研究机构，国家投资，购买最新科学仪器，将够条件又愿意献身中西医结合事业的西学中人员集中使用，开展研究"。我在湖北省政治协商会议上写过同样内容的提案。后来一些年代，是经过数十年的实践经验，迫使我对“中西医结合”和“中西两种医学文化”做深入研究，从而认识到中医、西医分别属于东西方两个文化范畴，各有自己的文化特征。二者产生的时代背景不同，历史条件不同，理论体系不同，哲学基础不同，医学模式不同，二者没有同一性，短时间根本没有结合的可能，可见“中西医结合”是一个发展目标，而把它拿到现阶段来做，欲速则不达，是不能不碰壁的。要做到真正的中西医有机结合，必须让二者按各自的内部规律发展，西医发展到由单一的生物医学模式，转变为“生物—心理—社会医学模式”，中医则由古代“生物—心理—社会医学模式”转变为“现代生物—心理—社会医学模式”，到那个时候，我国才有可能使中西医达到有机结合。即使西医已转变为“生物—心理—社会”的医学模式，而中医医学尚未达到现代化，这还是不能实现“中西医结合”的。因而，我建议，在现阶段最好不要提“中西医结合”，以避免产生负面影响。只提“中医现代化”，并阐明“现代化”含义，它绝对不是“西医化”的同义语，而是在辩证唯物论的思想指导下，利用现代科学的知识和方法，根据中医药学自身规律，对中医药学的基本理论和实践经验，加以客观的、认真的、细致的研究，以提示其科学实质，用现代语言表述之，使之赋予时代的特征，实现“中医现代化”。中医现代化，绝对不是以西医理论来取代中医理论。在全国大多数中医不姓“中”的今天，有必要牢牢地把握住这一方向，反复强调，加深印象，以便求得共识。

全国大多数中医医院都不姓“中”而发生西化，这是坏事；但它或多或少的都具有了一定的现代化检查手段，为以后的中医诊断现代化准备了条件，这又是好事。坏事与好事，失败与成功，往往就是一念之差。《淮南子·说山训》说：“柳下惠见饴曰可以养老，盗跖见饴曰可以粘牡。”现代检查手段，如“饴”一样，不同人的利用，就可以发挥其不同作用，西医已把它纳入其理论体系之中，即能帮助其对疾病的诊断，而决定其治疗，但众所周知，中医理论体系，和西医学是决然不同的，如被西医已有的结论牵着鼻子走，按西医观点用药治病，抛弃中医的理论思维，丢掉中医的特色和优势，它就必然走上“西医化”的道路。试想世界上哪有那么便宜的事，把别人的东西直接拿来而毫不费力的就能坐在那里“享受”？中医要利用现代检查手段，也必须付出自己的劳动，在临床实践中，根据实际，采用一切现代科学检查方法，小到体温计、听诊器、一般化验，大到彩色B超，核磁共振等，以延长我们的感觉器官，了解到人体深一层的病理变化。积累大量资料，然后在辩证唯物论的思想指导下，用中医药学理论观点，对占有的大量资料进行认真细致的研究分析，找出新的规律，把它纳入辨证施治中去，以发展辨证施治，促进中医诊断现代化，这就是我和大家对中医采用现代科技检查手段的不同观点。我主张中医应通过自己劳动以求创新，不当在西医学里原样照搬而使自己走上西医化。

《中国文化概论·中国古代科技》指出：“中国中医药学绵延数千年，至今仍有顽强的生命力，并且影响愈来愈显著。近代，在西方科技的冲击下，中国古代科技几乎全部没落而唯有中医药学生命常在，这种现象值得我们认真思考。”我认真思考的结果是，“一切真知，都是从直接经验发源的”（见《实践论》）。中医药学则是建立在大量的实践经验基础上而具有整体观念和辩证思维的医学理论体系，从而形成了东方古代的理论科学，正是由于这个医学理论体系的支撑，中医药学不仅经受住了西方现代科技的巨大冲击，而且一个具有强大生命力的“温病学派”在19世纪西方文化侵入后诞生了。

《东方科学文化的复兴》一书告诉我们：“中医是中国古代整体论思想在理论和实践两方面集大成者，是人类文明的一朵奇葩……以中国古代整体论思想为基础的中医不仅将大大促进全世界医学的发展，而且它的一系列思想和方法可应用于探索生命现象等复杂科学领域，甚至可以应用于解释整个宇宙的诞生和演化。”然而正是这个整体论的思想理论，在中医界里，却有所谓“教授”要对它进行“革命”，把它“抛弃”，叫嚷要对中医理论体系进行“重构”，我不知这些所谓“教授”、所谓“专家”们，对中医理论是怎样个“革命”法？对中医理论体系又是怎样个“重构”法？他们绝对“革命”不出一套中医理论，“重构”不出一套中医理论体系来的，其脑子中如有，必是照搬西医学的。否则，不是投机的瞎说，就是无知的“热昏的胡话”。我认为，对中医药学的基本理论，只能用现代科学的知识和方法，按其内部规律进行研究，使之现代化，绝对不可能是另外一套。而这个研究，又必须遵循恩格斯在《自然辩证法》一书中所教导的那样去做："不论在自然科学或历史科学的领域中，都必须从既有的事实出发，因而在自然科学中必须从物质的各种实在形式和运动形式出发；因此，在理论自然科学中也不能虚构一些联系放到事实中去，而是要从事实中发现这些联系，并且在发现了之后，要尽可能地用经验去证明。"

由于化学药品的毒副作用，导致药源性疾病在世界范围内急剧增加，数百种西药被禁止使用，人们医疗和养生都要求回归自然，中医药学则是其理想中的选择，从而为中医药学走向世界带来了良好机遇，又因为中医药学具有的东方文化的独特性质，世界各国一时难以理解，这是很自然的事情，我们应该积极宣传，启发诱导世界各国逐渐认识了解我国中医药学，让中医药学健康地走向世界。然而有些人则不是如此，而是大叫中医理论在世界没有认同感，力主抛弃中医理论知识，抛弃中医特色和优势，以与世界"接轨"。殊不知中医药学为我中华民族所独有，世界各国都没有这种医学，它们何来之"轨"可"接"？正因为我国中医药学是世界上独一无二的传统医学，它才具有和世界交流的意义，才具有走向世界的价值。如果我们削足适履，抛弃了中医理论体系，抽掉了中医灵魂，取消了中医特色和优势，没有了中医临床疗效，让一个中医躯壳走出国门，这不仅欺骗了世界，而且也丧失了民族优秀文化，这绝对不是一个真正中国人应该做的。务希国家中医药管理部门严格掌握中医药发展和中医药西化的分界线，注意"差之毫厘，失之千里"。

8 月 28 日上午，在中国中医药出版社举办的"名医战略研讨会"上，您的讲话中提出了"传统中医模式""现代中医模式""新医模式"等概念，说明您对我国中医事业的思考，但我仍然建议您能认真地再考虑一下这三个"中医模式"公开提出后的社会效应。这里提出我的看法供参考，我认为"新医"一词，是对"旧医"一词而存在的，没有"旧医"，就无所谓"新医"，现在人为地把中医分成"新医"与"旧医"两个部分，不好。据我所知，"新医""旧医"之词，是 1929 年余云岫留学日本学习西医回国后，以消灭中医为能事，在南京政府第一次中央卫生委员会议上提出来的。他在这次会议上提出了一个《废止旧医以扫除医事卫生之障碍案》说："旧医一日不除，民众思想一日不变，新医事业一日不向上，卫生行政一日不能进展。"当时会上，在以后变成大汉奸的汪精卫、诸民谊的支持下获得了通过，南京政府即据之下发了"废止中医令"，企图在全国废止中医，遭到了全国中医界和有识之士的坚决反对，蒋介石被迫撤销了错误的废止中医的一切法令，中医赢得了生存空间，但称中医为"旧医"、西医为"新医"，一直沿用到新中国成立后。1950年，我国召开第一次全国卫生工作会议时，余云岫伙同宋大仁、江晦鸣，三人联合提出了一个《改造旧医实施步骤草案》即人们所称的"40年消灭中医计划"并在会上获得了通过。从1952年起，我国在全国范围内对所谓"旧医"进行登记，考试（考西医科目），改造（办进修班、灌输西医知识）。1954年毛泽东主席发现后，严厉批判了当时卫生部主要负责人轻视、歧视、排斥中医的错误思想，是一种卑鄙的资产阶级心理的表现，《人民日报》发表了《正确的贯彻党的中医政策》的社论，报刊上公开点名批判了贺诚同志的错误思想。1955年，国务院正式发文全国各地明令规定废除使用"旧医"一词，改称"中医"。废除了"旧医"一词，"新医"之词也自然不存在了。这些事人们还记忆犹新，现在又重提"新医"之说，不管"新医"的内容如何，恐怕不是时候，而且在中医内部分出新、旧，也不是科学的方法。

至于"传统中医"和"现代中医"两个模式，我不知你们对它是什么标准？如果传统中医是指的熟读经典运用辨证施治者，而现代中医是指的研究生毕业掌握实验技能或只凭现代科技手段检查而辨病施治者，那就很值得商量。众所周知，中医药学的生命，在于临床疗效。以掌握实验技术或以西医检查为依据使用中药，其疗效绝对不会优于辨证施治者，已为长期医疗实践所证实。在这种情况下，把疗效好的称为"传统中医"，所谓"传统"者，是谓其"固有久旧"之形态也；把疗效差的称为"现代中医"，所谓"现代"者，是谓其"同步时代"之形态也，这是不准确不科学的。如有一种既具这个时代的科学形态，又保持中医药学特色和优势以及其原有疗效甚至是更高疗效，这样才是名副其实的"现代中医模式"，也就是"中医现代化"了。中医药学，是具有东方文化特色的医学科学，是要为人治病的，而且是要治好病的，它必须按照其内部规律不断发展，逐渐走向现代化，用不着分出一个“传统医学模式”固定下来，像保护几个北京“四合院”样供人欣赏。中医是一个整体，必须共同发展，共同前进。我国一切文化都是没有继承，就没有发扬。因而中医界的目前状况是，一部分研究生毕业者，学习了实验技术，未学好中医知识，不会用中医思路治病；一部分在中医医院校毕业到临床工作的，靠西医检查手段，而用西医观点使用中西药，造成大部分中医医院不姓“中”；少部分人坚持了中医的思维方式而运用辨证施治，中医药文化的前景十分不妙，这是半殖民地思想影响没有肃清造成的。这也可能是《孙子兵法》一书所说的“置之死地而后生”。据说国家正是为了纠正全国中医机构的西化倾向，才制定和颁布《中华人民共和国中医药条例》的。可惜这个《中医药条例》，并没有引起人们多大的关注，例如我们医药卫生部门的部局级领导在公共场所讲话中，就没有按照《中医药条例》“中西医有机结合”的规定，抽掉了“有机”二字而简单地只说“中西医结合”。这可能不是有意抽掉“有机”二字，而是习惯地漫不经心说出的，当然谈不上责任不责任的问题，但也表明对《中医药条例》没有严肃认真地对待和研究，报刊上也是一样。虽然讲话的对此二字不介意，然它对社会上的影响可不一样。

根据辩证唯物论的观点，继承和创新是一个事物的两个方面，是事物的因果关系。继承既是当前实际的需要，又是为创新奠定必要的基础。继承是创新的基础，创新是继承的发展，没有继承这个基础，就不可能创新，只能出现事物的异化。现在全国多数中医西医化，中医医院不姓“中”，就是在我国中医药事业发展中，忽视了继承这个基础所造成，使中医药受到了严重损害和中医药医疗质量下降，深层原因则是旧中国半殖民地社会产生的“中医落后”“中医不科学”和“民族自卑感”的思想影响没有肃清，没有贯彻中央“中西医并重”的方针，过多地强调了西医，忽视了发挥中医力量和中医作用，形成了我国医学两条极不相称的腿，严重威胁着我国中医药文化的安全。顾炎武说：“国家兴亡，匹夫有责。”在西方国家对我进行文化渗透，企图对我分化西化，我国提倡爱国主义教育、发扬民族文化、培养民族精神的今天，我们每一个公民，都有责任和义务保护民族文化的安全。为此，中管局提出了在研究生教育中“淡化实验”，以临床疗效为考核标准，号召中医普遍熟读经典，保持特色，并启动了“培养优秀中医临床人才工程”，考试选择了主任医师级220名，进行重点培养。这本是虽有一定难度但是一件大好的事情，可惜的是，现在出现一种形式主义化的倾向，学员说：“她学习得不理想。”有专家说：“一千万块钱丢到水里去了”。因此，我建议，国家中医药管理局在今年年内召开一次《培养优秀中医临床人才》“考试委员会”专家会议，组织检查一下几次的教学内容、教学方式和方法，是否符合2003年8月工作会议的精神？是否能够达到中管局原来计划的培养目标？培养中医优秀临床人才这项工作，一定要认真抓好，切勿稍怠，办成功了，我国中医药学可能尚有复兴的希望，否则，只有等待“出口转内销”了。这样就损失太大，我们也都不光彩了。我们知道，2003年，我国在抗击“非典”过程中，明显地体现出了中医药的治疗优势，且医疗费用人均只需5000元左右，仅占西医药治疗人均费用的1/10。疗效好，费用少，符合我国国情的需要，如果还有人无视事实，继续顽固地坚持以西医排挤中医或取代中医，我认为应该站在民族利益立场上据理力争，坚决同其进行思想斗争，揭露其民族虚无主义的崇洋心理，确保我国民族中医药文化的安全，并进而发扬光大，为世界人民健康事业做出贡献，为祖国争光！

《史记·商君列传》说：“千人之诺诺，不如一士之谔谔。”《淮南子·说山训》说：“得百万之兵，不如闻一言之当。”以上所说，是否为愚者千虑之一得，不敢期必，但作为“一孔之见”，特提供参考耳。

最后，有两点建议，附于下面：

第一，在适当时候，召开一次规模不大的中医研讨会，时间充裕一点，以便深入探讨“中医现代化”与“中西医结合”问题，包括指导思想、研究方向、手段、方法等，交流思想，互相启发，提高认识。这个研讨会，由国家中医药管理局召开，也可委托中华中医药学会召开。

第二，组织力量，通过调查，认真撰写一部《现代军事中医学史》，总结在中国共产党领导下现代中国革命的中医药作用，以探讨中医药学在未来战争中的地位，并填补中国医学史的一个空白。这件事迫在眉睫，现尚有一部分老红军健在，可资调查，稍晚则可能难以调查红军时代的中医药情况了。

专此奉函，顺候

政安！

李今庸

2004 年 9 月 30 日于武昌

## 给国家卫生部高强部长的一封信

### ——创造性的发展中国中医药学的“辨证施治”

高强部长：

您好！

要正确利用现代科学技术促进中医药学发展，创造性的发展中国中医药学的“辨证施治”，实现中医药学现代化。

您在 1 月 8 日召开的 2007 年全国卫生工作会议上指出：“中医有很多问题值得研究探讨，比如，现代医学的检测手段是为现代医学服务的，而中医不是这种思路，中医讲究的是全身治疗，整体治疗，大量使用现代医学手段对中医发展是利还是弊，值得研究。”表明了“问题意识”的出现，这就是智慧。只有提出了问题，才有可能解决问题，使事物得到发展。我国存在的中医、西医是两个不同理论体系的医学，分别属于东、西方的文化范畴，二者的学术思想基础有着质的差别。现代医学检测手段，是为现代医学服务的，完全适用于以“还原论”为哲学基础的西医药学，而对于中医药学来说，它就是一把“双刃剑”：用得好，它可以帮助中医药学发展；误用了，它则可以导致中医药学丧失疗效，最终使中医药学归于消亡。30 年前的 1976 年，我为岳美中老先生在西苑医院创办的培养全国高级中医人才的“中医研究班”讲课时，就提出了要“利用西医一切检测手段来延长我们的感觉器官，以看到病人深一层的病理变化”。但这只能以中医的辩证思维来利用，绝对不能以静止的、孤立的、形而上学的利用，被西医的结论牵着鼻子走，而使中医“西医化”。毛泽东先生说过：“形而上学最省力，辩证法是要用气力的。”某某多年身居中医管理工作要职，从来不顾中医药学东方文化的特点，总是把西医检测手段当作普遍真理和万能方法机械地向中医进行误导，以致造成全国大部分中医医院不姓“中”，大部分中医人员“西医化”，中医药学的特色和优势不能很好地发挥出来，医疗质量普遍下降。记得20年前，北京一位大学生病浮肿，化验检查发现尿中有“管型（＋＋＋＋）”确诊为“肾炎”，休学在家治疗，就诊于北京某医院一位老中医所谓“肾炎专家”，治疗一年多，吃中药300余剂无效，病人尿中管型（＋＋＋＋）未变，医生处方中党参、黄芪等温补脾胃药物也不变，这就是抛弃了中医特色、追逐西医化验结果而不辨证施治所使然。病家遂改弦更张，以自己的医药知识，自购河南生产以西瓜为主要药物的中成药“胜金丹”服之而愈。又如“文革”前，有一女孩，年17岁，被湖北中医学院附属医院收入十二病房治疗，全身红肿，微有咳嗽，发热恶寒，小便短小色黄，血压高，化验检查尿中有蛋白，诊断为“血压高型急性肾炎”，经中药治疗寒热表证迅即消退，而余证未减。医院主治中医师力主按西医检查手段所得结果用药以治之，于是中药里有所谓“降压”作用者如杜仲、黄芩、夏枯草等都集中用上，如此治疗了很长时间，诸证不见消退，正值这位主治医师黔驴技穷而无奈时，一人提议用“葶苈大枣泻肺汤”一试，服后小便如涌，尿中蛋白消失，血压亦降至正常而出院。更有甚者，当所谓“肝炎”高发之际，有些病人右胁隐痛，腹部膨满，大便稀溏，食欲不振，两手不温，明明是中焦虚寒证，当温补脾胃为治，但因化验检查诊断为“乙肝”，为“病毒”感染，遂治以清热解毒，茵陈蒿、龙胆草、板蓝根、鱼胆草、虎杖、栀子、黄柏等苦寒药诛伐无过，致中阳竭绝，甚至三焦隔绝病危，而仍不醒悟。用中药治病，违背了中医认识规律，把西医的检测手段及其结论，用搬运工人的工作方法，从西医学里完整不变地搬到中医临床上来，是不会有好疗效的，这已为无数临床医疗实践所证实！利用现代科学技术，只喊口号，玩弄概念，没有具体思路，犹“齐人拔苗助长，非徒无益，而又害之”也。今有提出对现代科学技术要“为我所用”者，这种“为我所用”的提法虽较前进了一步，但仍然没有阐明现代科学技术怎样“为我所用”？“我”怎样“用”现代科学技术而不被其“把我西医化”？故“为我所用”实为毛泽东先生早年提出的“洋为中用”在中医领域里的同义语，只有原则，感觉抽象，缺乏具体而明确的思路。根据以往经验和人们避难就易习惯，人们还是很容易走上西医固有的结论上去。为了正确利用现代科学技术促进中医药学发展，中医自己必须付出艰苦劳动，创造条件，促使现代科学技术的利用发生转化，从对其的静态利用，转化为对其动态利用，随人身疾病的整体变化而给其定位，从而取消其“决定一切论”。因而中医在医疗实践中，根据需要与可能，对现代一切检测手段小到体温计、听诊器、一般化验检查，大到彩色B超、CT、核磁共振等都要利用，积累资料，到一定时候，以中医药学的理论知识和实际经验为基础，用辩证唯物论的立场、观点和方法，对大量占有的资料进行整理、研究、分析，找出新的规律，把它纳入辨证施治中去，创造性地发展我国中医药学的“辨证施治”，使中医药学诊断现代化。

是否有当？请示之。即颂

政安！

李今庸

时年八十有二写于湖北中医学院

2007年2月9日

## 给国家中医药管理局王国强局长的信

——关于“手足口疫”问题

王国强局长：

您好！

听说您这次来湖北省中医医院，曾询及“手足口疫”之事，我认为它和《金匮要略》所述“浸淫疮病”相类似。《金匮要略》第一篇说

“问曰：脉脱入藏即死，入府即愈，何谓也？师曰：非为一病，百病皆然。譬如浸淫疮，从口起，流向四肢者，可治；从四肢流来入口者，不可治。病在外者可治，入里者即死”。同书第十八篇又说：“浸淫疮，从口流向四肢者可治，从四肢流来入口者，不可治。浸淫疮，黄连粉主之。”宋代林亿等注：“方未见。”浸淫疮首先见于《素问·玉机真藏论》，所谓“夏脉……太过则令人身热而肤痛为浸淫”。按一般的皮肤病，是不会有性命之忧的，但《金匮要略》称其有“不可治”者，有“即死”者，这就有些类似于“手足口疫”之病了。其治以“黄连粉”，方虽未见，但黄连是主药，应当是没有问题的。在《金匮要略》之后，如《脉经》《诸病源候论》《备急千金要方》《外台秘要》等文献，对浸淫病都有论述，《备急千金要方》《外台秘要》还记载有多个治疗方剂，直到后代中医外科文献中都有此病的记述。然而值得注意的是，古代“浸淫疮”可能包括有现代“手足口疫”之病，但全部记载绝不等同于现代“手足口疫”之病，应当予以分别清楚。

草此，仅供参考。

祝

政安！

李今庸

2008 年 5 月 15 日

于湖北中医学院

## 给湖北中医药大学党委的信（一）

——树立雄心壮志，创立湖北中医药教育的特色，为民族的伟大复兴做出努力

湖北中医药大学党委：

湖北中医药大学党委领导下的学校，应“树立雄心壮志，创立湖北中医药教育的特色，为民族的伟大复兴作出努力”。

恩格斯在《自然辩证法》一书中说过："一个民族想要站在科学的最高峰，一刻也不能没有理论思维。"

温家宝在最近一次全国教育工作会议上说："想要给学生一杯水，自己必须先有一桶水。"

《淮南子·说山训》说："走不以手，缚手，走不能疾；飞不以尾，屈尾，飞不能远。物之用者，必待不用者。故使之见者，乃不见者也；使鼓鸣者，乃不鸣者也。"

《光明日报》载文说："实际上，对任何一个民族来说，传统都是重要的，对于主要靠文化认同凝聚起来的中华民族而言，传统就更加重要……对于传统，即使我们一时还不能理解，也要保持足够的尊重，因为传统是在漫长的历史过程中形成的，其中可能包含着一些也许还不为我们所知的智慧。"

我国科技部部长万钢说："中医药由于与西方医学采用了不同的认识论和方法论来认识生命和疾病现象，是我国具有原始创新潜力和可能的学科领域。实现其自主创新，既是中医药自身发展的关键，也关系到中国科技能否实现重点跨越，要争取在医学和生命科学方面有所突破。"

我们现在已经升为湖北中医药大学，理应树立雄心壮志，创新湖北中医药教育的特色，为民族的伟大复兴做出努力，以振奋我中华民族的民族精神，正确认识传统中医药学不是还原论的医学科学，而是世界上另一种知识体系的东方文化具有整体论思想的医学科学。做到远离自卑感和恋洋痞，乘这次全国教育会议的东风，遵循党的"十五大"以来"解放思想，实事求是"的思想路线，大胆改革，闯出新路。初步设想，中西医的课程比例切实改为八比二（还要在课程设置、教材内容、教学方法等进行一系列改革），像1962年那样，湖北拿出了一个教学计划震动了全国，影响了全国，可惜不久遇到"文革"没有贯彻到底而夭折。

现在人人都说中医药文化是博大精深的。中医药文化既然是"博大精深"的，学生学习就需要时间去思考、去消化，还需要时间去"悟"，它和学西医课程不一样。况且中医学生还肩负着中国科技实现重点跨越，在医学和生命科学方面进行突破重任。因此，它只能是培养高级中医人才，绝对不应该是培养中西两张皮。对传统中医药文化应怀有一定的敬畏之心才有可能达到！

李今庸建议

2010年9月22日

时年八十有六

## 给湖北中医药大学党委的信（二）

### ——开创新的学科，拓宽学术视野，提高教学质量和临床效果

湖北中医药大学党委：

下面根据我的亲身经历提一点建议。

1958年，在一片政治氛围中，报纸上出现了一个“中西医结合”的命题，全国上下中西医药卫生界都以极大的热情投入到这个热潮中，始至“文革”期间，某某又发表了《中西医结合是我国医学发展的唯一道路》，全国又掀起了一个“中西医结合”新高潮，约在20世纪80年代早期，陈慕华原副总理为召开全国中西医结合工作会议做准备而到南方调研，在武汉座谈会上，我提出了“国家投资，买最新高档设备仪器，将有志于中西结合的西学中人员集中使用，把中西医结合作为一项医学科学来研究”的建议。翌年，我在湖北省政治协商会议上，又写了一个同样内容的提案，可见早年我也是一个中西医结合的衷心拥护者和积极宣传者（至今还写有有关中西医结合而尚未发表的两篇论文）。然而在中西医结合过程中，数十年的时间过去了，却没有看到中西医结合工作取得任何一点实质性的进展，相反，还将中医药学在一些中医人员思想中搞得支离破碎，似是而非，这就迫使我不能不对我国数十年的中西医结合工作进行深刻反思！从而认识到中西医学的发展历史、经济基础、社会条件，尤其是文化背景等，都存在着巨大差异性。它决定了中西医学是东西方的两种不同知识体系，中医是我国古代人们在长期与疾

病做斗争的医疗实践中积累了大量直接经验而总结、创造出来的，而西医则是在十五六世纪后西方出现实验科学产生的，二者产生的历史条件不同，社会背景不同，发展过程不同，理论体系不同，哲学基础不同，医学模式不同，二者不具有同一性，因而现在缺乏结合的基础。中医药学必须遵循其自身规律研究其发展，所以我才在前大约 20 年于《中国中医药报》上发表了一篇“中医药学应以东方文化的面貌走向现代化”。

我国科技部部长万钢说：“中医药由于与西方医学采用了不同的认识论和方法论来认识生命和疾病现象，是我国具有原始创新潜力和可能的学科领域。”因而，我们对我国在漫长岁月中长期积累而在几千年里从未中断过的传统医学，只有尊重且怀有敬畏之心，以便逐渐认识它里面蕴含的无穷尽的宝贵智慧。只有唯物论再加上辩证法的医学科学，才有可能揭示事物的本质，揭示生命和疾病现象。拥有中医药学的话语权，开创新的学科，拓宽学术视野（新学科内容，专门汇报），提高教学质量和临床效果。否则，害着失语症，没有自己的语言，没有自己的思想，没有自己的学术，只有跟着别人的屁股后面爬行。

中西医结合工作，已经开展了半个多世纪，至今还没有取得一个真正的学术上有机结合的研究成果，这已经是不容争辩的事实！造成了正如中西医结合人员感伤时所说“西学中，两头空”，用西医方法治病，比不上西医专家，用中医方法治病，比不上老中医。此情此景，智者应该迷途知返。可是现在有人已知“中西医结合此路不通”，为了少数几个人的既得利益，玩弄手法，继续行骗，不惜耗费国家资财，贻误青年学子，他最终是要付出代价的，我校切莫上当！

又 1988 年，我曾与本校一教师合作写出《论中医学的多学科思想及其研究设想》一文（收入拙著《舌耕余话》一书中），提出以“多学科”整理研究中医，已有 22 年了，现在还是要用这个“多学科”，没有向前跨进半步的感觉，实在没有多少意思。

李今庸<br>2010 年 11 月 5 日

# 给湖北中医药大学党委的信（三）

## ——建议大学党委号召全校高级知识分子学习《自然辩证法》

湖北中医药大学党委：

中央号召把我国建成学习型社会，这是战略意义的步骤，它将为我国人民提高科技文化素质起到很好的促进作用。《吕氏春秋·季夏纪·用众》说："物固莫不有长，莫不有短，人亦然。故善学者，假人之长以补其短。"人生需要学习，这是客观需要，这是规律。只有勤奋学习，善于学习，终身学习，才能修炼自己，丰富自己，增长才干，驾驭知识，与时俱进，进入境界。孔子"入太庙，每事问"，给我们树立了榜样。孔子身通六艺，还"学而不厌，诲人不倦"。学而不厌，是自我修炼；诲人不倦，是助人修炼。孔子说："吾非生而知之者，好古敏于求之者也。"他的学问，并不是天生就会的，而是向别人学来的。一个早年当过"吹鼓手"和"小会计"的孔子，居然成为我国历史上的大思想家和大教育家，至今已有两千五六百年，还受到世人的崇敬和纪念！—当然，每人的才能有大小，天分有高低，不可能人人都成孔子，但学总是会有益处的，不学绝对没有好处，还会助长人的虚骄。古人说："心如平原走马，易放难收；学如逆水行舟，不进则退。"因此，大学营造一种学习氛围，真学习，自愿学，不勉强，谁学对谁有好处，不搞形式主义。

哲学是一门不解决任何具体问题的学科，但它可以使你眼前明亮，采取相应学科的方法去争取解决，它是一种"无用之用"的学问。恩格斯说："不管自然科学家采取什么样的态度，他总是在一定的哲学支配之下。"因此，这里特向大学党委建议：适当的时候，除学习专业外，在现阶段号召全校高级知识分子认真学习一下恩格斯的哲学著作，主要学习《自然辩证法》一书。

关于学科创新提一点看法：学科创新，是一个客观规律，是不以人们意志为转移的。它具有三个条件：第一，社会发展需要；第二，占有学科知识（包括“无用之用”知识）；第三，不违背学科文化的要求。

李今庸建议

2011 年元旦于深圳

# 第三章　考察建议类

## 为办好湖北中医学院进一言

1983 年 12 月 9 日

湖北中医学院是在党的中医政策指引下于 1958 年创建的，创建后在省委和人民政府的关怀扶植下，通过全体教职员工的积极努力，我省的中医教育和中医科研都获得了一定成绩，为国家培养了一批具有较好质量的中医人才，取得了中医治疗急性病如菌痢、急性黄疸型肝炎、流脑等科研的可喜成果。1962 年制订的教学计划在全国得到了推广，1963 年一个代表团正式参加了卫生部在庐山召开的中医学院教材会议，为国家统编中医学院教材的全国六个主编单位之一。我院的工作，当时得到了卫生部的肯定，卫生部主管中医工作的副部长和中医司司长等负责同志，到全国各地多次介绍和赞扬我院的工作和成绩，我院居于全国中医学院的先进行列。“文革”期间及其以后，我院没有像外省那种出现拆迁或合并的情况，我院中医教师除自然减员外，基本上没有下放调出。相反，省委为了发展我省中医事业，还先后两次批示在全省范围内为我院抽调中医教师（第一次批示的是 50 名，第二次批示的是 20 名），故我院至今还保存着较周围一些省市兄弟院校为优的师资力量。但是，由于我院的几个主要负责人缺乏中医专业知识和政策水平，加之思想意识的严重不健康，在工作上文过饰非，欺上瞒下，压制民主，任人唯亲，违法乱纪，重用和包庇坏人（包括打砸抢分子和贪污分子），自私自利，大搞特权，甚至怂恿自己的爱人在群众头上作威作福，行凶骂人，在群众中造成极坏的影响。尤其是某某，除他所培植的几个干部外，在群众中几乎是怨声载道（上述这些都是有实际内容的，这里不详写，因写多了，领导看时费精力，如有必要，我可以再反映），从而给我院带来了严重的不良后果，人员恶性膨胀（在校学生约有 1200 人，教职工竟约达 1000 人，几乎一比一），工作消极拖拉，教学秩序十分混乱，教学质量严重下降，大部分学生专业思想不巩固，重西医轻中医，科研多年无成果，医疗质量不断降低，人才浪费，资金消耗，且各种问题尚在层出不穷，以致我院近年来在全国中医系统内的影响日益缩小，地位日益降落，近来又被我省教育局的“十年发展规划”所遗弃。看来，我院现有情况如不改变，我省的中医事业势必还将继续受到损失，中医队伍后继乏人、后继乏术的严重问题还将会更趋严重。言念及斯，令人不胜痛心之至！为了我们民族的这份宝贵文化，为了我省中医事业，为了办好湖北中医学院，实在不忍缄默，特在这里再向上级领导进一言。我院是我省培养中医高级人才的唯一场所，它的成败兴衰，直接关系着我省整个中医事业的发展，希望上级领导在这次调整我院领导班子时务必多加关心，注意严格按照“干部四化”的要求，选择德才兼备，具有较好专业基础，较强事业心，具有组织能力而年富力强、专业思想巩固的中医专业人员，组成坚强的新的领导班子，以便强有力地领导全院教职员工对我院进行认真的改革，办好中医特色，把我院的教学、医疗、科研工作真正搞上去，力争在振兴中医上为我省做出贡献。根据我院近十多年的实践证明，我院现任主要负责人某某、某某等领导同志中的任何一人，为在这次调整领导班子时被留下来，都将给我院今后的工作带来十分不利影响。这点务必希望上级领导给予足够注意，也请注意不要在中医队伍中选出了“西医”（即西化了的中医）进入新的领导班子内，则我院幸甚！中医事业幸甚！

## 对开发鄂西“天然药库”的几点看法

1984 年 9 月

我随省政协组织的赴鄂西自治州参观调查组一起，在 9 月 8 日到达该州，并先后下到该州的恩施市咸丰、利川二县，20 日我又返到州里，至28日回武汉，共20天。在这期间，通过州、市、县领导同志们的介绍，我又参加了鄂西自治州中医学会的成立暨学术交流会，参加了州政协召开的中医座谈会，从而了解到很多情况，学到了不少东西，受到了很大启发，确实感受很深。

鄂西在全国来说，它是一个"老""少""山""穷"的地方，而在湖北来说，它更具有了"老""少""山""边""穷"的特点。现在建立了鄂西自治州，已经提出了开发鄂西的号召，各方面正在对鄂西进行考察，寻找开发路子。这里我从中药学的角度提出几点自己的看法，供有关领导部门参考。

鄂西盛产中药材，这是我们素来就知道的。但据这次介绍，鄂西出产的药材品种，竟达2200多种，比《本草纲目》中收载的1892种还多300多种。其中常用药如黄连、天麻、贝母、厚朴、党参、当归、杜仲等等，也有200多种（据50年代的全国调查结果，全国常用药只有300多种），尤其板桥党参、石灰窑当归更是有优质优量。由于鄂西的地理环境和气候条件，还出产所谓"头顶一颗珠""江边一碗水""白三七""小蛇参"等草药。虽然至今尚未被中医所采用，但在中医治病用药中却享有很高声誉，这就表明了鄂西素有"天然药库"之称，绝不是偶然的。这一点，至少对湖北省的各地来说，它具有不可忽视的优势。事实上，就是对其他很多省份来说，它也是具有自己的一定优势的。

然而由于全国轻视、歧视中医的影响和中药材管理体制的不合理，鄂西的中药材这个优势，没有得到正确对待，从而也就没有能够得到很好的发挥。

从纯商品角度对待中药，只靠药厂生产中成药去出售赚钱，忘记了中药之所以能治病是要在靠中医理论指导下的正确使用才能奏效的这一客观事实，而只想简单地叫人按"仿单说明"去用药治病，药效是不能很好发挥而疗效是不会理想的。病人吃药无效，就不会再买这药去治病，因而必然要出现中成药销售量下降的情况，这次鄂西举办"中成药中药材展览"的原因，就是一个很好的说明。如果只办这种展览，我认为它固然可以提高药品销售量于一时，但它是不能根本解决问题的。

鄂西目前状况给人的印象是，只抓中药材而不重视中医，结果中药材也未抓好，就是说没有能够很好发挥中药材这个优势的应有作用。中医不被重视是有不少表现的，例如：

（1）巴东县中医医院兴建的医院病房，在“文革”期间被县卫生局某局长没收后交给县人民医院，至今该卫生局长还蛮横地拒不为中医医院落实政策，退还中医医院的房屋。

（2）州中医医院住院病人的用药，西药竟占 70%，而中药只占 30%（中药无原则地提价，也是一个原因）。

（3）州中草药研究所只有“一官一兵”，至今还未被国家承认，无编制，无基地，无设备，无法开展工作，有名无实。

（4）恩施医专的中医学生数量比西医学生的数量相差不太远，而教师数量的比例却相差很远，教育经费用于中医教学的就更少。

（5）州卫生局没有中医参加领导班子，参加卫生行政管理，中医仍处于“在野”地位。有些中医医院也没有按中医政策和中央“干部四化”方针的要求，安排中医当院长，而是以西医代替中医，居中医医院的领导岗位。

（6）中医药人员严重缺术，没有措施帮助其提高业务水平。

（7）中医医院的投资少，设备简陋，资金不足，房子条件差，不能很好收治病人。

（8）中药材的销售价格无原则上涨和压低收购价格，以及对普通药材不收购，加之对药材收购管得太死，使许多中药材长期缺货，而有供应的药材又价格昂贵，群众吃不起。

上述几点表明，鄂西本身在医疗中就未能很好发挥中药材这个优势的作用。

要发挥鄂西“天然药库”里中药材这个优势，我认为必须中医药全面考虑，统一计划。因此，特提出如下建议：

1. 加强对中医医院的领导和投资，发展中医医院的事业，提高现有中医药人员的业务水平，提高医疗质量，以便在本地大力和正确地发挥中药作用，减少买西药的资金外流。

2. 经常开展学术活动，进行经验交流，创办各种中医中药进修班、短期班，邀请州内外中医界专家学者进行讲学。

3. 积极建设好中草药研究所，下面可设如下机构。

（1）临床实验基地：可以创造自己的附属医疗机构，也可以与中医医院挂钩，以便在根据辨证施治普遍治疗病人的基础上，有选择地对某些单方、验方进行临床验证，确定疗效，对确有疗效的加工生产，进行推广，也可以对某些疾病的防治进行研究。

（2）药物种植实验基地：拨给适当土地，配备一定的科技人员和药物栽培技术工人，以便对已经临床验证、确定疗效的某些产于高山地区的中草药，进行栽培种植研究，变野生为家种，扩大药源，以保证该药在推广后的需要。

（3）药理药化实验研究室：以便对有效药物进行药理研究和药物化学分析，在条件不足时，这项建设可缓一步进行。

4. 加速人才培养：上述提高医疗水平，正确使用中药，充分发挥中药疗效，验证药方疗效，正确推广使用，都需要高级中医人员来做，这就必须加速中医高级人才的培养，因而有必要在鄂西大学内创办中医系、中药系，以培养本地高级中医药人才。然鉴于我国28年中医教育的经验，中医教育不能附在西医教育下，必须独立发展，而创办中医系、中药系的师资来源，可从下列三个方面考虑解决。

（1）恩施医专原有中医教师。

（2）在州内抽调中医学院早期本科毕业的医师加以师资培养。

（3）向州外招聘中医师资和聘请必要的兼职中医教授、讲师。

5. 卫生行政领导部门应吸收中医参加行政管理工作。中医的医疗、教学、科研等机构，坚决按照中央“干部四化”方针和中医政策的要求，提拔有专业基础和组织能力的中医药人员当领导，以保持和发扬中医特色，从而达到真正发挥鄂西“天然药库”的中药材优势。

6. 改革不合理的中药材管理体制。目前可首先调整中药材价格，计划中药的生产——采集和种植，改进中药材的收购保管和销售工作，以保证药源的充足、药材的质量和销售的合理，再进一步改革中药材的管理体制，使医药合家，而改变中医、中药长期分家脱节的不合理状况。

# 省政协医药卫生组赴郧阳地区中医药情况的调查报告

1984 年 11 月

为了发展大好形势，为“四化”建设服务，我们医药卫生组同妇女组、工商经济组一起，由省政协副主席周泳曾率领于 10 月 26 日清晨到达郧阳。从当天起至 11 月 1 日，我们医药卫生组在郧阳地区、十堰市、第二汽车制造厂进行了讲学、调查和参观活动。通过现场了解、召开座谈会和个别交谈等方式，对郧阳地区的中医药情况进行了初步调查。调查中，省政协副主席周泳曾同志亲自参加了部分座谈会，并做了指导，现将调查情况报告如下：

1. 新中国成立以来，郧阳地区的中医药事业有了较大发展，特别是十一届三中全会以来发展更快。但是由于长期以来“左”的错误影响，尤其是十年动乱对中医药事业的摧残，使得该地区中医药事业的发展受到了极大的影响，致使当前的中医药机构和工作不能适应医学科学的发展和广大人民群众的需要，还存在着不少亟待解决的问题，这些问题主要是：

（1）中医药队伍素质差，“乏术”而又缺少学习提高的机会。目前各县的老中医越来越少，不少的县还没有，郧阳地区“文革”前有老中医 30 名，现在 1 名也没有，房县“文革”前有老中医 10 余名，现在只剩 1 人。中医主治医师更少，不少的县还是空白，如竹溪、郧阳均没有主治医师。现有的中医人员中，除少数外，大多数没有学习提高的机会，因此业务水平的提高受到了限制。座谈中大家一致要求中医能有一个进修提高的机会，房县中医师何良由说：“西医有到各处进修的，中医没有，我建议今后多办各种类型的提高班，让我们能有机会学习。”各县县医院的代表反映，他们医院西医经常外出进修，甚至出现了名额无人愿去的情况，而中医从无学习机会，这一次上面分来两个进修名额，领导又怕花钱，通过争取才同意去 1 人进修。中药队伍的状况更为严重，老药师逐年减少，新药师又多是外行，他们中间大部分人不安心本职工作，更没有学习提高的机会。

（2）中药材的管理制度不合理，医药分家使药材的质量得不到保证。首先，药材公司对中药材实行统购统销，各医院没有自主权，一有缺药不能自行外购，使得本地区出产的某些常用药，如桑叶、金银花、茅根、野菊花、黄连等也经常缺货；其次，中药材自行加工饮片，其中有些药物的加工不符合《药典》的规定，质量低劣，影响了医疗质量的提高，还有的中药材售药时硬性搭配一些消费性商品，如各县便曾经搭配过保温瓶、痱子水、珍珠霜等，致使药价昂贵，加重了病人和国家的负担。

（3）中医药者的工作条件较差，综合医院中医科的病床少，郧阳地区人民医院全院有床位近 300 张，而中医只有 7 张，中药的条件更差，多数在简易房间里工作，如市人民医院的中药制剂室便设在临时搭的棚子里。

（4）自学成才的中老年中医药人员的职称、待遇没有得到合理解决。①在晋升中因不恰当地强调学历，而使得部分医龄较长又有真才实学的中医药工作者失去了晋升机会，如郧阳地区张大华从 1951 年学医到现在，仍没有参加晋升主治医师的资格。②地区在改善知识分子待遇的文件中以学历划杠杠不太合理，这样使取得了相应职称的中医药人员不能获得同样的待遇，影响了他们积极性的发挥。③对已出师的学徒（指经上级批准，履行正式手续者），没有及时转正和授予相应的职称，如郧阳地区的 14 名学徒均未转正和授予相应的职称；竹溪县还有签订了正式师徒合同，经上级主管部门批准的五年制出师的学徒，至今也没有转正和授予职称。

（5）对部分中医医院校毕业生的使用不合理。有的“文革”前的毕业生还在最基层，如湖北中医学院的姜义忠至今仍在公社卫生院，影响了其积极性的发挥。

2. 通过这次调查，我们认为中医事业当前的确存在着一个振兴和发展的问题，需要引起各级领导的高度重视。为此，特提出如下建议。

（1）加强中药材的管理。由于中药直接关系着人民的身体健康，因此建议各级有关部门加强中药材的管理，保证中药饮片的质量，允许医疗单位自行采购缺药，杜绝硬性搭配商品等现象。

（2）重视中医药人员的学习提高工作，解决中医药的“乏术”问题。各级卫生行政部门应当把现在中医药人员的进修提高工作纳入议事日程，列出计划，根据不同程度，采取多种形式进行培训提高。其方法主要可以考虑：①各级大力开发中医药方面的学术活动，促进学术交流；②各级卫生部门分别举办不同程度的专科培训班；③各级医院开展并改进临床进修工作，要对进修生切实做到有计划、有指导，保证进修质量。

（3）为了集中优势，建议将“文革”前中医医院校毕业生和部分名老中医集中到地、县一级中医医院或综合医院中医科工作，以便更好地发挥他们的作用。

（4）建议在晋升职称的工作恢复以后，根据中医药界的实际情况，制订实施细则，不要过分地强调学历，应根据其实际专业水平，对他们授予相当的职称，并给予同等待遇。对已出师的中医药学徒进行考试，根据考试成绩授予相应的职称。

（5）提高中药药剂人员的待遇。除了对他们授予相应的职称外，还应该提高他们的政治、生活特别是工资待遇，可以考虑跟护士一样，由上面制定细则，下达文件执行。

（6）加强中医医院的建设和投资。中医医院的建设应当有一个长远规划，对其建设、设备的经费要给予必要的保证，并列入预算计划。

## 关于发挥我省中药材优势，帮助贫困地区脱贫致富的建议

1986 年 8 月

我省地处中原，气候适宜，地理环境优异，颇利于中药材的生长。据了解，全省共产中药达 2000 多种，其中茯苓、黄连、当归、党参、贝母、天麻、独活、麝香等行销国内外，久享盛名，而闻名世界的《本草纲目》一书，就是在这一环境条件下写出的。中药材的品种之多，产

量之大，实是我省的一大优势，不仅对我国人民的健康事业做出贡献，而且对于帮助贫困地区脱贫致富和为国家赚取外汇也不失为一个门路。

然而中药材的生产、贮藏和加工都有着比较严格的要求，如不按其要求办理，其药用效果就会降低，甚至发霉生虫而变质，以致完全失去其治病作用，这就要求具有一定专业知识的人员来做这项工作，才能把它做好。但由于多年来对中药材和中药人员所存的偏见和所持的不公正态度，加之中药工作的劳动强度大，以致中药工作无人愿做，中药人员不安心，从而在全国范围内，中药工作出现了严重的后继乏人、后继乏术的局面，这就不可避免地使中药材出现品种短缺、数量不足、质量下降和以劣充优、以假乱真的现象，影响了疾病治疗和赚取外汇，也阻碍了我省中药材优势的正常发挥。为了发挥我省中药材资源优势，让贫困地区早日脱贫致富，除普及中医药知识和针灸、按摩、骨伤等医疗技术保护劳动生产力外，必须大力培养各类中药工作人员。为此，特提出如下建议：

1. 举办中药生产培训班。把在乡初中毕业生集中一部分加以短期培训，在群众中普及中药生产知识和技能，通过理论联系实际的学习，以培养其对中药材的识别、种植、养殖、采集、初加工和贮藏等知识，为大力开展中药材生产创造必要的条件。

2. 举办中药炮制培训班。招收各医院中药房的青年药工进行继续教育，以提高现有中药人员的素质，培养其对初加工后中药识别、炮制和熬制膏、丹、丸、散等技术以及中药性味和作用的知识，适应中药工作的需要，保证中医治病的疗效。同时，也可有选择地吸收在乡初中生参加学习，以便在乡镇开办中药加工企业。

3. 创办中药学院，或改革中医学院中药专业的教育制度（实行半工半读）、培养方向、课程设置、教学方法、分配制度等，以培养真正的名副其实的高级中药人才（教学计划另拟）。

# 关于尽快成立湖北省中医管理局的建议

1989年1月9日和4月12日

## （一）

我们这些来自省市之年过六十花甲、七十古稀、八十耄耋的老中医聚集一堂，喜评《湖北当代名中医传》一书，在叙谈湖北中医发展状况时，与会者均有一共同心愿，切望早日成立湖北省中医管理局，特专书呈告，恳请亦复。

湖北是明代医圣李时珍之故乡，历代名医荟萃，人才辈出。近年来，在省委、省政府领导下，召开了“全省振兴中医工作”会议，我省中医事业有了长足之发展，初步形成了省、地（市）、县（市）三级中医机构网络，成为全国第一批实现县县建有中医医院之省份，我省已有中医机构83所，其中省级2所、地（市）级10所，县级71所；中医人员34700余人，具备中、高级技术职称者1590人，病床数近10000张，使我省中医队伍、病床总数分别占全国第三位与第五位，从而为保障全省人民的健康，促进工农业生产，起了积极作用。

中医工作是医疗卫生事业的重要组成部分，是我国卫生事业之一大特色和优势，历来受到党和国家以及各级政府的重视和支持。随着国际交往日益扩大，世界上的“中医热”“针灸热”不断兴起。为了进一步加强中医工作，提高中医在我国医疗卫生事业的地位，发挥中医药防病治病的作用，1986年7月国务院正式批准成立国家中医药管理局。此后，全国许多省市先后成立中医管理局，使这些省市的中医药工作得到了迅速地发展。

湖北地处中原，为九省通衢，周围的四川、安徽、江西、河南、陕西、湖南等省均已建立中医管理局，我省中医管理局的建立确实势在必行。全省各级中医机构有待加强领导和管理，党的中医政策有待深入贯彻执行，中医特色有待进一步继承与发扬，我省中医工作的成绩与优势有待进一步提高，目前省卫生厅里设立一个中医处，仅有四名工作人员，工作顾此失彼之状况，有待尽快改变。为了推动我省中医事业的发展，为实现中部崛起之战略目标做出贡献，与会者中的老中医一致建议尽快成立湖北省中医管理局，实行计划、财务单列，以实现全省中医药人员之共同愿望。

**附：**

## 湖北省政协第六届委员会主席沈因洛同志、副主席林少南同志的批语

少南同志：

振兴我省的中医药（包括特异功能、气功、针灸、按摩等）是关系发扬祖国文化、增进人民健康的大事，毛主席、周总理都非常关心。这几年，中央和省都在抓。所以我认为这个建议的精神是好的，应予支持，但仅此一举，还不能解决振兴中医药的全部问题，因此，还应按照系统工程的观点，进一步研究，并提出对策。但为便于解决问题，可以分步做，当前可先把成立中医药管理局的问题作为提案送政府，为了便于政府研究提案，还可以把意见具体化一点。请酌。

沈因洛

3 月 23 日

我认为李今庸等十一位同志关于成立湖北省中医管理局的建议写得很好，请医卫体委员会抓紧研究，提出更加切实可行的意见。请考虑。

林少南

3 月 24 日

（二）

我们这些来自省、市之年过六十花甲、七十古稀、八十耄耋的老中医，根据我省中医药发展现状，切望早日成立湖北中医药管理局。

湖北是明代医圣李时珍之故乡。为了发展我省中医药事业，提高中医在医疗卫生事业的地位，发挥中医药防病治病的作用，尽早成立湖北省中医药管理局迫在眉睫。我国中医药学，是中华民族的一份宝贵文化，中医药事业是我国医药卫生事业的重要组成部分，现在它已走向世界，受到世界各国医学家的重视，在各国兴起了“中医热”，尤其日本对中医药更是在加紧研究，且把汉医（即中医）改成为“东洋医学”，颇有在中医药学的世界领先地位上“取中国而代之”的企图，这不能不引起我们的特别关注！如果我们再不采取得力措施，加速发展中医药事业而任其衰弱下去，我们就有负于人民，有负于后人，成为历史的罪人！

为此，我们建议：

1. 尽快成立我省副厅级中医药管理局，编制 70 人左右，计划、经济均单列，直属省政府领导，与国家中医药管理局相适应，以加强对我省中医药工作的领导和管理。其经费应参照国家中医药管理局所占整个卫生经费的比例拨给，并根据我省中医药管理工作的实际情况及其现代化的需要，另增加拨给一定数额的中医事业专项经费。

2. 逐渐成立地市县的相应机构，形成我省中医药工作的行政管理系统，以确保我省中医药事业的顺利发展。

3. 在中医药行政管理机构上，只有国家级的，而没有地方的中医药管理局，形成所谓“高位截瘫”不行，然而有了地方中医药管理局，如只管中医，不管中药，形成所谓“偏瘫”也不行。由于目前中药材管理体制不合理，以致中药材出现品种奇缺、质量低劣、伪药充斥、价格昂贵、市场混乱、药源破坏，严重影响我省中医药优势的发挥和其在人民保健事业上的作用。因此，必须改变目前中药材“一般商品”的性质，而应规定为“特殊商品”。规划中医药管理局，实行中医中药统一管理，理顺中医药的管理体制，消除中药材目前的“贵”“假”“劣”“缺”和中医中药严重脱节现象，以使其二者紧密联系，互相配合，互相促进，同步发展。

4. 中医药管理局局长人选，应根据干部“四化”要求和“同行评议”原则，发扬民主，征求专业性学术团体中医学会的意见，交由中医学会专家进行评议推荐，以便选拔具有中医药专业基础、作风正派、有较强事业心、热爱中医药事业、敢于说话、敢于负责、踏实肯干，且具有组织管理能力的年富力强的中年中医药人员担任，并应取得业务领导部门国家中医药管理局同意后任命。

注：4 月 12 日，由省政协常委、医卫体委员会副主任李今庸主持关于建议成立省中医药管理局问题座谈会，参加座谈会的中医教授、专家共八人，医卫体委员会主任魏永信出席了座谈会。最后由李今庸等十二名湖北省中医药专家再次共同提出此项建议。

## 消除“崇洋媚外”思想的几点建议

1989 年 8 月

今年春夏之交的所谓“六·四”风波，造成了严重损失和一段时间内的社会混乱，这是一次深刻的教训。

这次事件的发生，固然有其多方面的因素，然而，我们相当一个时期以来，没有很好地对青年学生进行实际的爱国主义教育和我国历史教育，以致其受到崇洋媚外思想的影响，无疑也是其中的重要因素之一。

自 1840 年鸦片战争之后，我国沦为半封建半殖民地社会，帝国主义分子在中国享受特权，横行霸道，无恶不作，对我国的财富和宝藏强行掠夺，对我国的文化肆意摧残；在我国人民群众中推行奴化教育，灌输奴化思想；对我国人民的人格，漫骂污辱；对我国的妇女进行奸污，等等。他们还蓄意制造和支持我国各地军阀实行地方割据，连年战乱，并进而实行军事侵略，占我国土，以致造成我国城乡经济萧条，洋货充斥，民不聊生，国耻日甚，国家陷于分崩离析，四分五裂，而人民陷于水深火热之中。在中国共产党的领导下，我国人民经过数十年的浴血奋战，前仆后继，推翻了帝国主义、封建主义和官僚资本主义三座大山，建立了中华人民共和国。中国人民站起来了，旧中国的混乱和受人宰割的日子一去不复返了。国家升平，社会康宁，人民安居乐业，生产逐渐发展，国际地位不断提高。党的十一届三中全会提出“重点转移”，实行“改革”“开放”“搞活”的经济建设的方针路线。十年来，生产得到迅速发展，人民生活有了显著改善。但是，我们新中国成立的时间还很短，只有近四十年，且前些年代出现的极“左”路线，使国家受到所谓“大跃进”和“文革”等的折腾。经济建设没有得到应有的发展，我国的科学技术和人民生活水平，同西方发达国家比较，还存在很大的差距。这样，就使民族自卑感尚留有栖身的余地，殖民地奴化思想的影响不能完全肃清。这种思想影响，主要表现在一些人或有意无意地在我国推行或支持“全盘西化”。在政治领域里，他们企图推翻中国共产党的领导，主张在我国实行西方的“三权鼎立制”；在文化领域里，他们攻击我国的民族文化，甚至连民族感都丢掉了，“河殇”就是典型的一例；在科学技术领域里，他们压抑和攻击我国民族传统医学—“中医药学”，始终把中医药学放在从属的地位；在商业领域里，总是拿引进外国“资金”“技术”“设备”“生产线”等为招牌，在广播里号召买主，还大量进口我国已有生产的外国同类商品，损害我国民族工业的发展。总之，一句话，在他们眼睛里，似乎外国一切都比中国好，“外国的月亮也比中国的月亮圆”，他们“鄙薄自己的祖国和人民向崇洋媚外思想滋长了”（江泽民总书记语），他们“言必称希腊，对于自己的祖宗，则对不住，忘记了”（毛泽东主席语）。

现在大学里的青年学生，绝大多数都是在“文革”期间出生的，在整个读书过程中，没有受到很好的爱国主义教育和我国历史教育。他们不了解我国民族几千年来创造的优秀文化，不了解近一百多年我国人民同帝国主义斗争的史实，不了解“文革”十年动乱造成的恶果，不了解我国的实际国情，学习外国语中接受了一些西方文化，在前面所述诸方面的崇洋媚外思想影响下，又看到现在我国党政机关出现了一些贪污、腐败、收受贿赂等不良现象，感到无可奈何，失去信心，于是就崇拜和向往西方民主，掀起一场较大规模的学潮。青年无知尚可教育，须知居心叵测者在后，早有预谋，巧妙地煽动和利用学潮，以期达到颠覆中国共产党领导的险恶用心，这是很值得我们吸取的一个严重教训！

青年学生除少数不可教养者外，绝大多数是我们国家的未来，我们必须爱护他们，帮助他们，体贴他们，关心他们健康成长，把他们培养成有理想、有道德、有文化、有纪律、爱祖国、爱人民、爱科学、用科学的国家建设人才。为此，特作如下建议：

1. 加强我国历史教育

在全国高等院校里，开设“中国通史”和“中国科学技术史”的课程。我国历史，有丰富的内容，是中华民族的一份宝贵遗产。通过这种历史教育，使青年学生掌握我国历史知识，了解我国几千年来的文明史，了解我们中华民族创造出来的灿烂的古代优秀文化，了解我国古代科学技术在15世纪前总是走在世界前列的发展情况，了解我们东方文化的特色，了解我国在中国共产党的领导下，改变了旧的面貌，生产发展，人民生活改善，在国际事务中发挥着重要作用，以培养其民族自信心和民族自豪感，从而使其热爱祖国、热爱民族文化、热爱中国共产党。

2. 坚持“一个中心、两个基本点”

坚持党的十三大确立的“一个中心，两个基本点”路线，进一步改革、开放，大力发展我国的科学技术，促进工农业生产的迅速发展。在治理整顿过程中，要严惩官僚，消除腐败，进一步加强民主与法制建设，保证顺利地推进四化建设，力争更快地接受和达到西方发达国家的水平，以消除崇洋媚外思想赖以产生和存在的客观基础。

3. 肃清殖民地奴化思想的影响

在政治领域中批判“全盘西化”的同时，必须在文化领域、商业领域、生活领域和科学技术领域等各个方面肃清崇洋媚外思想，只单纯批判政治上的“全盘西化”是不能很好解决问题的。应该看到，一些专业领域里的崇洋媚外，就是政治领域里“全盘西化”的社会基础。因而，必须在社会各个方面消除殖民地奴化思想影响，以优化社会环境。

4. 发展我们民族的优秀文化和科学技术

我们创造自己的优秀文化和科学技术，是我们民族在长期生活生产实践中创造出来的，完全符合民族的实际。发展它，不仅有利于我国建设事业，而且还将给世界做出贡献，例如我国传统的中医药学，就是具有中国特色而符合我们民族实际需要的一门医学科学，且正以自己的治疗效果和科学内容走向世界。如果能够排除对它的偏见，正确认识，认真给予扶植，使其按内部规律很好地发展，进行现代化，必将在世界整个医学科学领域里发生更加深远的影响。这对消除民族自卑感，无疑会有一定的裨益！

5. 正确提倡学习外语

我们提倡学习外语，除用于国际交往外，是为了掌握和利用这个工具，以引进国外先进的科学技术，发展我国的生产，促进我国的建设事业。这是一件大好的事情，但必须在实际需要的情况下，推行外语的学习，才是好事，而且在学习外语的过程中，还要特别注意避免和克服西方文化的不利影响。

**附：**

## 中共湖北省委员会副书记钱运录同志的批件

转教委孙德华主任阅酌。李今庸教授消除"'崇洋媚外'思想的几点建议"比较深刻，请教委认真研究，并请考虑在教委有关刊物上发表。请酌。

钱运录

10 月 20 日

# 湖北中医学院加强学生思想政治工作的情况调查

1989 年 10 月

根据省政协教科委员会办公室的通知精神，我于 10 月 23—25 日在湖北中医学院党委宣传部的配合下，分别召开了部分分管学生思想政治工作的教师，干部和学生代表座谈，对该院加强学生思想政治工作的情况进行了初步调查。

湖北中医学院是湖北唯一的中医药高等学府，建院已三十年了，现设有中医、中药、针骨三个系，分中医、中药、针灸、骨伤、高护五个专业，在校本、专科学生共 1305 人，研究生 68 人。党的十一届三中全会以来，学院不断加强学生思想政治工作，建设了一支强有力的思想政治工作队伍，针对学生不同时期的思想，开展了经常性的思想政治工作，保证了正常的教学秩序，取得了一定的成绩。当前，他们正认真地组织学习党的十三届四中全会精神和江泽民总书记在庆祝新中国成立 40 周年大会上的讲话，提高学生们对形势的认识，统一思想，引导学生在德、智、体诸方面全面发展。该院思想政治工作的基本做法是：

1. 加强领导，提高认识，坚定方向

党的十一届三中全会以来，学院党委不断加强了对学生工作的领导，把学生思想政治工作列为重要的议事日程，并分专人负责全院的学生思想政治工作，坚持数年如一日。

近年来，由于资产阶级自由化思潮的影响，淡化和削弱思想政治工作，用业务冲击政治，代替思想教育的倾向严重，使部分高校对学生进行正面的思想教育工作受到干扰。面对复杂的社会现象，为提高政工人员的认识，该院党委经常组织班主任、辅导员学习马克思主义关于思想政治工作的论述和有关文件，提高他们对学生思想政治工作重要性的认识，使大家清楚地认识到高校的思想教育决定着大学生发展的方向，加强大学生的思想政治教育是坚持四项基本原则，实行改革开放政策的新的历史条件下的需要。不管干扰有多大，其他院校的情况如何，中医学院必须把坚定正确的政治方向放在第一位。在党委的领导下，该院的学生思想政治工作一直没有放松，队伍稳定，工作积极主动，保证了校园正常的教学秩序和安定团结的局面。动乱之初，有的院校的学生来校串联，该院学生没有受其影响，仍然在继续上课，教学秩序井然，一直到 5 月 17 日，学生中没有上街游行的。到 5 月 18 日，因多数高校卷入动乱，该院部分学生才逐渐卷入。在制止动乱后的复课期间，中医学院不仅是武汉地区复课较早的院校，而且复课率高，复课的第一天达 90%，并按期完成了教学计划。

2. 加强队伍建设，充分发挥其作用

湖北中医学院党委在加强学生思想政治工作中，十分注重学生思想政治工作队伍的组织建设和思想建设，并充分发挥这支队伍的作用。组织上，院党委注意挑选思想好、作风正派、工作深入，有一定思想政治工作能力的同志不断充实学生思想政治辅导员队伍，选派思想素质好、业务能力强的业务教师兼任学生班主任。思想政治上，院党委和各系党总支经常针对辅导员、班主任不同时期的思想认识问题，帮助他们学习、提高，根据工作需要，有时让他们与处级干部一起听有关报告和文件传达，及时了解和掌握党的路线、方针政策，培养接纳工作成绩突出的班主任入党；工作上，院学生工作领导小组定期召开工作会议，共同分析情况，交流工作经验；业务上，把专职学生辅导员划属教师编制，全部归口到思想政治教研室；一部分同志还担任了思想政治教育课的教学，职称评定与业务教师同等对待。

3. 加强基层工作，齐抓共管

湖北中医学院实行的是校、系、班思想政治工作三级负责制：学院有学生工作领导小组，全面负责学生的思想政治工作，学生工作领导小组由各系分管学生的党总支副书记，以及党委宣传部，学工处、团委、教务处、保卫处、总务处、政治课部等部门的领导同志组成，每个班级配备有专兼职政治辅导员或兼职班主任，各系有一名专管学生工作的思想政治工作的总支副书记。

为了切实抓好基层的思想政治工作，做到有针对性、教育性、实效性，学院还抓了三方面的力量：①充分调动班主任、辅导员的工作积极性、主动性，要求他们扎扎实实搞好基层工作。②动员各方面的力量，加强基层工作，今年下学期开学前，为搞好学生政治培训，学院从党政部门和教研室抽调了 40 多人分到学生班级，协助班主任、辅导员工作，保证了政治培训工作的顺利进行。③培养学生骨干，与学生广交知心朋友。

4. 配合党的中心工作加强教育

学院为提高学生的思想政治觉悟，加深对党的路线、方针、政策的理解，根据党在各个时期的中心工作对学生进行形势、任务时事政策教育。并做到内容具体、时间保证、措施得力。本学期，学院为贯彻四中全会精神和邓小平同志的重要讲话，安排在校学生政治培训停课一周，政治培训前，党委召开了专门会议、研究了培训计划、确定了要着重解决的问题。培训中，坚持了五个结合的方法，即：①大会动员与班组讨论相结合；②宣讲文件与观看平暴录像片和传统电影相结合；③集体学习与个人自学相结合；④面上学习与重点谈心相结合；⑤自我反思与清查相结合。通过政治培训，绝大多数学生提高了对动乱的性质、危害和中央采取果断措施正确性的认识，思想感情、政治态度，立场观点上都有不同程度的转变，并写了个人反思小结。在学习中：全院有许多同学并向党组织递交了入党申请书。政治培训后，学院又及时安排了以“坚持四项基本原则，反对资产阶级自由化”为主题的专题思想教育。为了检验政治教育的效果，学院决定本学期对全院学生进行一次政治学习成绩考核。

5. 加强政治理论课的建设，搞好理论教育

学院重视加强政治理论课的建设，搞好其教学，将其作为加强学生思想政治工作的又一重要途径，学院除设社科部担任《中国革命史》《社会主义建设》《哲学》《自然辩证法》等课程教学外，并将原德育教研室改为思想政治教育教研室，已开设了《职业道德》《思想修养》《法律基础》《形势政策》四门课的教学。党委重视教研室的建设，经常听取他们的工作汇报，将思想政治教育课纳入正式教学轨道，列入教学计划，统一安排学时课表。

6. 加强校风校纪教育，不断建立和健全必要的规章制度

学院在学生思想政治工作中，加强了校风、校纪教育，注重建立和健全必要的规章制度。如院学生工作领导小组制定了学生百分制管理条例，对学生德、智、体各方面做出明确具体的规定以外，该院还制定了考勤记载、考场纪律、学籍管理条例等，使学生做到有章可循，违章必究，本学期根据学生实际，学生工作领导小组在学生中又明确提出“三不准、两坚持、一杜绝”，即：不准赌博、不准起哄、不准乱泼乱倒；坚持周六下午做清洁卫生、坚持做早操；杜绝说脏话，斗殴等不文明行

为。由于从严管理、从严要求，保证了学校正常的教学秩序和校园环境。

7. 在加强思想政治教育的同时，注重解决学生的实际困难

中医学院规模不大，办学条件比较差。因此，学院在加强思想政治工作，对学生进行艰苦奋斗教育的同时，注意切切实实地为学生办实事。他们充分利用现有条件，改善学生的学习、生活环境。院学生工作领导小组经常召集教务部门、后勤院务部门的负责同志和学生一起座谈和实地调查，听取学生们的反映。对于学生的合理要求，能解决的及时予以答复和解决；对于一时不能办到的，积极创造条件逐步解决；对不能办到的事情则耐心解释，说明实际情况。

8. 重视学生的自我教育，注意正确的引导

学院在不断加强其他形式思想教育的同时，对学生的自我教育予以积极的支持和引导，支持学生自己开展丰富多彩、有教育意义的各项活动，使学生在潜移默化中达到陶冶情操、提高情趣、净化心灵，从而达到受教育的目的。该院学生中现有气功协会、杏林诗社、现代中医研究会等数个社团组织，这些社团组织在学生中经常开展一些有益于身心健康的活动。此外，该院学生们积极参加各种社会实践活动扩大知识面。国庆节前后，学院又开展了“祖国颂”系列文化活动大奖赛。广大学生以各种形式歌颂党、歌颂社会主义祖国、宣传新中国成立 40 周年各方面取得的成就，对于这些活动的开展，院领导和学生班级辅导员、班主任不仅予以重视和支持，并且亲自协助做好组织工作。

湖北中医学院在加强学生思想政治工作方面做了大量的工作，并取得了一定的成绩，摸索并总结出一些基本做法，但也存在一些薄弱环节，如怎样帮助学生牢固树立巩固的专业思想方面，虽做了不少工作，但也存在一些问题，该院有一部分学生专业思想不巩固、放松专业学习，存在“学无所用”的思想倾向，一直得不到很好的解决。我们认为，学生专业思想不巩固的原因是多方面的，有思想认识方面的问题，也有一些现实问题。思想问题可以通过思想政治教育不断加以解决，但现实问题如办学条件差，社会上少数人歧视中医。该院招生分配面向全省，全省的中医机构在改革的十年中虽有很大的发展，但与西医机构相

比，发展还是缓慢的（一般县级的中医医院有的还在建设发展，设备较差，而县以下的医疗单位多数没有中医病床和中药房），该院毕业生分配到县以下医院后有的不能充分发挥其所学技能，甚至有的医疗单位不愿接收中医学院的毕业生。这样，学生对毕业分配的担忧，思想上对中医前途产生疑虑，极大地影响学习积极性。这些问题的解决，建议省有关部门给中医药教育事业以大力扶持。此外，由于资产阶级自由化代表人物散布的反马克思主义观点的影响。该院学生对待动乱性质危害的认识也是不平衡的，绝大部分学生的基本立场观点有了转变，但少数学生思想转变任务还十分艰巨。他们表面上通了，但思想深处还有这样、那样的想法，因而尽管对于思想教育听得进，但有阻力，甚至有的则反感其教育，放松政治学习，以打麻将的形式消遣，以打架、斗殴的方式进行情绪宣泄，这进一步说明了加强高校思想政治工作的必要性和重要性。高校思想政治教育这块阵地上无产阶级同资产阶级的斗争远远没有完结，要树立长期作战的思想。

该院在新的形势下，强调各级政工人员深入到学生中去，探索思想政治工作的新途径、新方法，为进一步加强学生思想政治工作做不懈的努力。

李今庸

1989年10月底

## 请重视古书点校质量

1990年7月18日

古书点校出版，给人们读书提供方便，使较多的人能够买到书读，并减少其读书难度，较快地增长人们的文化素养和知识才干。这对于发扬我国民族的古代文化，为当前的四个现代化服务，无疑是一件大好的事情。近年来，在这方面做出了不少成绩，然也有一些点校出版的古书颇有谬误。现就记忆所及，列举如下，希望能够引起有关方面注意。

1. 齐鲁书社 1987 年 5 月出版《籀庼遗著辑存・籀庼读书录》第 233 页："《说文・黑部》黗，黑有文也，读若饴登之登。……《淮南子・时则训》天子菀黄，高诱注云：读登饴之登。"此文除标点符号有些不确外，诸"登"字皆误。《说文》"登"字在"癶部"，义训为"上车"，与"饴"字无涉，其当为"豋"字之误。《说文・豆部》说："豋，豆饴也，从豆，夗声。"字又作"豌"，《方言》卷十三说："豌谓之餚"。郭璞注："以豆屑杂餳也。"餳，即"乾饴"。豆屑杂乾饴谓之豋，豋为豆饴，故"豋""饴"二字可连用而为"饴豋"或"豋饴"。今见《说文・黑部》载其文作："黗，黑有文也，从黑，冤声，读若饴豋字。"其字正作"豋"。

2. 商务印书馆 1955 年 2 月重印出版《新编金匮要略方论・疟病脉证并治第四》第 13 页："阴气孤绝，阳气独发，则热而少气烦冤……"此"冤"字为误。冤正字作"寃"，《说文・兔部》说："寃，屈也，从兔，从冖，兔在冖下不得走，益屈折也。"为"寃枉"之"寃"字，与本文之义不协。此文"冤"字实为"寃"之误，试于"冤"字去其末笔之"、"即得矣。考此文乃引自《素问・疟论篇第三十五》，而彼篇载此文正作"宛"，字无末笔之"、"，为"从宀"而"免声"，同《灵枢经》中之"悗"字，为"烦悗"之"悗"。此"悗"字从"从心，免声"，与"闷"字"从心，门声"正同，故字亦通作"闷"，《素问・阴阳应象大论篇第五》说"心烦冤腹满死，能冬不能夏"，《甲乙经》卷六第七载之则作"心烦闷腹满死，耐冬不耐夏"，可证。

3. 人民卫生出版社 1984 年 3 月出版《卫生简易方・颐生》第 272 页："猪牙皂角及生姜，西国升麻蜀地黄、木律、旱莲、槐角子、细辛、荷蒂，用相当青盐，等分，同烧煅，研末，将来用最良。明目牢牙，鬚鬓黑，谁知世上有仙方。"经此一标点，除首句和末句外，其中间数十字弄得文不成文，句不成句，倒使人不可卒读了！然此文本是作者将方中 10 味药物和用法以及用后效验，编成八句七言歌诀，作："猪牙皂角及生姜，西国升麻蜀地黄。木律、旱莲、槐角子、细辛、荷蒂用相当。青盐等分同烧煅，研末将来用最良。明目牢牙鬚鬓黑，谁知世上有仙方。"易读，易懂，易记。

4. 中华书局1983年11月出版《齐东野语·经验方》第67页："喉闭之疾，极速而烈……有老攻教以用鸭嘴、胆矾研细，以酽醋调灌……"其1981年9月出版《浪迹丛谈·〈居易录〉〈分甘余话〉各方》第138页："《分甘余话》……又云：治喉闭急症，用鸭嘴、胆矾，研极细，以酽醋调灌，吐出胶痰即愈。"两书共载治喉闭症的同一方，其药均被标点为"鸭嘴"和"胆矾"二药，误甚，盖未闻有用"鸭嘴"入药用治"喉闭"急症者。《本草品汇精要·玉石部上品之上》谓胆矾"类匾青而形如鸭嘴"，《本草纲目·石下》谓胆矾"鸭嘴角者为上"，故特称胆矾为"鸭嘴胆矾"。此治喉闭方，药只用"胆矾"一味，非谓"鸭嘴"及"胆矾"。

5. 中医古籍出版社1986年10月出版《奇文类编·杂治门》第101页："点痣……又方：赘瘤、息肉、脚上鸡眼皆治。桑白皮灰一升，风化石灰一升，用鲜铁脚、威灵仙量着煎浓汤淋二灰……"此文"鲜铁脚"为何物？如谓"铁脚"是"铁渣"或"铁落"，然其又何以称"鲜"？是此标点为误无疑。《本草纲目·草部·蔓草类》谓威灵仙"……初时黄黑色，乾则深黑，俗称铁脚威灵仙。以此别有数种，根须一样，但色或黄或白，皆不可用。"是威灵仙色深黑有药效者，俗呼为"铁脚威灵仙"，以别于或黄或白之不堪入药者。鲜铁脚威灵仙，即"铁脚威灵仙"之"新鲜"者，乃一药，非可分之为二。

6. 中医古籍出版社1986年10月出版《灵验良方汇编·治口舌》第14页："应手散，治伤寒舌出寸余，连日不收，用梅花、冰片为末，搽舌上……"此文"用梅花、冰片为末"一句标点误。《本草纲目·木部·香木类》说："龙脑……以白莹如冰及作梅花片者为良，故俗呼为冰片脑，或云梅花脑。番中又有冰脑、连脑、金脚脑、苍龙脑称，皆因形色命名，不及冰片梅花者也。"是龙脑香有"白莹如冰及作梅花片"之状者，称之为"梅花冰片"或"冰片梅花"。《夷坚丁志》载临安民病伤寒而舌出过寸，数日不收，遇一道人用"梅花片脑"一药为末，掺舌上，舌即"随手而缩"。此方非"梅花"与"冰片"二药无疑。

7. 上海科学技术出版社1958年11月出版《医学从众录·头痛》第90页："止痛太阳丹奇效，天南星、川芎等分，同莲鬚、葱白作饼……”此文“同莲鬚、葱白作饼”一句标点及“莲”字误。头痛外敷方何取于“莲鬚”？殊不知“葱白”之为药多“连鬚根”用，故古方中用葱白，每写成“连鬚葱白”或“连根葱白”或“带白葱鬚”，且《得配本草·菜部·荤菜类》明谓“葱茎白”要“连鬚用”。是知此文“莲”字本作“连”而被误为“莲”，今点校未审“莲”字之误又于“鬚”下置一“∵”号，遂使此文“连鬚葱白”一药，被误为“莲鬚”和“葱白”二物了。

8. 人民卫生出版社 1988 年 3 月出版《徐太椿医书全集·兰台轨范·诸疸》第 492 页载“近效瓜蒂散”方后小注：“嗃鼻出黄水，唐以前即有此法，或用束腰。葫芦内白膜研细，加麝少许吹鼻，亦能出水。”唐以前治疗黄疸病，用嗃鼻出水法，何尝有取于“带束其腰”？此“或用束腰”四字断句为误，当连下文，作“或用束腰葫芦内白膜研细”为句。所谓“束腰”者，乃“状其葫芦”也。葫芦，《本草纲目·菜部·瓜菜类》作“壶卢”，谓“后世以长如越瓜、首尾如一者为瓠，音护；瓠之一头有腹、长柄者为悬瓠，无柄而圆大形扁者为匏，匏之有短柄大腹者腹壶，壶之细腰者为蒲芦……蒲芦，今之‘药壶芦’是也。郭义恭《广志》谓之‘约腹壶’，以其腹有约束也”。是此文之所谓“束腰葫芦”，即指壶芦腰腹部细小内束者，为壶芦之一种，又称“细腰壶芦”，入药多用此，非谓唐以前嗃鼻出水法治黄疸，还要用带束其病人之腰。

9. 中医古籍出版社 1988 年 5 月出版《妇科秘书八种·妇科秘方》第 40 页：“黑虎丹治产生血症垂死者即生……每服一丸，炭火烧通红，投姜、自然汁（无灰）、好酒各一合……”此文如此标点，则“自然汁”为何物无法理解，且其又怎样“无灰”？此“姜”字下误置“、”号，“无灰”二字亦不当加括号，且应在“、”号之下。全句作“投姜自然汁、无灰好酒各一合”。在古方中，没有用“生姜自然汁”或“无灰酒”者。

10. 中医古籍出版社 1988 年 10 月出版《增广和剂局方药性总论·玉石部上品》第 2 页“朴硝”条下：“……因作黑瘅大便，必黑腹胪胀满。”此文标点未是，文义难通，当作“……因作黑瘅，大便必黑，腹胪胀满。”

从以上所举例子可以清楚看出，点校古书是一项十分重要的工作，也是一项应该严肃的工作，像“乔太守乱点鸳鸯谱”样乱点一通是不行的，没有一定的古文素养和较广泛的专业知识也是难以搞好点校古书工作的。如点校谬误，不仅起不到帮助读者的作用，而且还会增加读者极大的困惑，如为古医书，甚至还会基址医疗事故，损害人体健康。因此，希望有关部门能引起注意，加强对古书点校出版工作的领导，提高点校出版古书的质量，以便充分发挥这一民族文化遗产的作用！

## 关于湖北省中医药事业发展中亟待解决的几个问题

1990年9月8日

湖北是我国伟大的医药学家李时珍的故乡。如何发展湖北的中医药事业，使湖北中医药事业走在全国的前列，是每一个从事这项工作的专家、教授和医务工作者所关注的事。为促进我省中医药工作健康发展，振兴湖北中医药事业，省政协医卫体委员会于1990年9月8日召开在武汉部分省政协委员和中医药界老专家、教授研讨会。与会同志畅谈了我省中医药工作发展的形势和在全国所处的地位，在充分肯定成绩的同时，找出了制约我省中医药事业发展的因素，提出了解决问题的办法和建议。

1. 制约我省中医药事业发展的因素

（1）我省至今尚未成立与国家中医药管理局相对口的管理机构，中医药工作的开展缺乏有力的管理，使之不能健康、全面、协调地发展。

为了加快中医药事业的发展，国务院于1988年5月成立了国家中医药管理局，进一步深化和发展中医药管理体制的改革，结束了中医、中药长期分离的状况。据了解，全国已有十多个省、市成立了中医药管理局或中医管理局，其他一些省、市也正在积极筹备，而目前我省中医管理工作只由省卫生厅中医处承担，仅有四个干部，既要面对中医药管理局（九个司）的各项任务，又要处理全省日趋繁重的中医医疗、科研及厅机关内部事务等项工作，长期处于超负荷状态，中医处已经力不从心。若长此下去，必将影响我省中医药事业健康、全面、协调的发展。

（2）中医药工作经费投入不足。虽然我省每年投入了一定的中医药事业经费，但远远不能满足我省中医药事业发展的需要。据统计资料表明，我省 1988 年用于中医药事业的经费仅占全部卫生事业费的 7.3%，低于全国 7.85% 的比例。按国家有关规定，一个部级中医科研项目经费即 5 万 ~8 万元，而我省安排的全部中医药科研经费每年总共只有 10 万元。

（3）中医药队伍专业结构不合理，队伍不稳定。据统计资料表明，我省中医药工作人员中无规定学历的中医药人员占中医药工作人员总人数的 62.6%，副主任医师以上职称太少，全省共 403 人，而正主任级医师只有 35 人，其中搞中药的仅有 3 人。中药炮制与制剂又是一项实践性很强的工作，劳动强度大，目前有专长的老药师大多年事已高，或退休或作古；年轻人员因为待遇低，不安心本职工作，而学校中药专业毕业生，一方面分配难，另一方面也缺乏对中药炮制实际工作的热爱，因此很多颇有特色的传统炮制技术面临乏人乏术的状况。

（4）中医医疗机构起点低，规模小，设备简陋。我省虽然实现了县县建有中医医院的目标，中医医院病床总数居全国第六位，但大多数县、市级中医医院是在 1978 年以后建立的，起点低，床位少（全省床位少于 60 张的中医医院就有 36 所），设备差（设备总值不到 10 万元基本标准的有 35 所），房屋建筑面积小（例如秭归县中医医院只有两间房，其中一间还是租用外单位的厨房）。

上述问题的存在，严重地影响我省中医药事业的顺利发展。

2. 解决上述问题的办法和建议

为了解决上述存在的问题，协调好各方面的关系，促进中医药事业的发展，到会同志建议：

（1）尽快成立省中医药管理局（副厅、局级建制，计划、财政单列），形成中医和中药统一的管理体制。在没有协调一致的情况下，中药的管理问题，仍按现行体制管理，待认识统一、条件成熟后，即统一归口中医药管理局。希望省委、省政府继续把中医药工作作为弘扬民族文化，振奋民族精神，继承和发扬中医学遗产这样一个重要问题来处理，争取早日理顺中医药的管理体制，以促进我省中医药事业的发展。

（2）增加对中医药事业的投资，改善中医医疗设备。“巧妇难为无米之炊”，希望省财政和地方各级财政逐步增加对中医药事业的经费投入，以利于我省中医药事业持续、稳定、健康地发展。

（3）继承名老中医药专家的经验，加强中医药人才的培养。目前全省有实践经验的老中医药师大多年事已高或作古，特别是老中药师后继乏人，很多有特色的中药传统炮制技术若不抓紧抢救，必将造成不可弥补的损失。希望各级领导、各医院部门认识这一问题的严重性，采取措施，抓紧抢救名老中医药专家的经验，抓紧对现职人员和全省各级医药公司工程技术人员（中药）的技术培训，尽快提高他们的业务水平，尽力扭转我省中医药事业“后继乏人乏术”的局面。

（4）依靠科技进步振兴中医，努力提高中医学术水平和中药、中成药的生产质量。科技兴医必须充分发挥我省现有的中医药研究院、所的“龙头”作用，带动全省中医药工作的开展；结合我省中医药学科优势，突出主攻方向，积极开展对临床急、危、重症和李时珍学术研究，为中医药专著出版创造条件，以促进中医学术的提高。制药厂必须领先科技改善中成药的生产工艺，提高中成药的医疗效用。

（5）希望继续加强对中医药生产、批发和销售的管理；整顿医药市场，坚决杜绝伪劣假冒药品进入市场；切实加强新产品的开发，保障人民的健康和用药安全有效。

——在汉李今庸等名老中医的呼吁

# 建议湖北省高等医药院校仍应归省教委领导

1991 年 4 月 23 日

据近日省长办公会议《纪要》，为了理顺医药院校和附属医院体制问题，欲将医药院校改属卫生厅领导。我们对此很不理解，以致惊讶。我们认为，高等医药院校仍应归省教委领导，理由如下：

1. 高等教育及其运行机制，是一门科学，既有丰富、严格的内涵，又有适应全社会的广阔外延，而自成体系。放眼世界，虽各国制度悬决，教育方针迥异，而教育的科学性则大体一致，故高等院校必依其科学性而归教委领导，则顺理成章，出诸自然。

2. 历史的经验教训值得深思。我院自 1958—1963 年属卫生厅领导，其时张某某同志曾坐镇附属医院，协调关系，虽殚精竭诚，但是，不仅收效甚微，而且学校各项建设，都跟不上教育步伐，事出无着，而转属省教育厅领导。自此以来，学校建设虽有困难，然能步步前进。目前，我校各方面已初具规模，基本符合教委规定的办学条件，足以说明属教委领导之正确性，而不可轻易交更。

3. 中医学院若属卫生厅领导，势必政令不通，因为上有卫生部，主管西医药及有关卫生事业；国家中医药管理局专司中医药管理工作，而我省尚未建立中医药管理局，是谓“高位截瘫”。以此而论，学校对上，则与主管部门相左；上级对下，而我省无相应机构，则政令如何通行！实为办学之大忌。况且国家发展《十年规划》及《五年计划》所规定之卫生事业发展任务，在卫生厅纵然倾注全部精力，犹恐不及，岂有余力兼管大学？只看卫生厅之中医处，不过三四名工作人员，则不解自明。

4. 从高等院校之横向比较来看，有部属院校，其经费及学校主要领导干部等，固由中央各部决定，而有关教育之一切运行机制，仍受国家及省教委统一领导。全国各省 28 所中医学院，唯江西等一二所院校属卫生厅领导，在学者互访中得知，对方自认弊多利少。我省药检专科学校，属卫生厅领导，近在咫尺，只需略做了解，便知情况如何，恕不烦言。

5. 医学院校与附属医院之关系（体制）问题，由来已久，例外者，鲜矣。须由政府对医院作相应的政策调整，加强党委领导，强化政治思想工作，则为根本大计，而变更学校归属，是其标也，故不可及标为本，而将就之。

6. 学校求安，人心思定，乃校情，人心与中央安定团结方针完全吻合，实属幸事。若未经充分科学论证，而变其归属，必然牵动人心，不利于安定团结。我院 60 年代之归属变迁，十年浩劫中，欲迁校于恩施或神农架，长期举棋不定，以致人心涣散，学校几乎名存实亡等，折腾较多，影响较大。况且，我院较为弱小，再也经不起折腾，也不应再受折腾。即使湖北医学院愿属卫生厅领导，而以中医学院之特殊性，仍不能属其领导，恳请三思，以适应教育规律，以顺乎校情民心，则不胜感激之至。

湖北中医学院李今庸等部分教授

## 建议筹备召开纪念李时珍逝世 400 周年国际学术研讨会

1991 年 7 月 2 日

李时珍是我国古代伟大的科学家和医药学家。他殚 30 年精力写成的《本草纲目》一书，被译成英、法、德、日、俄、朝鲜、拉丁七国文字在世界广为流传，对中草药学、生物学、矿产学、植物分类学等多学科做出了卓越的贡献，得到了世界人民的尊敬。李时珍画像早已嵌镶在苏联莫斯科大学廊壁上，中国科学技术协会计划在我国为李时珍塑像。日本关西大学教授，科技史学家宫下三郎先生和药学博士大盐春治先生在 1986 年专程来我省蕲春拜谒李时珍墓；之后，英国研究中国科学技术史专家李约瑟先生和他的秘书鲁桂珍女士也专程来我省蕲春访问了李时珍故乡。据说李约瑟先生撰写了《中国科学技术史》第15卷为植物，其内容将主要采自《本草纲目》一书。

1983年，我省曾召开纪念李时珍逝世390周年的全国性学术会议，在全国影响较好。1993年李时珍逝世400周年，理应根据我国改革开放形势的发展，召开一次国际性的隆重纪念大会。它的意义在于：第一，继承发扬李时珍学术及其学术思想，为我国四化建设服务；第二，激励我国科技人员学习李时珍热爱科学、勇于实践、求实创新精神以及其坚忍不拔的毅力，从而振奋精神，投入"科技兴国"中去；第三，通过会议交流，与港澳台同胞和海外侨胞增进了解，广交朋友，有利于祖国统一事业；第四，扩大我省影响，提高我省在世界各国的知名度，以促进我省旅游事业和改革开放的发展；第五，有利于提高人民群众特别是青年人的民族自信心，是一次爱国主义教育。为此，我特建议：

1. 在1993年适当时候，召开一次国际性纪念李时珍逝世400周年的学术会议。

2. 会议规模为200人左右，会议地点应在蕲春，武汉设中转站。

3. 成立纪念李时珍逝世400周年筹备委员会。由省政府挂帅，省科学技术协会、省中医学会、湖北中医学院、湖北省中医药研究院、省卫生厅、文化厅、医药局、旅游局、省农工民主党以及蕲春县政府等单位组成。筹备会设主任委员1人，由正副省长1人兼任，副主任委员2～3人，委员若干人。

4. 筹委会下设办公室，为办事机构，负责筹备工作的具体事宜。设主任1人，副主任1～2人，办公室设在省科学技术协会或卫生厅学会办公室内。

5. 根据筹备工作和大会需要，办公室下设若干小组。

（1）秘书组：负责文件起草和大会的组织安排。

（2）材料组：负责征集论文、组织审稿、论文装册和安排会议发言（指论文宣读）。

（3）联络组：负责各方面的联系工作和会后外国朋友及港澳台同胞、海外侨胞的旅游组织安排。

（4）经费组：负责会议的各项经费的收支与管理。

6. 经费来源：省财政拨款，有关单位筹措，国内外赞助，会议费收入。

7. 纪念大会开会前，我省应成立“李时珍研究会”，也可在会议期间研究成立“中华全国李时珍研究会”。

8. 纪念大会正式开幕后，筹委会工作即结束，而办公室及其各组和工作人员即转入大会。

**附：**

**湖北省政府副省长韩南鹏同志的文批**

请科协牵头，省卫生厅等有关部门研究，提出具体意见，报省委宣传部（湖北省对外文化交流协会）审定。

韩南鹏

8 月 26 日

# 新 年 献 策

1993 年春节

依据我国传统文化，今年岁次癸酉，属“鸡”年。古人说，鸡有五德：“平头戴冠者，文也；足傅距者，武也；敌在前敢斗者，勇也；见食相告者，仁也；守夜不失时者，信也。”然而，我们“加强精神文明建设，乃文也；发展经济和科学文化事业，提高我国综合国力，乃武也；建立市场经济体制，敢于竞争，乃勇也；交流信息，促进社会繁荣，提高人民生活水平，乃仁也；贯彻中央方针政策，不欺不诈，不折不扣，乃信也。”行此五德，则我国必政通人和而步入于升平世界矣。愿大家鸡鸣起舞，于斯共勉！

（一）

随着全国改革开放形势的发展，我省也加大了改革开放的步伐，并于去年即1992年全面放开了粮食、棉花的价格。由于我省农业的连年丰收，仓实库满，出现了农民“卖粮难”“卖棉花难”现象，从而“粮”“棉”价格降低，农民增产不增收，使“谷贱伤农”，影响了农民生产积极性。古人说：“民以食为天。”我国11亿人口吃饭是大事，而我国农业生产能力，依赖于科学技术的程度还不高，基本上还在靠“老天爷”吃饭。如果农业荒废，仓无积粮，一旦不幸遇上水旱灾荒，则人心即会浮躁不安。故江泽民总书记视察我省农村后，重申了农业是国民经济的基础，强调“农业是基础”这个观点不能动摇，要求各级政府重视农业，增加对农业的投入，并切实减轻农民负担，以确保农民的生产积极性，稳定农业。然在市场经济体制和粮、棉价格完全放开的情况下，我省这样一个农业大省，每年秋收后，农民要钱用，都将有大批粮、棉投入市场销售，势必又会出现粮、棉售出困难而价格变得低廉，从而可能产生少数囤积居奇者，乘机压价以收购农民粮、棉，造成粮、棉价格过低而伤农，待至来年春、夏之交而农作物青黄不接或遇灾荒之际，粮食价格上涨，而囤积居奇者又会乘机抬高价格把粮食投入市场抛售以牟取暴利，而影响广大人民生活。为此，我建议：政府宜筹措一定数额的粮、棉价格调控基金，在农民要钱用，把大批粮、棉投入市场销售而价格下跌时，待价格下跌到适当程度，政府即依价购置起来，保证农民利益，防止价格过低伤农，当农作物青黄不接或遇灾荒，粮食价格上涨时，待其涨到适当程度，政府即把粮食投入市场，依价出售，制止粮价过高，以保障人民生活。这样，既能使农民增产增收，保护农民对农业生产的积极性，又可保证广大人民的生活稳定，同时，政府也能增加适当的经济收入，于公于私皆有利。这种方法，在我国古代叫作“平准”。汉代大司农桑弘羊推行了这项“平准法”，既从一个方面维护了当时的社会稳定，也为汉武帝创造了为数可观的经济效益。

（二）

在1979年党的十一届三中全会后，我国通过农村改革，解放了农业生产力，农民的生活水平有了提高，对健康的要求也迫切了。然而我省农村合作医疗制度却因某些原因而恢复相当缓慢，几年来对此所做的努力，一直收效不大，致使许多地方，尤其是边远地区和偏僻山区仍然严重地存在着缺医少药。这既不利于我省农业生产的顺利发展，也影响我国11亿人口在2000年实现人人享有初级卫生保健对世界卫生组织的承诺。无论按照我国现实的国情或我省现实的省情，如果忽视我们民族传统的中医中药，企求在近8年时间里改变我省广大农村缺医少药面貌和达到人人享有初级卫生保健，是不大可能的，因为它太不合乎我省甚至我国的实际。要实现上述目标，必须充分发挥我国民族传统的中医药学的作用。我省是闻名世界的伟大医药学家李时珍的故乡，有丰富的中药材资源，全国除四川省外，我省和广东省并列第二位，这是人们公认的事实，表明我省中药材是颇具优势的，况且中医药又是在广大群众的长期实践中产生的，与广大群众有着千丝万缕的联系，比较容易为广大群众所了解、所接受、所掌握。为此，我建议：在我省广大农村普及中医中药和气功保健知识，邀请中草药单方、验方、针灸、按摩、热熨、刮痧、角法（拔火罐）、粹法（抢灯火）等简便易行的医疗方法，并将这一工作纳入我省计划“每户培养一个致富带头人”和“在农村回乡青年中培养若干掌握1～2项技术”的“燎原工程”等活动中。这项工作做好了，一方面，可使我省广大农村有了小病或一般疾病，就地取材，自我治疗，迅速改变缺医少药现象，及时实现我省4500万人口人人享有初级卫生保健；另一方面，又可发展中药材，增加我省农村经济收入，有助于某些农村的脱贫致富。

以上两点建议，是否有当，提出以供政府领导部门参考。

## 建议湖北省中医药学会转移挂靠在湖北中医学院

1995 年 11 月 12 日

湖北省中医药学会现挂靠在湖北省卫生厅。由于体制和人为的原因，中医药学会多年来未能很好地开展正常工作，活动受到很大限制，严重影响了学会组织作用的发挥和广大中医药会员的积极性。在科教兴国和科教兴鄂的今天，为了发挥我省中医药学会的积极作用，正常开展其学会工作和学术活动，使之在四化建设中做出贡献，兹根据 1994 年《湖北省科学技术协会组织通则》第三章第十四条规定精神，并取得湖北中医学院同意，拟将湖北省中医药学会转移挂靠在湖北中医学院。特此建议，请批示。

**附：**

**湖北省科学技术协会 1995 年 11 月 15 日的答复**

为有利于学术活动开展，从实际出发，同意中医学会报告。

## 进一步发挥政协提案工作的效能

1996 年 9 月 1 日

在中国共产党的领导下，具有中国特色的中国人民政治协商会议（以下简称“政协”）这一政治团体，荟萃着社会的各类专门人才，被人们誉为“人才库”，可见这个群体的人才众多，知识广博。组成政协的各个政协委员，懂专业，明管理，讲政治，爱祖国，在自己工作岗位上认真守业敬业，在政协组织活动中积极建言献策。在我国实现“九五规划”和“2010 年远景目标”的今天，充分发挥政协这一群体的作用，无疑是一个非常重要的问题。

众所周知，政协的主要职能是政治协商、民主监督和参政议政，而政协的提案工作则是政协主要职能的一个重要形式，也是党政领导部门发挥民主的一个重要渠道。政协委员和参加政协的单位，可以通过提案表达自己对国家大政方针的关注和见解，可以给政府部门提供情况，提出建议和意见，使政府部门的决策做到科学化、民主化，做到更加符合实际，使各项工作能够顺利发展，少走弯路，发挥民主监督的作用，从而做出自己的贡献。由此可见，政协提案工作，对政策部门，对政协组织，对政协委员个人，都不是可有可无，而是有着不可忽视的作用。

我省的政协提案工作，在省委的领导和支持下，通过多年的实践和努力，创造和积累了很多有关提案工作的宝贵经验，提案的数量和质量都有显著的发展和提高，提案书写走上了规范化，提案交办做到了制度化，件件提案有办复，有反馈意见，且在必要时还有再办复，不少提案内容受到了党政领导部门的重视和采纳，因而又进一步调动了政协委员写提案的积极性，从而使政协提案工作，对我省的经济发展、社会稳定、精神文明建设、群众生活和党群关系等等都发挥了积极作用，取得了很大成绩。但是，这和中央的要求和人民的希望都还不够，和履行政协主要职能的要求也还不够，正如全国政协主席李瑞环同志在全国政协作届十七次常委会议上所指出的：“政协履行职能在一些方面与中央的要求和政协《章程》的规定还有很大差距。”这当然也包括我省的政协提案工作在内。我省的政协提案工作虽然取得了很大成绩，但确实也存在不少问题，其主要表现在：一方面，是有些政协委员本身了解情况和研究不够，所写提案缺乏可行性；另一方面，是有些承办单位对政协委员提案缺乏应有的认识，不认真，不研究，办复时上推下诿，敷衍了事，甚至个别人还对提案有反感，出怨言，更有甚者，竟有在对政协委员提案的答复中装腔作势，盛气凌人。然而政协职能只是民主监督，提案没有法律效力，也没有舆论效力，对承办单位没有丝毫约束力，承办单位对政协委员提案的重视与否，全在于其对政协民主监督的态度和对提案工作的认识。承办单位不重视政协委员提案，则政协的提案工作就无能力，失去效用，而政协委员对缺乏民主意识的官僚主义者无可奈何，这就必然会出现写提案无益而感到是吃力不讨好，从而不再写提案或者少写提案了。政协委员写提案的积极性受到挫伤，影响了政协提案工作在民主监督中应有作用的正常发挥。

为了更好地发挥我省政协提案工作的作用，从一个方面发挥好政协主要职能，为我省经济建设和社会发展做贡献，应该努力做到：

第一，政协组织应积极创造条件，让政协委员真正了解到他应该了解的尽量多的情况，并能分析情况和研究情况。以此为基础写出有分量的提案，使提案内容牢靠地建立在客观情况的基础上，具有可行性。尽管如此，也不能设想提案一经交办，就会被承办单位所接受、所采纳，必须还要有耐心、毅力和坚持真理的精神，如遇承办单位敷衍塞责的办复，既不能抱着“我提了，采纳不采纳是承办单位的事，我管不了，就作罢”的态度，也不能因为提案未被采纳，就心中愤愤不平而停写提案，应该提一次不行就提两次，两次不行就提三次，三次不行就提四次，一直提到被采纳为止。

第二，有些承办单位对政协委员提案不重视甚至反感而或盛气凌人者，是因为其缺乏民主意识，总是习惯于自行其是，不习惯于考虑别人的意见，不喜欢政协对自己的民主监督，这正是我国数千年封建社会中只有“人治”没有“法治”、总是“当权人说了算”的思想反映。因而在我国推行民主与法制的今天，必须大力对干部进行民主教育，培养其民主意识和民主作风，以适应现代社会发展的需要，从而自觉地接受政协的民主监督，提高对政协提案工作的认识，改变办复提案工作的态度，发挥提案工作的最大效能，推进我省各项事业的顺利发展。但是也应该看到，要培养起某些干部牢固坚实的民主意识和民主作风，并不是一件容易的事情。《礼记·中庸篇》说：“文、武之政，布在方策。其人存，则其政举；其人亡，则其政息。”周文王姬昌和周武王姬发父子二王治理国家的政策都刻写在简册上。其人活着在位时，其政策在国内积极推行；其人死后，其政策也就无人实行了，说明我国至迟在周初已在实行“人治”而“当权者说了算”。这种状况一直延续了三千年，其思想影响之深远就可想而知了。如果企图以教育方式为唯一手段来建立干部坚固的民主意识和民主作风，恐怕在一定时期内也很难达到理想的要求，因而，就必须同时把这项工作也纳入法制的轨道，由全省人民代表大会制订一个如《湖北省政府机关民主条例》之类的法律文件，用法律规定政府部门在接受党的领导监督和人大的法律监督的同时，还要真正接受政协的民主监督，从而进一步发挥政协提案工作的效能，保证政府部门勤政廉洁，谦虚谨慎，更好地完成国家赋予的任重道远的行政工作的光荣使命。

## 建议筹备“97鄂港澳台中医药学术研讨会”（文佚）

1996年下半年

## 建议湖北省政协应建立主席接待日

1997年9月18日

关于建立主席接待日问题我已在常委会议上提过多次，至今既未见采纳，也未见说明不能采纳的原因，故不知这一建议是否可用，特再一次书面建议。

建议省政协实行主席接待日，每周固定一天，由正副主席轮流值班，负责接待，我认为它的作用：

1. 有助于了解真实情况，了解社情民意，进一步搞好政协工作。

2. 有助于较多接触委员和接触较多委员，建立感情，增进团结。

3. 有助于转变工作作风，克服官僚主义。

主席接待日，除接待政协委员外，还可以接待社会各界人士反映社会情况和民众意见。十几位正副主席轮流值班接待，每次一人负责值班，十几周才轮到一次，故每位主席花不了多少时间，且接待日无人来反映情况时值班主席可以照样办公（在接待室）。

## 建议召开“99国际中医药学暨按导医学学术研讨会”（文佚）

1998年

## 建议命名“化成大道”与“文化广场”释义

2002年11月8日党的十六大开幕之日

### （一）

“化成”一词，出于《周易·贲卦·彖文》：“观乎人文，而化成天下。”化成，指“教化”，犹言“治理”。化成天下，乃谓“治理社会”也，这是“人文”的功能要求。所谓“人文”，就是社会的人保持和谐，中正无邪而归于伦理秩序，即所谓“中正以止者，人文也”。

当今之世，由于现代科学技术的高度发展，分工越来越细，人们的专业化性质，使其越来越缺少了人文情怀。物欲横溢，见物不见人，各自为己，互不关爱，失去和谐，社会也就不得安宁，故高科技越发展，越要提倡人文精神，关爱人，尊重人，保持社会的融洽与和谐。人们已经提出了自然科学与人文科学结合研究，协调发展。中华民族优秀文化的中医药学，就是自然科学和人文科学的一个结合体，它既是医术，是一门科学技术，又有丰富的人文科学内容，而且二者融合在一起。如古代医籍所载：“理色脉而通神明”“脉至如喘，名曰暴厥，暴厥者，不知与人言”“有余者泻之，不足者补之”“必齐毒药治其内，镵石针灸治其外”“刺布衣者，以火粹之，刺大人者，以药熨之”“针所不为，灸之所宜”等是医疗技术，为自然科学，而所载“余闻先师有所心藏，弗著于方，余愿闻而藏之，则而行之，上以治民，下以治身，使百姓无病，上下和亲，德泽下流，子孙无忧，传于后世，无有终时”“凡大医治病，必当安神定志，无欲无求，先发大慈恻隐之心，誓愿普济舍（含）灵之苦，若有疾厄来求救者，不得问其贵贱贫富，长幼妍蚩，怨亲善友，华夷愚智，普同一等，皆如至亲之想，亦不得瞻前顾后，自虑吉凶，护惜生命，见彼苦恼，若己有之，深心怆，勿避险戏，昼夜寒暑，饥渴疲劳，一心赴救，无作功夫形迹之心，如此可为苍生大医，反此则是含灵巨贼”等等，明显地反映了中医药学的人文情怀，从而体现了中医药学具有不可替代的优越性。它从不以害人而发展自己，因此得到了世界各国人民的欢迎也就不难理解了。现在人们已经得到了一个共识：21 世纪是人的世纪，是呼唤人文精神的世纪，北京人文学会应运而生了。我国又加入了世界贸易组织，我们应该适时准确地抓住这一机遇，正确地弘扬中医药学，紧密结合中医药学实际，拓展我院具有广阔前途的人文学科，发扬“以天下为己任”的我国古代“士”的精神，促进我国人文科学的发展。贯通学院的一条主干马路，今特建议命之曰“化成大道”者，义本于此也。

## （二）

广场，应该命名为“文化广场”，或叫“李时珍文化广场”，因为此处是中医学院这个文化教育单位的腹心之地，又是文化载体的图书文献集中处图书馆前，还有李时珍这个文化名人铜像坐落其中，文化气息浓厚，故建议命名为“文化广场”或“李时珍文化广场”。如去掉“文化”二字，只叫“李时珍广场”，则体现不出其处的浓郁文化气息，我以为欠妥。

注：以上建议命名“化成大道”与“文化广场”，是专为湖北中医学院校园道路、景点、部分建筑名称征集而作。

# 对《中医药法》稿读后的两点建议

2006 年 6 月 29 日

第六条第 9 页第 24 行："坚持中西医结合，鼓励中西医相互学习，相互补充，共同提高，推动中医、西医两种医学体系的有机结合，全面发展我国中医药事业。"此段文字可删。中西医结合，是 20 世纪 50 年代后期，在超英赶美的政治中以报纸发表提出的，经过全国医药卫生界积极努力，时间经历将近半个世纪，至今未能出现一个真正的中西医有机结合的科研成果，未能出现中西医有机结合的统一理论知识，没有形成中西医结合的"学"，故 1982 年的国家《骞泯》上就没有提发展中西医结合这句话，因为它不符合中、西两种医学的内部规律。孔子说："名不正则言不顺，言不顺则不成。"一个口号的提出，必须和实际相符。否则，是会有负面影响的，已经产生过负面影响。在中西医结合口号下，中西医有机结合的科研成果未出现一个，却大量出现了毫无内在联系的中药加西药，中医术语加西医术语，中医方法加西医方法，加重了病人的经济负担，增加了病人的用药痛苦，甚至给病人带来了灾害，并成为病人"看病贵""看病难"的原因之一。

在目前情况下，根据临床工作需要，治疗时采用中、西两法治病是可以的，但它只是中西医配合，而绝对不是中西医结合。中西医配合是一个工作问题，中西医结合是一个学术问题，二者不可混同。中医、西医是两种决然不同的理论体系的医学，分别属于东、西方之文化范畴，各有自己的文化特征。它们的理论体系、医学模式、哲学基础都不同，二者没有同一性，至少在 39 年内是不可能形成我国统一的新医学新药学的真正中西医有机结合的医学来的，因而，我认为，删去这段文字比保留这段文字更好。至于我国现有的一批西学中人员，他们可以用自己掌握现代科学知识，在中医现代化（不是西医化）进程中大显身手，做出贡献。

第四十七条第 19 页："中药新药是指符合中医药组方理论，传统方剂之外的，以动、植、矿物为原料的，未在我国上市销售的制剂""中药新药研制应当符合中医药理论……”这里我看不出所说的究竟是“新药”还是“新方”？如指“新药”，如“青蒿素”等，是以西医检查结果确定诊断后使用的，只辨疾病，不辨证项，不按辨证施治使用，不可能“符合中医药理论”。照其“辨病治疗”的思维原则，它就不是中药而成为一种“西药”了，不适宜放在这里，如指“新方”，则不宜称其为“新药”。

是否有当，供参考。

李今庸 2006 年 6 月 29 日

写于湖北中医学院

## 建议湖北中医学院“谨慎地正确地使用行政管理干部”

2007 年 5 月 19 日

我院是湖北省唯一一所中医高等学府，聚集有中医药高级人员数百人。某些人为了迎合西方文化霸权主义对我国进行“分化”“西化”的需要叫嚷“取消中医”，而中医处于生死存亡的关键时刻，这几百人都像得了“失语症”一样，皆一言不发，都不顾中医药文化兴废存亡。难道你不觉得奇怪吗？这究竟是什么原因？

据报载，今年全国“两会”期间，顺口溜层出不穷，“最广为人知的是政协委员杨志福向温家宝总理转述的顺口溜：‘村骗乡，乡骗县，一直骗到国务院。国务院下文件，一层一层往下念，念完文件进饭店，文件根本不兑现。’”这个顺口溜把一些官员欺上瞒下的行径和中央政令不通的现状夸张地呈现了出来，虽有夸张，但也有基本事实，故该报最后说：“代表、委员们说出的顺口溜来源于民间，是最原生态的国人心声。顺口溜的流行是值得关注的现象，更值得关注的是该如何解决顺口溜中反映的问题。”这种最原生态的顺口溜，我院 20 世纪 90 年代也产生过，如：“院级干部漂洋过海，处级干部深圳珠海，教师被捆绑在讲台，可惜学生吃萝卜白菜。”又如：“装腔作势的某某，胆大妄为的某某，吹吹拍拍的某某，糊糊涂涂的某某。”有关以上顺口溜反映的一些现象，也是值得关注的。如果院领导关注顺口溜反映的情况和各人实际，谨慎地正确地使用干部，胆大妄为的某某现在就不至于被抓判刑而坐牢，我这绝不是“事后诸葛亮”。

今年4月6日我院附属门诊二楼内科四诊室，遭一病人泼汽油放火，医生、学生跳窗而出。病人没有在其他的中、西医门诊部采取这种过激行为，却偏在我院附属门诊部放起火来了。这是有一定的实际原因呢？还是纯属偶然性，类似的事件还会不会再发生？医药千万不能搞假的，它是人命关天啊！

作为一个单位的管理者，总是目空一切，眼望天花板走路，拒绝群众的工作建议，不尊重群众的首创精神，自认为比任何人都高明，是搞不好这个单位的，因为在这方面没有天才！我院多年的社会实践早已证明了这一点。还是谦虚谨慎，互相尊重，可以凝聚人心，可以促进工作和事业发展。

现在电视台刚播放完电视连续剧《贞观长歌》，这是很值得一看的电视片。看李世民怎样善于纳谏正确对待谏臣魏徵等而成“贞观之治”的。电视内容，不便重复。这里且把宋代范祖禹撰写的《唐鉴》一书中有关唐高祖李渊的一则、唐太宗李世民的二则事迹同范祖禹的评语，以及《光明日报》刊载的《纳谏与盛世》一文，复印出来奉上，供一阅（附《唐鉴三则及《纳谏与盛时》一文》）所谓“纳谏”者，就是“采纳别人的建议或意见”者也。

反观楚霸王项羽，勇猛过人，力拔千钧，且出身贵族，拥有百万大军。但刚愎自用，不听范增的谏言，卒为一个起事于沛县小吏的刘邦所败，自己“无颜见江东父老”而“别姬”自刎于乌江，为天下笑。

纳谏者昌，拒谏者亡。历史历历在目，可不慎哉！有的人讳疾嫉医或文过饰非，也是不足取的。因为他不可能得到“失败为成功之母”的收获，这是常识。

“资源不共享，上下未和亲，偶尔路相遇，人面各西东”，这是不符合构建和谐校园要求的。

李今庸

2007年5月19日

## 建议湖北中医药大学组织一次召开中西医结合讨论会

2012 年 8 月 20 日

一、主旨：发扬民主。

二、讨论内容：

1. 团结中西医和中西医团结。

2. 中华传统医学和中医现代化。

3. 中西医并重和中西医结合，中西医能否结合？怎么结合，结合后是一个什么样医学形态？

三、思想方法：辩证唯物论抑是折中主义。

四、请省委宣传部部长出席。

五、请新闻记者会后在《光明日报》上向全国报道。

注：提倡相互尊重，礼貌语言，讨论会上，一律平等，无所谓领导与被领导，老教授和年轻学者，老师与学生，只要言之成理，持之有故，皆可在大会上发言，会议之后，不做结论，学术观点，自我修正。

李今庸建议

2012 年 8 月 20 日

## 应中国中医药报征求“中医药立法”而提两点意见

2014 年底

一、“中医日”，定在每年十月十一日欠妥当。因为这个批示的日子，是立足于“整理和提高中医靠西医”，实践证明失败了，发展中医还是要靠中医自己。衡阳会议已经给了人们启发，听说某某在北方某地的五人小型会议有结论，卫生行政领导部门已把中西医结合改口叫“中西医优势互补”。南京政府要废止中医，激起了全国中医药界群起抗争而胜利的“三月十日”为“中医日”。

二、我国的中医、西医是两种完全不同的医学理论体系，中西医结合已为医界的失误。既然中西医学是两种完全不同的理论体系，要用西医现代一切检查于不经中医改造就拿去临床使用，这是在搞中医西医化，对中医来说，绝对没有益处，只是可以收检查费用。由于中医医院不姓“中”，中医得了“失语证”，满口西话，没有自己的语言，没有自己的思想，没有自己的学术。长此以往，中医药具有数千年从未中断过的优秀文化将断送在我们这一代人手中，岂不愧对祖先，愧对后人！

国务院原总理温家宝说：“文化终究是一个国家的灵魂。”

李今庸

2014 年底

# 第四章　演说讲话类

## 加强对中医工作的领导，解决后继乏人问题

——在中国人民政治协商会议湖北省第四届委员会第四次会议小组会上的发言

1981 年 2 月 26 日

### 一、中央对中医西医提出了新的方针

中医工作到底怎么搞？去年中央卫生部召开会议时提出，中医、西医、中西医结合三支力量要大力发展，长期并存，中央也下达了文件。政府工作报告中关于“医疗卫生工作，应继续坚持中西医结合”的提法，与中央新的精神有出入。中医、西医、中西医结合三者并存，这是通过调查得出的结果。中西医结合，大家都干中西医结合，忽视了中医工作，这样中医搞丢了，西医也与外国的差距拉大了。中央提出了新的方针，要大力宣传，要用新的方针来指导，考虑教学、医疗、科研工作。《政府工作报告》中关于这个问题的提法建议改一下。

### 二、积极解决中医后继乏人的问题

中医工作后继乏人，我们非常发愁、着急。中共中央［1978］56号文件的基本精神就是要解决中医后继乏人的问题，培养有中医理论知识，有临床经验的人才。省里传达中央精神时，中医、西医、中西医结合还是混在一起，不能这样做。如果混在一起，中央提出新的方针就没有什么意义了。中医、西医、中西医结合不能等同，各有各的发展方向。中医要实现现代化，就要大力培养人才。中医是短线中的短线，调整中要照顾短线，发展短线，使中医工作适应四个现代化的需要。如武

汉要成立一个中医研究单位，就是有了庙还不好找人呢！

**三、大力加强对中医工作的领导**

中医学院在湖北只有我们这一家，现在省里比“文革”前重视多了。以前招生，武医、湖医不要的考生也不愿给我们，每年只招几十个人，现在没有房子还招200多名学生。1968年教育局讲，你们湖北中医学院过去是老六，现在是老几？为什么降下来？我看还是一个领导班子的问题。有的领导不懂业务，光搞特权，有的领导对学校的教职工人数、学生人数到底有多少也搞不清楚。山东的上去了，陕西的上去了，为什么他们上去了，关键问题是领导重视，责任心强。有几件事可以看出我校领导对中医工作重视不重视。一件事，全国编写医学百科全书，要我院接受一部分中医的编写工作，要体现中国的特点，任务接受后，有的领导埋怨不该接受；二件事，要我校承担百科全书中中医基础部分的编写，有的领导推掉了；三件事，厦门大学开展中医函授，要我校编写伤寒论讲义，我校以前曾主编过，加以修改就可以，有的领导拒绝了；四件事，关于金匮讲义，原是我校主编，这一课我校一直在开，“文革”中冲掉了，1977年又恢复，编教材又推给成都了。这几件事如果做了，对国家有贡献，同时也培养了本校人才。建议省委派人到中医学院调查研究一下，不能光听学院领导的，要深入到群众中去，把存在的问题加以解决，真正把中医学院办好。



## 中国医药学对人类的伟大贡献

——在湖北省振兴中医大会上的发言

1984年12月

中国医药学，是研究人类生命现象和病理现象的一个知识体系，是我国各族人民几千年来同疾病做斗争的经验总结。中国医药学具有独特的、系统的理论，这种理论是经过历代医药学家防病治病的实践，总结了群众的智慧，不断丰富、发展起来的。它不仅是我国宝贵文化遗产的重要组成部分，对我国各民族的生存和发展做出了巨大贡献，深得群众的依赖，而且是我国现阶段医药卫生事业的一支重要力量。因此，怎样对待中医药学，如何继承和发展中医药学，使之更好地在人民保健事业中发展其重要作用，为人民健康事业做出更大贡献，是当前卫生工作中必须重视的一个重大问题。

根据历史唯物主义和辩证唯物主义的认识，自从有了人类，就有了医疗活动。人类在长期的生产和生活实践中创造了医学，但人类生活在不同的地理环境中，其医学就有着各自的特点。如被称为四大文明古国的中国、印度、埃及、巴比伦，都有各自民族的传统医学。随着历史的演变，科学的进步，有的已经全部消亡. 有的已经大部分淘汰，唯独中国的传统医学，却屹立于世界医林，始终立于不败之地。尤其是近年来，中医药学越来越引起世界各国的重视，以致在不少国家出现了“中医热”，信服中医药，派专家、学者、留学生来我国考察学习，成立各种专门机构从事中医药的研究。这不仅说明中国医药学已经为人类健康事业做出了卓越贡献，赢得了世界人民的信服，而且显示了中医药学的科学性及其现实意义。

中医药已经有几千年的历史。100 多年前，西方医学传入我国，中医药曾经遭到非议和歧视。1929 年，国民党政府命令取消中医。中医药的发展虽然受到了阻碍，但它始终没有被窒息、被消灭，其根本原因就在于它并非封建迷信的邪说，而是一门防病治病的科学。党中央和毛泽东主席，鉴于中国医药学是一门防病治病的科学，对中华民族的繁衍昌盛有着巨大贡献，因此很重视中医药学的继承和发展。早在 1949 年，毛泽东主席就说过：“必须很好地团结中医，提高技术，搞好中医工作，发挥中医力量。”其后，毛泽东主席又指出：“中国医药学是一个伟大的宝库，应当努力发掘，加以提高。”并号召“西医学习中医”。党中央还制定了一系列发展中医药学的政策。在党的中医政策指引下，新中国成立多年来，中医药学得到了大力扶持和发展，中医事业出现了崭新的面貌，中医医院校和中医医院、科研机构相继建立，中医药人员进入国家医疗卫生单位，培养和造就了大批中医药人才，中医事业有了较大发展，取得了很大成绩。但由于“左”的影响，党中央、毛泽东主席对中医工作的很多重要指示没有得到认真贯彻。党的十一届三中全会以后，中医事业得到了恢复和发展，重申了党的中医政策，并强调要为中医的发展与提高创造良好的物质条件，特别是新宪法写进了发展我国传统医药的内容。赵紫阳总理还强调指出："要大力加强医疗卫生事业，在发展现代医药的同时，要注意发展我国传统医药，克服忽视祖国医药宝库的现象。"胡耀邦总书记最近给杭州胡庆余堂制药厂题词说："中医中药是门科学，门门科学都无止境。"这一切都说明党中央对中医药学在保障人民健康中所起的重要作用是多么的重视。

## （一）

中国医药学历史悠久，源远流长，早在3000多年前，商代的甲骨文就有关于疾病的记载。在殷墟出的甲骨文中，载有疾病内容的就有323片，415辞，包括20余种疾病的名称，如疾首（头病）、疾目（目病）、病耳（耳病）、疾齿（齿病）、疾腹（腹病）、疾止（足病）、病子（小儿病）、疾育（产科病）等，大部分是按人体部位来区分的；有些疾病还能根据其主要特征，给予专门的命名，如疟、疥、虫、龋等。其中关于"龋齿"的记录，比古埃及、古印度、古希腊等国的类似记载早700～1000年，这是我国古代人民对世界医学所做的重大贡献。

在西周时期，我国医师就开始了分科，出现了食医（饮食营养）、疾医（相当于内科）和疡医（相当于外科）等分科医生。《周礼》一书中还载有"春时有痟首疾，夏时有痒疥疾，秋时有疟寒疾，冬时有嗽上气疾"等内容，说明当时已初步认识到季节、气候的变化及某些地区特殊的自然条件与人体健康、疾病有着密切关系。《周礼》中还说"以五味、五谷、五药养其病""凡疗疡，以五毒攻之，以五谷养之，以五药疗之，以五味节之"。所谓"五药"，就是当时对于多种药物的初步分类归纳，说明当时已积累了一定的药物知识。

春秋战国时期，随着农业、手工业的巨大发展，医学也发展到了一个相当高的水平，秦国名医医和创立了"六气致病说"，用"阴、阳、风、雨、晦、明"六气来解释各种疾病的原因，排斥了"鬼神致病"

的迷信。尤其是《黄帝内经》一书的问世，标志着我国医学发展到了一个新的阶段。这部巨著包括摄生防病、人与自然、藏象、经络、病因、病机、诊法、治则、中药、方剂和针灸、按摩等多方面的论述，多达162篇，奠定了中医药学的理论基础。

迄至汉代，张仲景《伤寒杂病论》的成书，标志着临床治疗学的成熟、辨证论治原则的确立和中医药理论体系的进一步完善。著名医学家华佗使用麻沸散进行全身麻醉，进行剖腹外科手术，则是世界医学史上一个了不起的创造。华佗还发明了模仿虎、鹿、熊、猿、鸟等动作的健身操，即五禽戏，提出了把体育与卫生结合起来的科学防病思想，这在世界上也是首创。

三国时期，我国最早的药物学专著——《神农本草经》的问世，显示了药物学的巨大发展。该书总结了三国以前的药物知识，记述了365种药物的生长环境和治疗作用，其中关于黄连治痢、常山截疟、麻黄治喘、海藻疗瘿瘤等记述，不仅在临床上确有实效，而且是世界药物学上的最早记载。

医学发展至两晋南北朝时期，对疾病的认识、新药的发现、脉学的完善等方面更有进步，魏晋著名医学家王叔和，搜集了有关脉学的资料，采撷各家之说，并结合自己的临床经验，著成《脉经》10卷，确立了寸口诊脉法，分寸、关、尺三部分，分主五藏六府，解决了寸口切脉的关键问题，推进了独取寸口诊脉法的临床普遍应用。晋代葛洪著成《肘后方》，书中突出之点，是对某些传染病的认识达到高水平，如所述“虏疮”，是世界上对天花的最早记录；所载用狂犬脑髓趁热敷治被狂犬咬伤者的伤口的方法，这在当时取得了一定的效果，后来法国的巴斯德在19世纪研究了狂犬的脑髓，才知道狂犬病毒几乎都聚集在脑神经组织里，用这种带有病原微生物的动物组织来治疗，可以说是现代免疫法的先驱。南北朝时期，陶弘景编撰成《本草经集注》，收集药物730种，这是继《神农本草经》之后，对药物学的又一次整理提高。

到了隋唐时期，对疾病病因病理的探讨取得了相当大的成就，方药学也有很大发展。隋朝巢元方所著的《诸病源候论》一书，系我国第一部病因病理学专著，该书最大的贡献是对疾病的记载广泛而详确，对病源的认识也进行了新的理论探索，如“瘟病候”中，认为某些传染病，是由外界有害物质因素“乖戾之气”所引起的，这些物质还能“多相染易”，并且可以服药预防，这对后世温病学说的形成和发展有着重要影响。唐朝政府令长孙无忌、李勣等主持编修的《新修本草》，载录药物844种，具有较高的学术水平和科学价值，是最早由国家颁行的药典，比欧洲著名的《纽伦保药典》早800多年。唐朝的太医署，则是世界上最早的医学院。此外，还有孙思邈的《千金要方》《千金翼方》及王焘的《外台秘要》等方书问世，使伤寒学及方药学的发展达到了一个新的水平。尤其是孙思邈在防治营养缺乏性疾病方面有突出成就，如认为瘿病（主要指甲状腺肿一类疾病）与人们久居山区，长期饮用一种不好的水有密切关系，劝告人们不要久居这些地方；再如雀目（夜盲），他总结群众的经验，用动物肝脏作为药物进行治疗。近代科学证实，动物肝脏含维生素A，对防治夜盲症，确有裨益。

宋元时期，医药学有了继续发展，尤其是宋王朝对医学事业和医疗设施较前代更为重视，国家成立了世界上最早成立的国家卫生出版局—校正医书局，校正《黄帝内经》以下直至唐代的许多医学著作，并由国家出版发行，经过这次大规模的校正，中医古籍有了较正确的标准本，这一工作对后世医学的发展产生了十分积极的作用。宋政府还诏令太医裴宗元、提举措置药局陈师文等将官药局所收医方加以校订，编成《和剂局方》，后经多次增补，于1151年经许洪校订，定名为《太平惠民和剂局方》颁行全国，成就世界最早的国家药局方之一。其他如《圣济总录》《妇人大全良方》《小儿药证直诀》《针灸资生经》等书的问世，丰富和发展了内、妇、儿、针灸等学科的内容。尤其是宋慈的《洗冤集录》一书，是世界上最早的法医学名著，比欧洲最早的法医学著作早了350多年。此外，大约在公元11世纪，我国就开始应用“人痘接种术”来预防天花，成为天花预防接种的最先发明者。及至金元，我国医学界的学术争鸣，有力地推动了医学的发展。以刘完素为代表的寒凉派，认为伤寒病出现的各种证候，多与火热有关，强调“六气皆从火化”，主张寒凉以治火热；以张从正为代表的攻下派，认为病因邪生，正因邪伤，“邪去而元气自复”，主张攻邪以存其正；以李东垣为代表的补土派，认为“内伤脾胃，百病由生”，主张补土以安四藏；以朱丹溪为代表的滋阴派，认为“阳常有余，阴常不足”，主张滋阴以制亢阳。他们的理论主张与临床实践，从各个不同角度发展了中医学理论，开创了医学发展的新局面，为明清时期医学的发展开辟了途径。

明清时期，温病学说的形成发展，使中医热病理论日趋完善。吴又可著《温疫论》，创立“戾气”学说，认为疫病是由“戾气”引起，突破了古代医家对疫病病因所持的时气说、伏气说、瘴气说及百病皆生于六气的论点，在传染病发展史上，写下了极为重要的篇章。其后，叶天士、吴鞠通、王孟英、薛生白等医学家的著作及其学说，都为温病学发展做出了重要贡献，从而使中医药学对外感热病的理论、诊断与防治等，向着更为完善的方向继续发展。在药物学方面，李时珍编写了药物学巨著《本草纲目》，不仅丰富了我国中医药的内容，而且对植物学、动物学等学科的发展做出了杰出的贡献。

新中国成立后，党和政府高度重视发展中医学，制定了正确的方针政策，中医药事业得到逐步发展。党的十一届三中全会以后，制定了中医、西医、中西医结合三支力量都要发展、长期并存的方针，采取了一系列落实中医政策的有效措施，为中医的发展与提高创造了良好条件。中医药事业经过恢复、整顿，已走上健康发展的轨道，中医药学在人民保健事业中所起的作用也越来越显著，例如：应用中药治疗常见的急腹症，一部分病人不经过手术就可以把病治好，使病人免除了手术的痛苦。我国传统的针灸疗法和独创的针刺麻醉已传播到100多个国家和地区。中医药治疗肛肠病患，疗效安全可靠，深受病人欢迎。应用小夹板局部外固定治疗骨折，有愈合时间快、功能恢复好、合并症少等优点。中医药对治疗许多慢性病有奇效，也为大量实践所证明。所有这些，都是有目共睹的事实，就不多讲了。

## （二）

湖北是我国中南文化较发达的地区，从有史可稽的记载来看，自北宋以来，名医辈出，加之鄂西山区土地肥沃，林木茂密，药材丰富，因而，湖北对中医药的发展起着较大的作用。

例如，北宋著名医家庞安常，就是蕲水（今浠水县）人，他生平著有《伤寒总病论》《难经辨》《主对集》《本草补遗》。其《伤寒总病论》六卷，为我国古代研究《伤寒论》的早期重要著作之一，是抒发仲景未尽之意，补仲景未备之方，对伤寒学的发展做出了重要贡献。而且他医技精湛，医德高尚，为人治病，十愈八九，对远道来诊者，还留其住宿，亲视饮食药物，必待病愈之后，方让其归。病家以钱物相谢，他却分文不取，是我省古代德才兼备的名医之一。

举世闻名的明代著名医药学家李时珍，蕲州人，他生平著有《本草纲目》《濒湖脉学》及《奇经八脉考》等书。尤其是《本草纲目》一书，历时30多年，阅书900多家，穷搜博采，三易其稿而成。书中收录药物1892种，附方11096首。它不仅丰富了中医药的内容，而且综合了大量的科学资料，在植物学、动物学、矿物学、物候学，以及天文、气象等许多方面有着广泛的论述，对上述各方面都做出了重要贡献，丰富了世界科学宝库。因此，该书自1593年第一版刊行后，屡经再版，影响深远，并且很早就流传到朝鲜、日本等国，还先后被全译或节译成日本、朝鲜、拉丁、英、法、德等多种文字，在世界上广泛流传。李时珍医术高超，常挽危症，如楚王朱英的儿子患暴病不省人事，李时珍用药很快就救活了，因此，李时珍被楚王荐于朝，入太医院为医。任职一年便辞归故里，以治病救人为己任。他品行端正，医德高尚，无论贵贱贫富，都是平等相待，从不炫耀自己，誉毁诸医。而对于那些贪誉功名的庸医，则深恶痛绝，严予抨击。

明代著名医学家万全，罗田人，他总结了父辈及自己的医疗经验，编撰成《万密斋医学全书》，全书计有20多种，现已收集到33册，120余卷，计100多万字。万氏祖传三世名医，至密斋医术更精，当时被誉名“医圣”，是我国16世纪中叶著名的临床医学家之一，在我国医学史上以儿科、妇科、痘疹等享有盛名。他不慕名利，辗转深入民间为民治病，治病活人甚众，名噪于隆万年间，其书流传于荆、襄、闽、洛、吴、越等，为我国的医学宝库增添了光彩，其书日本亦曾翻刻。

明末清初的知名医学家刘若金，潜江人，明代天启年间进士，官至大司寇。明朝末年，辞去官职，告老还乡。刘若金平生无书不读，而尤好轩岐之学。还乡隐居之后，更为博览医书，探颐返约，著成《本草述》一书，32 卷，载药 691 种，融会贯通了金元以来新发展的医药理论与旧本草之说，成为临床家所乐于参考的本草之一。刘氏不仅精心研求医理，而且还注重临床实践。他治疗悉心，不计得失，贵贱皆同一等，医术精湛，因而医名大噪，求治者与日俱增，活人者不计其数。

清代知名医学家杨平阶，广济梅川人。杨氏少时习儒，后因科场屡不得志，便弃儒从医。杨氏之父少山公，业医 50 余年，为当地方圆十里之名医。杨氏深得家父亲授，使得家学续传；又因其勤奋研读，博学多才，医学造诣颇深。他结合前贤理论，汇集家传经验，参以自身 30 余年之临证心得，撰成《医学述要》一书，凡 33 册，36 卷，数十万言，其间涉及“医学四诊”“医门八法”、藏象理论、临床各科及药物方剂等内容，所论颇有见地，说理甚为熨帖，既有前代医家经验，又有自己独特见解，乃是一部较有实用价值的医学全书。由于杨氏医术造诣较深，故其医名不胫而走，求治者络绎不绝。加之医德高尚，无论“道途之间，遇有疾病，见请便往，尽心力而治之”，且不计得失，故深受百姓称颂。

新中国成立后，我省名医亦不乏其人。如蒋玉伯早年在武汉创办国医专科学校，新中国成立后，执教于湖北中医学院，并任副院长，著有《中国药物学集成》等多种著作，他医术精湛，曾为领导及国际友人治病，医德高尚，获得病人的好评。蒋树人亦执教于湖北中医学院，任副院长，知识渊博，医技高超，著有《伤寒论讲义》《金匮要略讲义》《方剂学讲义》等书，为中医事业的发展做出了很大贡献。孙惠卿发明梅花针疗法，名闻遐迩，后调北京工作，国家为其成立“孙惠卿梅花针疗法门诊部”，为中医学的发展，亦做出了较大贡献。杨济生擅长针灸，针术颇精，后调北京中医研究院工作，曾任该院“西学中班”班主任。冉雪峰在抗日战争时期，组织湖北省中医战地后方服务团，捐出多年的积蓄，为抗日战士和难民免费治病，在此期间，著有《国防中药学》《大同药物学》《大同方剂学》《中风临证效方选注》及《大同生理学》等，还独资创办“湖北中医专门学校”，并任该校校长。1955 年调北京中医研究院工作，任中医研究院学术委员会主任，于新中国成立十年大庆之时，又以《八法效方举隅》一书向党献礼，并于80岁高龄之际，撰写《冉注伤寒论》，这部书总结了他自己60年的临床经验，与仲景学说一脉相承，在理论和实践方面均有所发展，是一部珍贵的中医学文献。冉老医技精深，行医70年，从未挟技乘危，对待贫苦病人，不仅免费，而且赠药，品德之高，令人景仰不已。其他的知名医药学家还有杨树千、杨文川、单厚生、骆秦辉、尹性初、李南生、陶鹤峰、陆慕班、陆继韩、陆素余、何晓峰、黄寿人、张梦侬……可惜都先后去世，但他们都为中国医药学的继承和发展做出了一定的贡献。

历年来，我省的中医工作在省委的正确领导和支持下，贯彻执行党的中医政策取得了很大的成绩；特别是党的十一届三中全会以来，在中央［1978］56号文件精神的指引下，中医工作又有了新的发展。为了“四化”建设服务的奇妙，为了迅速推动中医工作，发挥传统医药的优势，省委提出振兴中医工作，并立即采取相应措施。这次大会召开，就是振兴中医工作的一个标志。我们完全相信在省委和省人民政府的关怀支持下，我省中医工作必将进入一个崭新的阶段。

## 中华全国中医学会湖北分会<br>第一届理事会工作报告

1986年6月10日

代表们、同志们：

党的十二届四中全会开过不久，实现社会主义四个现代化，振兴中华的方针大略既定，又召开了六届全国人大四次会议，制订了“七五”计划，使我国建设既有宏伟目标，又有近期内的周密安排，全国人民无不欢欣鼓舞。值此兴旺发达、政通人和之际，中华全国中医学会湖北分会第二届会员代表大会开幕了。在这次会议上，我们将根据中央有关精神，总结学会工作，提出对今后的工作建议，同时，还要选举产生新的理事会。

我受中华全国中医学会第一届理事会的委托，向大会做工作报告。报告分两部分：①五年来的工作回顾；②对今后的工作建议。

**一、五年来的工作回顾**

我省中医学会是在党的十一届三中全会之后于1980年12月成立的。党的十一届三中全会以来，我们经历了拨乱反正和经济体制改革的重要历程。1978年中央颁发了56号文件以后，1980年召开了全国中医、中西医结合工作会议，1982年召开了衡阳会议，1985年召开了中华全国中医学会第二次会员代表大会，这些会议都进一步统一了办中医事业必须保持和发扬中医特色的指导思想。5年来，省中医学会在省科协和卫生厅的指导下，遵照党的方针政策，对团结中医队伍，推进中医学术活动，继承发展我国中医药学，振兴中医，发挥了重要作用，主要进行了如下工作。

1. 组织建设方面。省中医学会成立后，相继建立了内科、肛肠科、皮外科、骨伤科、按摩科、中药、妇科、针灸、儿科9个分科学会。在会员工作方面，我们对老会员进行重新登记，并且发展了新会员，目前我会会员已有800多人。

2. 学术交流方面。5年来召开全省性的学术会议20次，出席代表1340人次，收到各类论文1138篇，其中240篇在各学术会议上进行了大会交流，多篇论文受到好评。纪念李时珍逝世390周年学术讨论会，规模较大，全国许多著名的专家、教授，欣然参加会议，交流的论文水平较高，对李时珍的医药学术和生平事迹等，进行了新中国成立以来的第一次全面的、多学科的研究和考察，并且有些方面还有所突破。会议影响较大，比较成功。

3. 咨询服务方面。省中医学会和各分会为各级卫生行政部门提供了多种咨询服务。如为全省卫生局局长学习班选派有关教师讲授中医发展史，中医学术思想体系和当前研究动向，学员认为效果良好，收益较大。针对中医临床病历书写不统一的状况，学会组织有关人员，研讨并制订了门诊、病房病历书写格式，已报卫生厅中医处，目前正在全省试行。编写了中医各科《诊疗常规》，研究了中医中药病名规范化问题，并提出初步意见。按摩学会还开创了咨询门诊，到目前为止已看病

7000 人次，收到较好的社会效益。

4. 普及中医药科学知识方面。由于会员们的共同努力，做了大量工作，学会组织了讲学团，派出了著名的专家、教授和讲师到各地讲学，反映较好，对促进各地学术活动的普遍开展，活跃学术气氛，提高中医学术水平，有很大的帮助，很受各地欢迎。还主办了《中医会讯》，已发了两期。

5. 各地、市、自治州分会，在发展会员、组织学术活动、评选论文、培养人才、咨询服务等方面，也都做了大量工作。由于积极开展活动，有力地推动了本地区中医药学发展。

5 年来，从我省的中医学术交流活动中，逐步摸索到一些开展学术活动的经验和规律。我们体会到，小型学术交流活动，或专题学术讲座，或针对中医学术中的某个具体问题，召开研讨会，效果较好。从会员分布面广的状况来看，以小会为主，大小会相结合，则比较切合实际。例如内科学会针对当前亟待解决的中医内科急症问题，连续两年召开了全省急症学术讨论会，交流经验，讨论方法，制定方案，分工协作，一齐动手，有力地推动了全省中医急病临床工作。

妇科学会，鉴于中医妇科对经、带等疾病有独到之处，组织有关专家、教授，举办月经病学习班，集中地反映了我省中医妇科中月经病的理论水平和临床水平，学员反映良好。

中药学会，对中药命名规范化和中药炮制技术等亟待解决的问题，召开学术讨论会，进行了深入广泛的交流。

按摩学会，召开中南和全省的学术交流会多次，举办按摩学习班两次，并派出讲学团赴我省边远山区讲学，对提高当地按摩水平和临床操作技能，起到了较好的作用。

骨伤科学会，举办了多次学术交流活动，针对当前伤科中的一些疑难病症，进行了广泛的研究和探讨。

针灸、儿科两个学会，虽然成立较晚，但也开展了学术活动。如针灸学会，对“子午流注”的学术问题，组织了分工协作研究，还与省外同行进行了学术交流。儿科学会，组织撰写了较多的学术论文，并召开有关会议进行交流，反映了我省中医儿科的医疗水平和发展状况。

皮外科学会，成立较晚，但每次学术活动都突出专题，使广大基层医务工作者的技术水平有了明显的提高。

肛肠学会，其学术活动的开展，促进了中医药诊治肛肠疾病疗效的提高。

我们工作中所取得的以上成绩，是省科协、省卫生厅领导的结果，也是省学会和各地、市、州分会、委员和广大会员及中医药工作者共同努力的结果，这里应当向各分会和在基层工作的同志们表示敬意。我们必须再接再厉，以改革精神，使中医学会成为加强党同广大中医药工作者密切联系的纽带和桥梁，把中医学会办成中医药科学工作者之家，为进一步发展中医药事业做出更多的贡献。

无可讳言，我们的工作也存在着一些问题，如省学会的办事机构不健全，工作秩序和必要的规章制度，尚需进一步确立，专职人员较少，而工作较多，因而亟待补充；常务理事开会较少，对工作有一定的影响；学术活动缺乏整体规划，开展得不够均衡，有些学术会议的质量和效果，还有待进一步提高；学会的组织结构和会员发展工作，尚需继续完善和抓紧。另外，我们对学会性质、任务、地位和作用的认识，亦感不足，尚缺乏用群众的方法去开展学术活动的经验，等等。我们必须发扬成绩，克服缺点，在各级党委和行政部门的领导下，把今后的工作做好。

**二、对今后工作的建议**

学会工作一定要围绕经济体制改革，开创社会主义现代化建设的新局面，建设有中国特色的社会主义这个总目标，并且根据第七个五年计划的步骤进行。党的十二届三中全会决议提出“改革是当前我国形势发展的迫切需要”，因此，学会工作也要搞好改革，要改革与学会工作不适应的思想方法和规章制度。提倡民主办会、群众治学，把学会办成名副其实的学术性群众团体，办成中医药工作者之家，在开展学术活动中，争取较快地将工作秩序健全起来。

经过第一届理事会议的酝酿讨论，对今后的工作，提出如下几点建议。

1. 建立健全各级学会和各分科学会的工作机构和工作秩序，这是学会工作能够顺利进行的组织保证。省中医学会要进一步加强工作班子的建设，各地、市、自治州分会，希望有精干的办事人员。根据中医工作的特点，在组织建设上，应注意保持中医学会工作的相对独立性及学会工作人员的相对稳定性。

要逐步把各专科学会建立起来，如眼科、喉科、基础理论等，力争在学会活动方面，门类齐全，同步发展。

2. 认真抓好学术交流，是学会经常性的中心工作，并不断提高学术交流的质量和实际效果。要针对我省的实际情况和亟待解决的问题，制订好相应的学术交流计划。我省历史上著名的医药学家不少，如李时珍、万密斋等，应有计划地对他们的学术思想、医疗实践、生平事迹进行广泛而深入的研究。要通过学术交流，开发会员智力，提高会员的学术水平和医疗质量，达到为四化建设服务的目的。在今后的学术活动中，注意小科如眼科等的发展，要发现和培养各科人才。

根据中医学术的特点和自身发展的规律，在安排研究课题时，应注重临床实践，理论与实践紧密结合，保持和发扬中医特色，及时推广医、教、研的新成果。在中药学方面，要建议有关方面积极组织我省中药材资源的调查和开发，扩大药源，保证药品质量。对中医药学术，要处理好继承和发扬的关系，组织中医方法论的学习，召开多学科的学术研讨会，安排相关学科的报告会，使会员的知识不断得到充实、提高和更新。

3. 大力开展在职教育。我省现有中医人员中初、中级人员占多数，迫切要求在学术上得到提高，即使是高级中医师，也还存在再提高的问题。我们学会协同有关部门，大力开展在职教育，提高广大中医药人员的理论水平和实践能力，不断壮大中医药科技队伍，既是振兴中医药的当务之急，也是继承和发扬中医药学的战略重点之一，这是我们学会责无旁贷的义务。

在职教育方式，可以灵活多样，如组织专家讲学，举办专题讲座、专题学习班、函授教育等。只是一切活动都要讲求实效，防止只图数量、忽视质量的倾向。我们学会集中多种专业人才，只要做好组织工作和教学准备工作，认真去办，在培养人才方面，是可以大有作为的，一定会做出贡献的。

4. 积极创造条件，创办中医学术刊物，是学术交流的重要阵地和渠道。学会为各种不同的学术观点、科研思路，提供交流的条件。我们应加倍努力，积极创造条件，争取早日办起综合性或专业性的中医学杂志，以促进我省中医药学术的发展。此外，还应继续办好《中医会讯》。

5. 努力开展国际学术交流。随着我国对外开放，对内搞活政策的贯彻执行，积极开展国际学术交流，及时掌握科技信息是非常重要的。我国是中医药学的发源地，中医药学正在受到国际医学界日益广泛的重视。因此，我们的研究工作应能充分反映我们学科的先进水平，同时也要注意吸收国内外有关研究成果，切实做到古为今用，洋为中用。我们应当制订总体规划，有组织有目的地走出去或请进来，互相学习，以促进中医事业的发展。

代表们、同志们，党中央十二届四中全会决定指出："当前改革的形势很好，广大群众在改革的实践中有伟大的创造。"同时，我们"还应看到，正在世界范围内兴起的技术革命，对我国经济的发展是一种新的机遇和挑战"。各学科都在日新月异地发展，知识周期在不断缩短，世界各国对中医药学的研究，都在加快步伐，我们自己要有一种强烈的急迫感。"方今之急，在于人才"，我们学会，要认真注意发现人才，培养人才。希望我会的名医、专家、志士仁人，将培养中医药学的一代新人作为己任，欢迎后学超过自己，这是各位的光荣和骄傲。中青年同志们，要努力向前辈学习，锐意进取，勇攀高峰，坚定不移地振兴中医，为发展、提高中医药事业做出贡献。

代表们、同志们，让我们加强团结，同心同德，互相学习，取长补短，坚持努力，中医事业一定能够兴旺发达。祝大会成功！

# 湖北省青年中医药研究会成立暨首届学术交流会开幕词

1987 年 5 月 27 日

同志们：

湖北省青年中医药研究会成立暨首届学术交流会现在开幕了。

这次会议是我省首次召开的青年中医药学术交流会，它不仅在我省中医药发展史上具有深远的意义，而且对于促进我省中医药事业的发展具有十分重要的现实意义。参加这次会议的有来自全省从事教学、科研、临床的青年中医药工作者，有长期从事中医药研究的专家、教授，有关心支持中医药工作的省、部、厅领导同志以及其他来宾。在此，我代表中华全国中医学会湖北分会常务理事会向大会致以热烈祝贺，向出席这次会议的全体同志致以亲切问候，向各位领导和来宾表示热烈欢迎和衷心感谢！

这次会议的任务是：进行中医药学术交流，成立湖北省青年中医药研究会。会议的宗旨是：团结全省广大青年中医药工作者，充分调动青年中医药人员的积极性，担负起振兴湖北中医药事业的历史任务，活跃学术气氛，促进提高理论和临床水平，为继承和发扬中医药学做出贡献。从根本上讲，它的目的在于培养人才，促进中医药人才的迅速成长，并发现人才，以改变湖北中医药事业后继乏人、后继乏术的严重状况，创造湖北中医药工作的新局面。

中国医药学是一个伟大的宝库，它有着悠久的历史，有着独特的理论体系和丰富的临床经验。它是我国劳动人民勤劳智慧的结晶，是灿烂的民族文化遗产的重要组成部分。几千年来，中医药对中华民族的繁衍昌盛，建立了不朽的功勋，在世界上享有崇高的声誉。这是我们中华民族的骄傲和光荣，是我们对世界人民医疗保健事业的贡献，同时也是我国发展医学科学事业的优势。

100 年前，西方医学传入我国后，中医药曾经遭到非议和歧视。1929 年，国民党南京政府曾经企图取消中医，阻碍它的发展。新中国成立后，党中央和中央人民政府非常重视中医药学，制订了中医政策，下达了一系列有关保护和发展中医药事业的文件。但是，由于没有中医工作的行政管理系统，使中央有关中医工作的方针政策未能得到认真落实，加之在医药卫生系统内出现了“中西医结合是我国医学发展的唯一道路”，发扬中医药学“关键在于中医学习西医”的错误提法，使广大中医药陷于从属地位，未能发挥作用和独立发展，尤其“文革”的十年浩劫，中医药人员受到严重的摧残，以致造成了中医药事业后继乏人、后继乏术的严重局面。党的十一届三中全会以来，党中央拨乱反正，重申了党的中医政策，并制定了“中医、西医、中西医结合三支力量都要大力发展，并长期并存”的方针；1982 年，又提出了保持和发扬中医特色，明确中医药学的发展方向，而且国家还把“发展我国传统医药”写进了宪法。去年，又成立了国家中医管理局，全面负责我国中医事业的发展规划和行政管理。这些政策和措施，为中医药事业的发展创造了有利条件。

随着科学技术的发展，中医药学的科学价值越来越被更多的人所重视，一些科学技术发达国家中越来越多的专家、学者注意对中医药的研究和应用，国际上开始形成钻研中医的热潮。据不完全统计，世界上已有 100 多个国家和地区在防治疾病中应用中医药。许多发达国家竞相研究中医药，建立了中医药科研、教育、医疗机构，来我国深造的留学生中，学中医者占首位。这样，一种世界性的潮流，既生动体现了中医药的巨大影响和潜在优势，又是对我国中医药事业的严重挑战。要使中医药学在我国保持绝对优势，必须加速发展和提高，使之在世界医学中立于不败之地，这个重任，落在广大青年中医药工作者的肩上。

湖北是伟大医药学家李时珍的故乡，地处中原，药源丰富，具有发展中医药事业的良好条件，湖北中医药事业的发展，对全国具有一定影响，希望大家在会议期间，加强学术交流，相互取长补短，共同提高。同时，也希望全省广大青年中医药工作者，担负起振兴湖北中医药事业的重任，勤奋学习，刻苦钻研，勇于实践，努力提高理论知识和医疗水平，很好地继承和发扬中医药学，为发展中医药事业作出贡献。

为了促进湖北中医药事业迅速发展，奖励我省青年中医药冒尖人才，我们正在筹集湖北省青年中医药科学基金，目前已经得到了一些单位负责同志的支持，对此我们表示衷心感谢。同时，还希望和欢迎更多的单位及关心中医药事业发展的领导和专家们给予赞助。

这次会议，计划开3天，希望大家共同努力，把会议开好。

最后，预祝会议圆满成功，代表们身体健康！

## 搞好中医药科普，提高中医药宣传工作

——在全国中医科普研讨会上的开幕词

1988年9月21日

同志们、代表们：

今天，我们在黄石市召开全国中医科普研讨会，意义非常重大，我也因此很高兴。

中医科普工作很重要。古代产生中医药的时候，中医知识是普及的，因为中医本来就是人民群众创造的。就是在随着社会的发展和中医学的提高，逐渐地出现中医药专业人员以后，中医的医疗技术也还是普及的。在古代，广大群众都掌握一些基本的中医医疗方法，如按摩、推拿、拔火罐、刮痧等。我记得《孟子·梁惠王上》中有这么几句话："挟太（泰）山以超北海，语人曰：'我不能'，是诚不能也。为长者折枝（即按摩），语人曰：'我不能'，是不为也，非不能也。"意思是说：要一个人把泰山挟在腋下，跳过北海去，这是确实办不到的。如果说一个人不能为长者按摩，这就是他不干，而不是不会。这个话的意思很清楚，就是说明按摩这个技术，在战国时代是很普及的。后来出现的一些掌握中医专业知识的医学家，也做了大量普及工作，他们有的写出了医学书籍，有的写成了小说，例如我过去看过《草木春秋》这本书，就是把中医药知识编成了文艺作品来进行普及的。《蒲松龄全集》也有几

回，有很大篇幅是用药名写成的故事。

但是，由于现代科学的发展和普及，中医学在某种程度上被轻视。尽管人民群众现在还是相信中医，还是找中医治疗，他们在此方面的知识却越来越少了。所以现在我们进行中医的科普工作，就显得特别重要。一种科学，一种学术，不扎根于群众之中，不在群众中普及，要想发展是很困难的。我们这次会议，对于振兴中医药事业、发展民族文化，都是有着十分重要的意义的。虽然我们这次参加会议的人数不多，但它是一个全国性的会议。像这样有目的有组织地来研讨中医科普工作、交流科普工作经验，在我国近代历史上是第一次。

我们这次会议共收到100多篇论文，由于会议规模的限制，只选用了其中的41篇。这些被选用的论文，主要内容包括以下几个方面：一是论述中医科普的战略意义，二是论述中医科普队伍的建设，三是交流中医科普编辑及创作方面经验，四是研究今后中医科普的任务。

中医科普工作是一个新的工作。希望大家在不断发展和扩大我们科普队伍的同时，还要做好宣传工作，宣传中医科普工作的意义，引起社会对中医科普工作的广泛重视，使我们的科普工作得到更好的发展。

## 在全国纪念李时珍诞辰470周年暨学术交流会开幕式上的讲话

1988年9月22日

各位领导、各位专家、各位同志们：

今天，全国纪念李时珍诞辰470周年暨学术交流会在李时珍故乡召开，领导和全国各地的专家都来到湖北蕲春相聚，我们感到非常荣幸！现在让我代表中华全国中医学会湖北分会，向大会表示热烈的祝贺！向领导和来自全国各地的专家表示热烈的欢迎！

李时珍是我国明代的一位伟大的科学家和卓越的医药学家，他写的《本草纲目》《奇经八脉考》《濒湖脉学》等书，对发展我国中医药学和世界科学做出了不可磨灭的贡献！他的一生是为科学奋斗的一生。

我们纪念李时珍，要学习李时珍发扬中医药学的精神，要学习李时珍治病救人、热心为病人服务、对病人认真负责的精神，要学习李时珍为科学献身的精神，要学习李时珍坚忍不拔、奋斗不息的精神。

我们现在纪念李时珍、学习李时珍、发扬光大李时珍的科学成就，必将推进我国中医药事业的发展，而对振兴我国中医药事业、开创我国中医药工作的新局面起到一定的促进作用。

最后，祝大会圆满成功！祝各位领导、各位专家、各位同志身体健康！

谢谢大家！

## 保持中医药学特色，开展中医药科研工作

——在本院科研系列讲座上的讲演大纲

1989 年 3 月 20 日

中医科研工作，总体来说，就是在保持中医药学特色的前提下，利用现代科学技术的手段和方法，遵循中医药学内部规律，按照中医药学传统思路，进行科研设计，开展科研工作。

中医科研的根本目的，首先是提高医疗效果，并进而实现其现代化。然而中医现代化与中西医结合是不同的两码事，不能混为一谈（学术上的中西医结合与临床工作中的中西医合作共事也不同）。

中医药学的科研，可分为以下几个方面。

**一、临床研究**

1. 中医疾病的研究。首先以中医理论知识和实际经验为指导，制订诊断标准和治疗标准以及治疗方案等，通过临床，进行细致的科学观察，积累适当数量的病例，然后加以统计学方法处理，进行认真的总结，如痢疾按病因病机分治等。

2. 西医疾病的研究。按照西医制订的全国统一的诊断标准和治疗标准及检查要求，辨证施治原则以确立治疗方案，通过临床观察，开展

科研，例如上海“萎缩性胃炎”的研究等。

3. 中医辨证施治与现代科学检查关系的研究。以现代科学技术的各种检查手段和方法，配合中医诊断检查疾病，查出客观指标，进行中医辨证治疗，详细书写病历，细致观察，积累新的资料，用中医学理论体系为指导，对病历资料进行认真分析总结，找出新的规律，纳入辨证施治范围内，为辨证施治服务，从而发展辨证施治（例如尿蛋白在肾炎中的辨证施治地位）。

4. 一病一方的研究。例如狂犬病、蛇毒伤以及节制生育等。

5. 剂型改革的研究。在保证中医原有疗效的原则下，用现代方法研究容易保存、安全可靠、使用方便的新剂型。

**二、理论研究**

1. 根据现代思想水平，运用中医药学的传统思想方法，将中医药学的理论知识和实际经验，一个一个地进行认真细致的总结整理，使之更加条理化、系统化，为临床医疗提供指导，为现代科学研究中医药学提供方便。

2. 知识和方法，按中医药学的内部规律，对其理论知识和实际经验，一个一个地分别进行科学的研究，揭露其实质，阐明其机理。

3. 中草药理论的研究。紧密联系中医临床实际，研究四气五味、升降浮沉以及炮制理论，如杜仲炒断丝、干姜炒炭、细辛和甘遂等服法不同功效有差别。

4. 方剂配伍的研究。根据有效古方的配伍原则及理论，运用现代手段和方法，研究其科学原理，尤其应对经过长期临床实践验证而确定的两药并用增强疗效的配对药物，如红花与桃仁、乳香与没药、三棱与莪术、杜仲与补骨脂等关系的机理进行研究。

**三、文献研究**

1. 古籍整理。要有中医药学坚实基础和广泛知识，并有古代文史哲的知识基础以及古汉语基础，运用版本学、校勘学、训诂学、音韵学、古文字学等进行研究。

2. 学术思想研究。在辩证唯物论思想指导下，将研究整理的古代文献放在其特定的历史环境里，忠实原文，运用上述校勘学、训诂学等知识，弄清其原文本义，探求其学术思想，然后实事求是地进行评论，加以扬弃或利用，不能要求古人说出我们现代的语言，不苛求古人，也不美化古人，反映古代学术思想的本来面貌。

以上所谈，是我的初步想法，很不成熟，仅供参考。

## 发展我省中医药事业必须加强领导

### ——在湖北省政协第六届二次会议上的发言

1989 年 4 月

各位主席、各位委员：

中医药学，是我们中华民族的一份宝贵文化，也是我省的一个优势。历史上，我省名医辈出，代有成就，药物资源十分丰富，为医药学家的成长提供了良好基础，我省是伟大医药学家李时珍的故乡，对世界科学的发展都做出过贡献。然而在以前很长一段时间里，我省中医药事业和全国中医药事业一样，在多方面因素的影响下，没有得到应有的发展，并出现了中医药学后继乏人、后继乏术的局面。党的十一届三中全会以后，中央拨乱反正，重申了中医政策，颁发了［1978］“56 号文件”，中医药事业得到了恢复和发展。我省在省委、省政府的领导和支持下，中医药事业也和全国一样，得到了恢复和发展。现在我省中医人员已有 3 万多人，中医医院已发展到 83 所，基本上做到了县县都有中医医院，对我省人民的健康事业发挥了很好的作用。但是由于我省中医发展工作起步晚、基础差、底子薄、设备简陋、人员素质不高、学术思想混乱、发展方向不太明确，又无专门管理机构，从而严重妨碍了中医药学优势的发挥。这种现状的改变，光凭卫生厅中医处是绝对办不到的，因此，必须进一步加强对中医药工作的领导和积极扶持，我建议：

1. 尽快成立我省副厅级中医药管理局，计划、经济单列、直属省政府领导，和国家中医药管理局相适应，从组织上保证中医药事业的独立发展，改变中医药人员在发扬中医药学方面的从属地位，调动中医药人员在中医药学发展中的积极作用，保持和发挥中医药学的特色和优势。

2. 中医药发展的经费，除应符合整个卫生经费的合理比例外，请根据中医工作当前存在的实际情况及现代化发展的实际需要，增加拨给一定数额的中医事业专项经费，改善中医药教学、医疗、科研条件，使我省中医药事业得到正常发展，并在我省人民保健事业上发挥其应有的作用。

## 中医药学的特色和优势亟待发扬

### ——在湖北省政协第六届三次会议上的发言

1990 年 4 月

各位主席、各位委员：

毛泽东主席在《新民主主义论》一文中指出："中国的长期封建社会中，创造了灿烂的古代文化。清理古代文化的发展过程，剔除其封建性的糟粕，吸收其民主性的精华，是发展民族新文化，提高民族自信心的必要条件。"江泽民总书记在庆祝中华人民共和国成立四十周年大会上的讲话中又提出："要积极吸收我国历史文化和外国文化中的一切优秀成果，坚决摒弃一切封建的、资本主义的文化糟粕和精神垃圾。当前在这个问题上，要特别注意反对那种全盘否定中国传统文化的民族虚无主义和崇洋媚外思想。"因而，大力提倡和发展我国民族传统医药学—中医药学，现在是时候了。

中医药学，是我们祖先在这块"历史悠久，地大物博，人口众多"的国土上通过长期实践创造出来的。它在保障我们民族繁衍昌盛的过程中，受到医疗实践的严格检验，并在这个严格检验过程中，得到了丰富和发展。它符合我国人民的医疗实践，是我们民族的一份宝贵财富。然而在旧中国，它却曾受到买办阶级的严重摧残，而处于十分艰难的境地。中华人民共和国成立后，党中央和中央人民政府非常重视我们民族的这份宝贵文化“中医药学”，制订了中医政策，颁发了许多有关文件，创建了中医学院、中医医院和中医研究机构，中医开始有了自己的教学、医疗、科研等活动阵地和培养后继人才的场所，中医药事业得到了发展。由于中医没有自己的行政管理机构，长期处于从属地位，发展十分缓慢。为此，1986 年国务院成立了“国家中医管理局”，1988 年又改为“国家中医药管理局”，加强对中医药工作的管理，中医药事业得到了新的发展。我省在党的中医政策照耀下，在省委、省政府的直接领导下，和全国一样，中医药工作也取得了可喜的成绩。但是，中医药事业所存在的问题仍然相当严重：学、验俱丰的老中医、老药工逐年减少，现已寥若晨星，亟待抢救，而中医药后继人员的学术和经验上不去；中医药事业机构虽然建立了，但都是条件差，设备简陋，人员素质低；中医医院校虽是年年招生，而报考中医医院校的考生却一年一年大幅度减少，在中医医院校教学上又中西混杂，喧宾夺主，“一齐人辅之，众楚人咻之”，学生专业思想极不牢固；已出院校从事中医工作的中青年中医改行西医或用西医观点使用中药的很多，而在中医药事业获得真正成就的却很少；中医、中药的发展不同步，不配套，而表现出了互相脱节和难以协调等。

近年来，世界药源性疾病猛烈增加，数百种化学药物被禁止使用，这就显示了中医药学的无比优越性，中医药学正以自己的治疗效果和科学内容走向世界。现在世界上一些发达国家，如法国、意大利、英国、美国等都已开始对中医药学进行研究，尤其日本更是搞得热火朝天，他们狂言：20 世纪是日本向中国学习中医药学，21 世纪则是中国向日本学习中医药学。这不能不引起我们严重注意！我省是伟大医药学家李时珍的故乡，中医基础较好，药源十分丰富，理应为我国在世界保持中医药学领先地位做出贡献。这不只是有利于人民的保健事业，也是从一个侧面提高我们民族自信心和培养我们民族自豪感的必要条件。为此，特提出以下几点建议。

**一、迅速成立湖北省中医药管理局**

我省自 1984 年召开了“振兴全省中医大会”以后，中医事业发展较快，各县都已建立了中医医院，急需加强管理与领导。这绝不是省卫生厅中医处所能胜任的，应该成立我省副厅级中医药管理局。经济、计划单列户头，直属省政府领导，以与国家中医药管理局相对应，跟上全国步伐，理顺中医药管理体制，确保我省中医药事业的独立发展，以适应“四化建设”和“改革”“开放”的需要。只有一块“牌子”而无实际内容的“中医管理局”是无济于事的。

**二、增拨中医专项经费**

我省中医各种事业机构创立的时间都很短，中医学院1959年创建，中医研究院和各县中医医院是在党的十一届三中全会以后才迅速建立起来，因而我省的中医教学、医疗、科研单位都是起步晚、规模小、底子薄、设备简陋、经费不足、人员素质差、管理不完善、步履很艰难、困难重重，发展十分缓慢，这就远远不能适应日益发展的人民保健事业和走向世界的需要，严重影响了中医药事业和中医药学术的发展。因此，应增拨必要的中医专项经费，确保中医药各项工作的顺利进行，发展中医药事业，并培养新型的具有雄厚扎实的中医药学基础、掌握现代科学知识和技能、有科学研究能力的中医药高级人才，购置必要的先进设备，开展中医药系统研究，促进中医药学现代化。

**三、加强中医机构领导班子的建设**

“政治路线确定之后，干部就是决定的因素。”中医机构创建的时间短，管理经验还很不足，应加强领导班子的建设，改变怀有严重学术偏见的人占据中医机构的领导岗位，严格按照中央“干部四化”的要求，选拔专业思想牢固、事业心强、踏实肯干、有开拓精神、政策观念强和有组织管理能力以及年富力强的真正的中医药人员加以任命，严防鱼目混珠，以确保中央有关中医药工作的方针政策能够贯彻落实。

**四、加强中医药业务管理，充分发挥中医药优势**

我省中医药教学、医疗、科研等机构，是培养中医药后继人才、进行中医药科学研究、开展中医药临床医疗活动而发展中医药事业的主要场所，应充分体现中医药学特色，发挥中医药学优势，纠正中医药人员思想中的中西医药学术的混乱状态，正确发展中医药事业。因此，应采取强有力的行政措施和经济手段，明确规定其发展方向，提高其中医药人员的中医药学术水平和业务能力，并培养一些新型的高级中医药人才，实行以发展中医药事业、提高社会效益为目标的人员优化组合，切实改变中医机构内中医药附属、人才平庸、质量一般、中医西医化的现象，以开创我省中医药事业的新局面。

**五、实行中医中药统一管理，发挥中医药学更大效用**

中医中药是一对孪生兄弟，二者血肉相连，不可分割。只有中医，才能正确使用中药，也只有中药，才能使中医更好地发挥治病作用。在中医药学的发展史上，中医的不断发展，促进了中药内容不断丰富和药效的充分发挥；而中药的不断发展，又促进了中医治病范围的不断扩大和疗效的不断提高。二者在长期为人民保健事业服务发展过程中，总是互相促进，同步发展。直到前些年，中医中药才人为地分开了、脱节了。现在中药材市场严重混乱，品种短缺，以假乱真，以劣充优，价格昂贵，降低了医疗效果和使许多病人“望药兴叹”，严重影响了中医药学在人民保健事业上的充分发挥和中医药事业的应有发展。因此，应坚决贯彻国务院 1988 年关于中医中药统一管理这一符合实际的正确决定，使中医中药密切结合，充分发挥中医药学作用，顺利开展中医药学的系统研究，让中医中药得到同步振兴，共同发展。

## 发扬中医药学特色和优势<br>提高民族自信心和自豪感

——在湖北省中医基础理论研究整理委员会成立暨学术交流会上的讲话

1990 年 4 月

毛泽东主席在《新民主主义论》一文中指出：“中国的长期封建社会中，创造了灿烂的古代文化。清理古代文化的发展过程，剔除其封建性的糟粕，吸收其民主性的精华，是发展民族新文化、提高民族自信心的必要条件。”江泽民总书记在庆祝中华人民共和国成立四十周年大会上的讲话中提出：“要积极吸收我国历史文化和外国文化中的一切优秀成果，坚决摒弃一切封建的、资本主义的文化糟粕和精神垃圾。当前在这个问题上，要特别注意反对那种全盘否定中国传统文化的民族虚无主义和崇洋媚外思想。”因而我们今天有必要提高对我国民族传统医药学“中医药学”的认识，以便消除人们对它的偏见，从而采取积极态度和正确、得力的实际有效措施，对它加以认真的继承，并进而发扬光大。

辩证唯物主义的认识论告诉我们：“实践的观点是辩证唯物论的认识论之第一的和基本的观点”“一切真知都是从直接经验发源的。”我国历史悠久，地大物博，人口众多，为我国人民的社会实践创造经验和积累经验，准备了优越无比的条件。我们伟大民族的一份宝贵财富“中医药学”，就是在这个条件下产生和发展起来的。

早在原始社会里，先民们在生活生产活动中，为了保持健康，战胜疾病，在长期实践的基础上创造了“砭石疗法”“灸焫疗法”“药物疗法”，以及“按摩”“导引”和“气功”。在商代甲骨文里，开始用文字记载了“首疾”“目疾”“齿龋”和“蛊疾”等疾病，并记述了“治疗疾病”的情况。“殷”字的甲骨文，就是表明“医生手持针具为一大腹病人进行针刺治疗”的形状；《诗经》记载了“芣苢”（车前）、“蝱”（贝母）、“谨”（乌头）、“蓷”（益母草）、“女蘿”（菟丝）、“苓”（甘草）、“卷耳”（苍耳）、“茹芦”（茜草）、“果臝”（栝楼）、“蕳”（蘭）、“茨”（蒺藜）、“苕”（凌霄花）、“茑”（寄生）、“藚”（泽泻）、“杞”（枸杞）、“伊威”（鼠妇）、“勺药”、“青蒿”、“桑黮”和“艾”等数十种药物名称和“虐”（疟疾）、“噎”、“痡”、“狂”、“瘁”、“疷”等疾病；《周易》记述了“眇”、“跛”、“天”（伤额）、“劓”（伤鼻）、“折肱”、“疑疾”、“夷于左股”（伤左腿），以及“女性不孕”和“妇孕不育”等疾病，并指出了某些病“勿药有喜”，不治而自愈；《尚书·说命上篇》提出了治疗上“药弗瞑眩，厥疾不瘳”的论点。《春秋左氏传》记载了人体发病的“六气病因说”等。表明了我们古代医疗实践经验的逐渐积累和认识的逐渐提高。

《实践论》一文曾经强调指出：“人类的生产活动是最基本的实践活动，是决定其他一切活动的东西。”我国历史发展到春秋时代，由于铸铁的出现，使我国古代农业、手工业和冶炼技术得到了巨大的发展，从而促进了我国古代各门自然科学的进步，医学也以前所未有的速度发展到一个新的阶段，因而战国后期就有了《黄帝内经》这一划时代的伟大医学巨著的问世。

《黄帝内经》一书，是我国古代医学家，在当时粗疏解剖的基础上，将其以前长期积累的医疗经验和生活经验以及零星的理论知识，采用当时先进哲学思想为指导加以总结、提高、升华，创造了中医药学系统理论，并记录了“九针”“艾灸”“药物”“汤液”“药酒”“按摩”“导引”“行气”“必齐”“砭石”“燔针”“药熨”“火粹”“膏涂”“洗浴”“腹部放水”“束扎肢端”“手术摘除”，以及“截肢”等治病方法，为中医药学以后的发展奠定了牢靠的基础。

上述情况表明，中医药学是我国古代劳动人民在长期与疾病做斗争中创造出来的，是我国古代劳动人民在长期和疾病做斗争的经验总结。它包含着我国人民与疾病做斗争的丰富经验和理论知识，具备比较完备系统而独立的理论体系，内容丰富多彩，是一个“伟大的宝库”。

中医药学理论体系，是由“阴阳学说”“五行学说”“藏象学说”“经络学说”“营卫气血学说”“津液学说”“神志学说”“七情学说”“六淫学说”和药物的“四气五味”“升降浮沉”，以及组方的“君臣佐使”“大小缓急奇偶复”等所构成，并以具有古代朴素辩证法思想的“阴阳学说”和“五行学说”为其哲学基础，这就使这个中医药学理论体系在认识和解说医学世界客观事物上具有了统一观和变动观，阐明了医学世界各个事物都是在相互联系，相互依赖和不断发展，不断变化，从而规定了在中医药学临床医疗活动中，必须随着疾病的不断发展变化而改变自己的认识和治疗意见，必须对于具体的问题进行具体的分析，“病万变药亦万变”，这就是中医药学的“特色”，这就是中医药学的“辨证施治”。

所谓“辨证施治”，它并不是中医药学的理论，而是中医药学理论体系指导临床医疗活动的思想方法，“是中医药学在临床医疗工作中的活的灵魂”，是唯物辩证法“具体问题具体分析”原则在临床医疗实践中的体现。中医药学由于这一“特色”的存在，使它和其他医学具有不同质的区别。辨证施治这一思想方法，使中医学的临床医疗工作生机勃勃，在临床医疗活动中，贯彻了“实践第一”的观点，客观世界的不断变化促进着人们主观认识的不断发展，避免了“胶柱鼓瑟”“刻舟求剑”“守株待兔”和“病变而药不变”的机械观念和死板方式，发挥了中药治疗疾病的较大作用。在20世纪50—60年代，武汉某一研究机构，对100多味常用中药进行了实践研究，研究结果表明这100多味中药中除“黄连”外，其余中药概无抑制细菌作用，而在这些中药的中医药学理论体系指导下，用辨证施治观点加以配方使用，却治愈了包括细菌性疾病在内的许多疾病，已是不可辩驳的事实。如肺炎球菌引起的肺炎病人，在其出现某一特定证候的某一发展过程中，则为麻杏石甘汤所治愈。50年代后半期，四川某一医学院，曾对黄连从栽培到临床运用，做了全面的综合性研究，结果发现黄连也有“抗药性”，然据辨证施治和配方使用，数千年来以至现在医疗活动，则从未见其有“抗药性”出现。我们还曾用不含钙类药物的“温胆汤加僵蚕、石菖蒲”和“涤痰汤加僵蚕、远志”，治愈了不同证候的缺钙抽搐患儿。

在临床医疗工作中，有人头痛、项强、身体疼痛、发热、微恶寒、喘气、咳嗽、口渴、苔薄黄、脉浮数，为温病在表，治宜辛凉发散，主以麻杏石甘汤；其迁延未治，病邪传里，如其太阳阳明依次相传，邪入阳明之里者，证见壮热、心烦、口渴引饮、苔黄、脉洪大而数，为邪热内传阳明之经，治宜甘寒散热，则主以白虎汤；如其太阳少阴表里相传，邪入少阴之里者，证见微热、心烦、精神萎靡、欲寝而不能睡、呼吸气弱、口舌干燥、苔黑、脉微细数，为热盛阴伤，水火不交，治宜养阴清热、交通心肾，则主以黄连阿胶汤。此温病发展的不同过程，而治以不同方药，表明了中医药学辨证施治的高度灵活性；同时，此温病发展过程中的不同三方证，又绝不能互易其方药，从而又表明了中医药学辨证施治的高度原则性。辨证施治对疾病的认识与处理，灵活性与原则性，都是建立在中医药学理论体系的基础之上的。没有中医药学理论体系的存在，就没有辨证施治这一特色的出现。

众所周知，医学世界有着无比的复杂性，许多疾病在其他医学用现代检查手段查不出或一时查不出其原因而束手莫治时，中医药却在理论体系指导下，给予辨证施治则做到了对疾病的早期治疗，明显地减少了疾病治疗上“迁延时日，贻误病机”的可能性。

中医药学正是由于具有自己独特的、比较完整而系统的理论体系，长期保持和丰富了辨证施治这一特色，而具有无限生命力，在世界一些古医学都已消亡的今天，它仍然屹立在世界东方。

中医药学几千年来，保证了我国民族的繁衍和昌盛。它在我国社会发展的漫长过程中，受到了医疗实践严格检验，并在这个严格检验过程中，得到了巩固、丰富和完善。它总是随着时代的前进，吸取时代的养料一步一步地把自己推向一个新的高度。它是在我国民族的临床医疗实践中创造和发展起来的，因而完全符合我国民族医疗的实际。同时，它在1000多年以前也开始走出国门，为世界其他国家的人们健康服务，并不断对世界一些国家民族中符合中医药学需要的有关医药学内容加以吸收消化而充实了自己，这表明中医药学从来就具有不断发展和开放的性质。

今年二月，卫生部前部长崔月犁同志，在日本东京举行的“中国中医研究与日本津村株式会社中医药合作研究十周年学术会议”上所做的题为《促进中医药学的国际交流与合作》演讲中说：“中医药学作为一门科学，具有独特而完整的理论体系和丰富的实践经验，在防治疾病过程中具有许多独具特色的优点和长处。中医药疗效可靠，适应证广泛，对于某些西医药目前还缺乏有效疗法的疑难疾病及高龄化社会带来的老年病等，在防治上有很大的优势。中药大多是天然动植物产品，没有或很少有毒副作用，并且能减轻或消除某些化学药物所产生的毒副作用，不少中药还具有提高机体免疫功能和保健强身、延缓衰老的作用。中医药学防治疾病的方法丰富多彩，除药物疗法外，还有针灸、推拿按摩、气功等非药物疗法，其特点是通过调动人体固有的自我修复能力治愈疾病，在医疗、康复、保健、预防等方面具有许多优越性。”“……中国医药学不仅丰富了人类保健事业的手段，而且在更高的层次上提出了关于人类健康的新思维，开拓了人类生命科学的新领域。”这就阐明了中医药学科学的内涵。

近年来，世界药源性疾病猛烈增多，数百种化学药品被禁止使用，这就显示了我国民族中药学的无比优越性。现在它正以自己的治病效果和科学内容大踏步地走向世界，受到了各国人民的欢迎，引起了一些国家医学家的浓厚兴趣，开展了积极学习和认真研究。然而中医药虽是在医学世界变动不居的医疗实践基础上产生而具有十分丰富的辩证思想内容，但是它产生于数千年前的我国古代，由于历史条件的限制，未能也不可能和现代科学结合，使其没有能够得到现代科学的解释，缺乏现代科学的语言和特征，保持了我国传统医学的面貌，而且它的辩证思想也带着相互的自发的性质，规定了它的基本理论解释医学世界的笼统性，因而不能完全适应医疗工作中“具体问题具体分析”的“辨证施治”的要求。这样，对于没有中医民族文化素养的人们，就不易理解，不易掌握，从而妨碍了中医药学对人类保健事业的充分发挥。作为中医药学发源地的中国，应该切实扶持中医药事业，在保证和发扬中医药学疗效的原则下，以唯物主义辩证法为思想指导，运用现代科学的知识和方法，根据中医药学的自身规律，对中医药学进行客观的、认真的研究，积极发扬中医药学的特色和优势，使之尽快走上现代化，推动中医药事业的发展，以便中医药学在为我国人民和世界人民的保健事业上发挥更大的作用，在丰富和发展世界科学上做出积极的贡献。这就有益于我国人民的思想建设，有利于从一个侧面提高我国人民的民族自信心和民族自豪感。

## 在湖北省中医儿科第三次学术会议上的讲话

1991 年 3 月

各位同志、各位专家：

我省中医儿科专业委员会第三届学术会议今天在这里（武昌）召开，我代表湖北省中医学会向大会表示热烈的祝贺！

随着我国社会的发展，一对夫妇只生一个孩子，和我省中医事业的实际，使儿科显得越来越重要，儿童保健的要求也越来越高，为此，我们对中医儿科应努力实践，努力提高。众所周知，儿科称为哑科，小儿有病，许多病证、许多痛苦，病儿表述不出来，甚至根本不能表达，给我们诊治带来了不便，但小儿情志病又较少，这是儿科特点，应加强研究。小儿不懂“良药苦口利于病”，许多中药，对小儿来说都是不愿意服用的。然在中医药学里，古代治病有许多种给药方式，如外敷法、洗浴法、导法、蒸法、熏法等等，我们应该在保持中医特色前提下给予挖掘、整理、验证、发展，以充分发扬中医药学的优势，为我国儿童保健事业服务。

最后，祝大会圆满成功，祝同志们、专家们身体健康！

谢谢大家！

## 在湖北省中医药拜师会上的讲话

1991 年 6 月 10 日

各位领导、各位专家、各位同志：

今天，大家欢聚一堂，在这里召开继承老中医药专家学术经验拜师大会，我代表全省 12 位指导教师，向大会表示热烈的祝贺！

中医药学是一个伟大的宝库，它为中华民族的繁衍昌盛做出过巨大贡献。但是在旧中国，在国民党反动统治的 1929 年 3 月 18 日，南京政府曾发出了一个所谓“废止中医令”，明令要废止中医，在全国人民的抗议下，南京政府虽然被迫取消了这个所谓“废止中医令”，但对中医采取了不闻不问、听之任之、让其自生自灭的态度，全国各地中医办起的“国医专科学校”都不予备案，中医陷于无人过问的境地。新中国成立后，中医药学得到了党中央和中央人民政府的重视，制定了中医政策，创办了中医医院、中医学院和中医研究院、所，使中医有了医疗、教学、科研基地，发挥了中医药学在我国人民保健事业上的作用。特别是在党的十一届三中全会以来，在党和政府的关怀下，随着我国改革开放的发展，中医药学走向了世界，现在越来越受到世界人民的重视和欢迎。

鉴于目前健在的老中医药专家大都年事已高，他们的学术经验和技术专长面临失传的危险，卫生部、国家中医药管理局，做出了“关于采取紧急措施，做好老中医药专家学术经验继承工作的决定”。这是一项具有战略意义的措施，是关系到中医药事业兴衰的大事。这个决定体现了党和政府对中医药事业的关心和爱护，表达了我们老一辈中医药专家的心愿，我们坚决拥护。

中央的这个决定，得到湖北省委、省政府和各级党政领导的重视和支持，积极选定了一批老中医药专家及其继承人，组织签订协议，制定管理办法，并召开了今天的拜师大会，使中央的决定在我省得到了落实。这项工作，必将对我省中医药事业的发展产生深远的影响。在此，我代表我们12位老中医药人员，向关心、支持这项工作的各级领导表示我们的敬意和衷心的感激。

为了给中医药事业培养一代新人，我们这些均已超过花甲之年的老中医药人员，愿意发扬老骥伏枥的精神，将自己一生的经验所得，毫无保留地传授给年轻人。对学生严格要求，尽心指导，不厌其烦，尽最大努力让他们学到真正本领，使中医药事业后继有人，兴旺发达。

最后，希望师徒双方同心同德，团结合作，努力搞好这一继承工作，并希望有关领导部门及继承工作所在单位的领导要认真负责，加强对这一工作的领导，实事求是而不是敷衍塞责地把它抓好。

各位领导、各位专家、各位同志，继承中医药学遗产，使之发扬光大，这是历史和时代赋予我们的重任，让我们团结一致，为中医药学的振兴努力奋斗。

谢谢大家！

## 在湖北省农工民主党召开的庆祝中国共产党成立70周年座谈会上的发言

1991年6月27日

自从1840年鸦片战争以后，我国沦为半封建半殖民地，帝国主义列强怀着“瓜分中国”的野心，一方面对我国人民进行欺压和掠夺，另一方面支持我国军阀割地，连年战乱，造成我国生产破坏，洋货充斥，经济凋敝，民不聊生，陷于水深火热之中。

70年前即1921年7月1日，中国共产党诞生后，领导全国人民进行了土地革命、抗日战争和解放战争。通过数10年的浴血奋战，前仆后继，推翻了帝国主义、封建主义和官僚资本主义在中国的统治，赢得了新中国，结束了我国长期以来的军阀混战的局面，实现了国家从未有过的政治、经济、军事和人心的统一，人民安居乐业，生产发展，真是河清海晏，一片升平！

中国共产党在领导国家建设40多年过程中，虽然也出现过例如反右扩大化和所谓"反右倾机会主义"以及所谓"文革"等的错误，给国家造成了灾难，但都是中国共产党在全国人民支持下自己纠正过来的。1979年，中国共产党十一届三中全会后，在政治上，进一步贯彻了中国共产党领导的多党合作制，推进了民主和法制，维护了安定团结的政治局面，提出了"一国两制"的构想，摒弃前嫌，真诚地争取同国民党再次合作，完成祖国的统一大业。在经济上，实行了重点转移，即将党的工作重点转移到经济建设方面来，实行了一系列的改革开放政策，实现了我国第一步战略目标，生产翻了番，"两弹一星"的发射成功，标志着我国科学技术达到了新的水平。不久前，我国公布了《国民经济和社会发展十年规划和"八五"计划纲要》，并进一步阐述了科学技术是"第一生产力"，提出了要"科技兴国"，把经济建设转移到依靠科技进步和提高劳动生产者素质的轨道上来，保证第二步战略目标的实现，使我国11亿人口步入到"小康"的生活境地。在国际事务中，越来越显示出我国在维护世界和平方面发挥着重要性，从而表明了中国共产党是我国国家统一、民族团结、社会稳定、生产发展、科技进步、人民富强的基石，它在我国具有任何团体所不可取代的地位。

当前我国面对着一个充满矛盾和激烈竞争的世界，我们必须提高全民的科技意识，特别是提高党、政干部的科技意识，大力发展我国的科学技术，努力达到《十年规划和"八五"计划》规定的目标，跻进世界先进科学之林，争取在激烈的国际竞争中处于主动地位。

江泽民总书记5月23日在中国科学技术协会第四次全国代表大会开幕式上的讲话中指出："20世纪90年代我国经济发展的目标是宏伟

的，这就决定了我们在 90 年代科学技术工作的任务是十分艰巨的。”并要求我国科技工作在 90 年代从以下几个方面取得重大进展：“一是面向经济建设主战场，运用现代科学技术，特别是以电子学为基础的信息和自动化技术改造传统产业，使这些产业的发展实现由主要依靠扩大外延到主要依靠内涵增加的转变，建立节耗、节能、节水、节地的资源节约型经济；二是有重点地发展高科技，实现产生业；三是要在调整人和自然关系的若干重大领域，特别是人口控制、环境保护、资源能源的保护和合理开发利用等方面取得扎实的成果；四是要在基础性研究方面取得显著的进展。”这是光荣而艰巨的任务。要完成这些任务，除全国人民努力外，主要的还是取决于党的领导。如果没有中国共产党的正确领导和党的各项政策的贯彻实施，要完成这些任务是很难想象的。因此，我们必须坚持四项基本原则，尊重和维护中国共产党的正确领导，积极参政议政，在中国共产党的领导下，努力帮助中国共产党发扬成绩，克服缺点，为在我国推进民主建设和法制建设，为改革开放，为提高全民科技意识，为完成祖国统一大业贡献出我们的智慧和力量！

今天我们庆祝“七一”，我谨为之颂曰：“七为阳之少，百物生长今方盛；一乃数人初，万事化成早作基。”

## 在京山县中医院大楼落成典礼仪式上的讲话

1991 年 10 月 25 日

今天我参加京山县中医医院住院大楼落成的庆典活动，感到十分高兴！

大家知道，中医药学是我们这个伟大民族的一份宝贵文化，它具有非常丰富的治病经验，有比较系统而完整的理论体系，医疗方法丰富多彩，具有东方医学的特色，确实是一个伟大的宝库。中医药学是历史悠久、地大物博、人口众多的这块国土上产生的，完全符合我们这个中华民族的实际。过去，它保证了我们中华民族的繁衍昌盛，今天，它仍然是我国广大人民赖以治病的一个重要手段，而且它还正在以它的科学内容和独特疗效走向世界。我国要建设有中国特色的社会主义医药卫生，离开了中医药学是不可能的，要完成世界卫生组织提出在2000年我国11亿人口人人享受初级卫生保健，离开了中医药学同样也是不可能的。发扬中医药学不仅对我国人民的保健事业有着重要意义，而且在我国人民提高民族自信心、克服民族自卑感的思想建设方面也有重要的意义。

今天京山县中医医院住院大楼的落成，标志着京山县中医医院的工作发展到一个新的阶段，也标志着京山县中医药事业上了一个新台阶，这里让我代表湖北省中医学会和湖北中医学院向京山县人民及其中医医院全体职工表示热烈的祝贺！并祝愿京山县中医医院在继承发扬中医药学上作出更大贡献，祝愿京山县中医医院在人民保健事业上更充分地发挥作用，祝愿以京山县中医医院为中心的京山县中医药事业兴旺发达，祝愿京山县中医医院全体职工身体健康！

谢谢大家！

## 纪念李时珍逝世四百周年“93”国际医药学术研讨会开幕式上的讲话

——介绍李时珍生平及学术成就

1993年10月10日于蕲春

各位领导、各位专家、各位朋友们、同志们：

李时珍是我国古代一位卓越的医药学家，为我国古代中医药学术的发展做出了不朽贡献，在我国医药学史上占有相当重要的位置。

李时珍，字东璧，晚号濒湖山人，明代蕲州（今湖北省蕲春县蕲州镇）人，生于1518年，卒于1593年，享年75岁。

李时珍出身于中医世家，其父李言闻是当地名医。李时珍幼年曾攻举子业，14岁时中过秀才，之后，“三试于乡不售”，因在家庭环境影响下，转而习医，承继家业，研读“岐黄之术”的中医药学，旋而在家乡行医，声誉大江南北。

李时珍在行医过程中，知行统一，医药并究，一边尽心为人民群众医治疾病，一边认真研究医药典籍，注重理论与实际的紧密结合，从而发现了古本草所记某些药物或形态或名称或性味功效有误，并以为药物的真伪优劣，实乃人命之所系，所关至大，故立志要将本草学进行一次全面整理，对各药物进行周详考究，严加覆实，使之皆归于正。1551年，李时珍被楚王朱英聘为楚王府奉祠正，继而被推荐入朝，在太医院任职（有谓“授太医院判”，无据），得到了较多读书机会。约一年，辞归故里，仍行医民间，遂开始跋山涉川，走南闯北，遍历江苏、安徽、河南、武当山等地寻草问木，对药物生长及其生长环境进行实地考察。对一草一木，一虫一鱼，一鸟一兽，一土一石，都做认真察看，仔细辨认，凡樵子、渔父、牧童、村妇皆求教之，务必弄清其物而后已，还对某些药物的作用进行了实验观察，如曼陀罗花，世传“笑采酿酒饮，令人笑；舞采酿酒饮，令人舞”。李时珍疑而实验之，结果表明此花酿酒“饮须丰酣，便令一人笑或舞引之，乃验”，实非“笑采”“舞采”而能然，纠正了世俗之误传。

李时珍以坚强的毅力和认真的态度，历时27年，行程数千里，阅读了大量古代文献，访问了众多劳动人民，从而辨识了古本草的许多药物，还发现了古本草尚未记载的不少新药物。遂在《经史证类备急本草》的基础上，增加药物374种，将新增和旧有药物一起分门别类，各药下列释名、集解、正误、修治、气味、主治、发明、附方及附录等项，撰写出了集明代以前本草学之大成而堪称为一部划时代的中药学巨著《本草纲目》之书，实现了李时珍的夙愿。

《本草纲目》一书，凡52卷，共分16纲，62目，收藏药物1892种，插图1109幅，附方10096首。对我国本草学做出无可比拟的成就，并积累和保存了大量药方和临床的有关资料，为我们今天的研究提供了众多的课题，而且为现代的生物学、植物分类学等做出了贡献。《本草纲目》的内容丰富，涉及面相当广泛，诸如生物、化学、天文、地理、物候、地质、采矿以及历史等，故英国伟大生物学家达尔文称其为“中国古代百科全书”。《本草纲目》自1596年在金陵刊行以来，在我国先后翻刻过30多次；1607年由长崎传入日本之后，又传至欧美各国，先后被译成日、法、英、德、俄、拉丁等多种文字，在世界各国流传，为世界科学做出了贡献，赢得了世界人民的尊敬，苏联莫斯科大学走廊镶嵌着李时珍像，就是一个明显的例证，这是我们民族的光荣和骄傲！

中医药学的切脉诊病，是一种临床上不可或缺的诊断疾病方法。有关疾病的诊断、治疗和预后，是重要的诊法之一，故李时珍颇加留意。其除详勘高阳生《脉诀》之误外，特于其父言闻之《四诊发明》中撮粹撷华，形容论述，使各种脉象和脉象主病跃然纸上，学者易于领会、易于掌握，实有助于临床之用，故其书刊行以后，又翻刻过许多次，有单独成刊者，有与他书合刊者，颇受世人青睐，并在1907年随《本草纲目》流传至日本，1927年又由许德宝译成德文而在莱比锡出版发行，扩大了脉诊在国内外的影响，促进了脉学的发展。

李时珍还鉴于古医书中“奇经”之论述无专章，研习时多有不便，遂摭录各书内容中有关督、任、冲、带、阳跷、阴跷、阳维、阴维八脉之文加以归纳以为奇经之篇，而成《奇经八脉考》一书，使奇经理论条理化、系统化，为中医药学基本理论的“经络学说”的整理完整做出了成绩，给后世研究和掌握奇经八脉理论带来了极大方便。

李时珍深入民间，访疾问苦，根据民众疾苦的实际，创制和采用当时民间许多简易方，省钱易行，为广大群众消除病痛，其《濒湖集简方》一书就是这一事实的体现。《濒湖集简方》原书虽佚，幸其药方尚保存于《本草纲目》之书中，今人特又据之辑佚成书而出版行之于世。

总之，李时珍是我国古代伟大的中医药学家和博物学家，是世界闻名的古代科学家，为我国中医药事业和世界科学事业贡献了一生。李时珍一生，是不平凡的一生。李时珍今年已经逝世400周年了，现在我们举行这次“纪念李时珍逝世400周年国际医药学术研讨会”来纪念李时珍，就是要学习李时珍热爱人民、忠于事业和无私奉献的崇高品德，就是要学习李时珍敢于攀登科学高峰的坚韧不拔、百折不挠的刚毅精神和严肃认真、实事求是的科学态度，就是要挖掘李时珍学术著作中的丰富宝藏，发扬李时珍的学术思想，以推动中医药事业的迅速发展，使中医药学更快更健康地走向世界，更好地为世界人民保健事业做出更大的贡献！

最后，祝大会圆满成功！祝领导、专家、朋友、同志们身体健康和归途平安！

谢谢大家！

## 纪念李时珍逝世四百周年“93”国际医药学术研讨会闭幕式上的讲话

——学术会议总结

1993年10月13日于蕲春

各位来宾、各位代表：

纪念李时珍逝世400周年暨国际医药学术研讨会即将闭幕了，我代表大会主席团向各位来宾和代表表示衷心感谢！

参加这次会议的代表共180人，分别来自全国23个省市自治区，以及日本、马来西亚和菲律宾等国，其中具有高级技术职称的占2/5。

这次大会共收到学术论文298篇，经过学术委员会认真评审，录取213篇参加本次会议交流，其中大会交流52篇，小会及书面交流161篇，参加交流的论文内容丰富，包括李时珍生平事迹研究、文献版本研究及中药考证、鉴别、炮制、成分、作用机理研究、临床应用研究、医药学术思想研究等方面。总的来看，论文质量是比较高的，在某些方面的研究达到了一定的深度，取得了一定的成果，例如：

利用现代生命科学方法对李时珍等古代医家关于人类性别遗传理论进行了新的探讨；利用现代科学实验手段，从微量元素研究入手，对植物药四性机理进行了新的研究；对《本草纲目》清热解毒药物进行了比较深入的药效学研究；对《本草纲目》在日本的流传和影响进行了广泛研究和深入考证；在李时珍生平事迹史料方面，又有了新的发现，对李时珍医学理论的临床应用研究方面，也较以往更加广泛和深入。

在交流过程中，自始至终贯彻了“百家争鸣”的方针，代表们都能各抒己见，畅所欲言。有的代表还说，我们不是来吃喝玩乐的，而是来交流学习的，因此都能克服各方面的困难，积极认真参加交流学习。通过交流，启发较大，收益不少，开阔了李时珍医药学术研究的思路和视野。代表们认为，这次会议是一个具有较高学术水平的国际医药学术交流盛会，对于深入开展李时珍医药学术研究，必将起到积极的推动作用。

值此会议之际，在施仲安教授的倡议和呼吁下，经过多方努力，金陵版《本草纲目》影印本最近在上海科学技术出版社问世了，这是中医药界的一件可喜可贺的大事，它为深入开展《本草纲目》的研究，特别是《本草纲目》的文献学研究创造了条件。

大会参观了李时珍陵园、博物馆、纪念馆、植物馆等，还在武汉植物园为李时珍塑像。

我们今天纪念伟大的医药学家李时珍，不仅要学习、继承他的学术经验，还要发扬光大他的学术思想，今后要进一步深入开展李时珍医学理论的研究，用来指导我们的临床实践；广泛开展李时珍医疗经验的临床应用研究，从而提高中医的临床疗效；利用现代科学方法和手段，深入开展中药研究，揭示其作用机理；挖掘《本草纲目》附方，研制开发新药，将科学技术转化为生产力，使之为经济建设服务；还要联合植物学、动物学、矿物学、化学、物候学、农学等学科工作者，对《本草纲目》进行多学科的综合研究，使《本草纲目》的科学成就为全人类服务。

在这次会议中，代表们提出了很多宝贵建议，我们将根据代表们的建议，积极与有关方面联系，争取早日成立李时珍医药学术研究组织，推动李时珍医药学术研究的深入发展；创办李时珍医药学术研究刊物，发扬光大李时珍医药学术思想；组织力量编写出版李时珍研究专著，全面系统总结整理李时珍的医药学术思想。

电视剧目，国家电视广播局已批（15 集），争取拍摄出来，在国内宣传，促进研究。

各位代表，这次学术研究会的任务已经圆满完成，它必将推动李时珍医药学术研究的深入发展。我们相信，在下届李时珍医药学术研讨会上，将有更多的研究成果展示出来。

最后，祝代表们旅途愉快，一路平安！

我的话完了，谢谢大家。

## 在首次全国农村中医学术交流会上的讲话

1993 年 12 月 1 日

各位专家、各位同志：

“首次全国农村中医学术交流会”今天在武汉隆重开幕了，我代表湖北省中医药学会向来自全国各地的专家、同志们表示热烈的欢迎！向大会表示真诚的祝贺！

在我国古代的传说中，有所谓“神农尝百草而医药兴”。然其“神农”者，乃“农植嘉谷，神而化之”，故“号曰神农”也。这充分表明了我国医药的发现，与我国农业的发明，有着密切的联系。

《素问·藏气法时论篇第二十二》说“毒药攻邪，五谷为养”，就是说嘉谷养生，医药治病，共同维护着人体的生命和健康，保证着民族的繁衍。

在我国社会发展的长期过程中，农村为中医药提供了充分资源，中医药则有力地保护了农业生产的劳动力。今天，随着农村改革的成功，农民生活得到了一定程度的改善，农民的知识结构发生了变化，对健康的要求提高了。然农村的经济基础还比较薄弱，农村许多地方出现了新的缺医少药现象，农民望医药而兴叹。我国为了改变农村这种状况，帮助农民脱贫致富，现正采取各种措施，诸如深化农村改革，调整农业生产结构，推行燎原工程，发展乡镇企业，以及减轻农民负担和拨给扶贫经费等，以促进我国农业生产和农村经济的发展。根据中医药学的特色和优势，我国广大农村中医药工作者必将在其中做出自己的贡献。因此，我建议：

（1）在农村普及中医药知识，推广中医药的各种简易疗法和保健方法。我国农村药物资源丰富，遍地皆药，俯拾即是。使农民有了一般小病轻病，可以随时就地取药，自我治疗，以节约外出就医时间和经济开支，并无形中增强广大农民的中医药意识，在继承发扬中医药学方面与广大农民及农村干部建立共识。

（2）帮助农民认识药和学会合理采药、正确种植药材，以及对药材采集或收获后的初加工及其保管技术，以发展中药材资源，增加农民的经济收益。

（3）积极研讨中医药学术，在保持和发扬中医药学特色的思想指导下，解放思想，大胆创新，认真总结经验，提高医疗水平，以便更好、更快、更多地消除病人严重疾苦，确保农民健康，维护农业生产的顺利发展。

毛泽东主席生前早已指出："中国医药学是一个伟大的宝库，应当努力发掘，加以提高。"现在，世界上药源性疾病猛烈增多，人们的保健要求在回归自然，中医药学的杏林春风已经吹到五大洲的许多国家和地区。我们必须刻苦读书，积极挖掘，认真实践，切实总结交流，充分发挥中医药学作用。广大农村的中医药知识和中医药各种简易疗法普及了，农村中医药事业发展了，农村中医药学术水平和医疗能力提高了，不仅为改变我国农村新的缺医少药现象做出了我们的贡献，农民的脱贫致富有我们一份成就，而且为我国民族传统医药学即"中医药学"走向世界也准备了雄厚资源。

最后，祝大会圆满成功！祝来自全国各地参加大会的专家、同志们身体健康，归途平安！

谢谢大家！

# 正确认识中药，理顺中医药管理体制

## ——湖北省政协七届三次会议大会发言材料

1994 年 3 月

《说文·草部》说：“藥，治病草。”藥字，今简化作“药”。天下之物，凡能用于治疗人体疾病者皆谓之“药”。然药之治病，则实有赖于医者对疾病的明确认识和对药的正确选择与应用，才能发挥其有益作用，否则就不成其为“药”，而只是一些败草、一些木皮、一些枯骨、一些顽石而已，不能称为“药”。确切地说，只有为医者使用之物，才能成其为“药”。然“药”只有在具有医学理论知识和医疗技能的医者使用下，才具备治病意义，而所谓“中药”，则只有在中医药学理论知识指导下，根据中医药学内部规律和特色要求加以使用，它才能在临床发挥其所具有的治疗疾病的作用，收到较好的疗效，从而有力地表明了：中药是中医临床医疗工作上治疗疾病的工具，中医则是中药正确发挥治病效能的保证。二者相得益彰，相辅相成，相互为用，血肉相连，不可分离。在中医药学领域里除针灸、按摩等疗法外，作为药物疗法的中医工作者来说，即使是仲景再世，能洞见疾病症结，如无中药可用，在临床医疗上也必然无能为力，只有“望病兴叹”了；而中药离开了中医，它的治病效能同样无法得到发挥而只能变化异物。事情十分明白，中医药是一个不可侵害的统一整体，二者有着共同的理论基础。中药，以受中医药学理论体系支配而存在。只要在中医药学理论指导而发挥效用者，无论它来自什么地方，也无论它是什么样的形态，都是中药。但它一旦离开了中医药学理论指导而使用，它就不应该再称为中药。

我国中药，在其数千年的发展过程中，保证了我国民族的繁衍昌盛，不断地创造了新经验，发现新中药，并在世界人民健康事业做出了自己贡献的同时，吸取了不少与自己有益的世界一些国家民族的医药知识作为营养充实了自己，例如苏合香、安息香、波斯青黛、倭硫黄、安南桂以及耆婆方等等，都是异国他乡的产物，记载在我国医药文献中，而为中医所常用，这就表明中医药学从来就具有开放的性质，其“中医封闭论”者可以休矣！

稍微懂得一点我国医药史常识的人都应该知道，在我国古代，本无“中药”之称，而只单称“药”。至鸦片战争以后，我国沦为半封建半殖民地时，为了区别于外国传入我国的西医药，才于“药”前加一“中”字成为“中药”之称的。中药、西药虽都为医者治疗疾病的工具，但各自有自己的理论体系，二者有着质的差别，莫可混淆。然而根据唯物辩证法的观点，我国医药实践也证实，中药、西药二者在一定的条件下都可以向自己对立方面发生转化，但在没有转化条件之前，中药仍然是中药，西药仍然是西药。中药、西药都以特有的理论体系与自己医学紧密联系着，维护着“医”的存在，这是我国医药的实际，是我国医药的客观存在。这是好事。一个拥有 11 亿多人口的大国，有两种医药学，总比只有一种医药学要好得多！然而，不幸的是，近年来某些人利用权力抹杀中药、西药的界限，鼓吹什么“中药、西药没有区别”，且把一个好端端的血肉相连而统一整体的中医药学劈成两半，使中药脱离中医，变成少数人牟取私利的工具而企图垄断之，有“金”则“拜”，唯利是图，赚钱的就做，不赚钱的就不做，经营不择手段，给回扣，送红包，请客，送礼，以招揽买主，这笔费用中西药品加在一起每年竟高达 56 亿元人民币（见 1993 年 11 月 24 日《长江日报》第八版）。其所化之钱自然是以提高售货价格来补偿，从而把这个负担转嫁给了病人和公费医疗开支，并推动了药价节节上升，中药出现了“伪”“劣”“缺”“贵”等现象，严重影响了中医药学的治疗效果，危害了广大病人的健康与切身利益，抑制了我中华民族的宝贵文化遗产中医药学的发展。这种状况，必须加以改变。

毛泽东主席生前（1954 年）指出：“中药应当很好保护与发展，我国的中药有几千年的历史，是祖国极宝贵的财产，如果任其衰落下去，那是我们的罪过。”这对发展我国中医药学具有十分深远的意义，是我国民族利益之所在。况且当今世界人民的医疗保健都要求回归自然和我国开放政策的发展，我国中医药学已经并将继续大踏步地走向世界，且势必向五大洲伸延。因此，应当在深化改革过程中，抓住机遇，重视和积极发展中医、中药事业，并理顺中医药管理体制，纠正中药经营上的不正之风，改变中医药的严重脱节现象，使中医中药紧密结合，做到相互为用，相互促进，同步发展，以使中医药学更好地为我国人民的保健事业服务，并为我国中医药学进一步走向世界做好充分准备，奠定坚实基础，从而发扬光大中华民族这份宝贵的文化遗产。

## 在第二届国际传统医学与按导技术学术研讨会开幕式上的讲话

1995 年 5 月

各位专家、各位朋友、先生们、女士们：

中国传统医学暨按导技术国际学术研讨会，今天在这里正式开幕了，我代表大会全体工作人员向来自国内外各个地区的专家、朋友们表示热烈的欢迎！

国内外各个地区的专家、朋友们不远万里来到湖北武汉，欢聚一堂，进行学术交流，这是有意义的。这必将促进我们友谊的发展，必将促进我们学术的前进和医疗水平的提高。我祝愿大会圆满成功，祝愿专家、朋友们身体健康，交流愉快！谢谢大家！

## 开发我省中草药资源，必将有助于社会发展

——湖北省政协七届四次会议

1996 年 2 月 8 日

湖北省位于我国中部地区，属亚热带，气候温和，土地肥沃，雨量充足，且具有高山、丘陵、平原和湖泊，适宜于各种动、植物的生长、生活、繁殖和发展，还有多种矿藏，这就为我省勤劳勇敢的远古先民发

明治疗之药准备了优胜条件。以随州远古出生的烈山氏为代表的神农氏族，就是在这块土地上“尝百草而药兴”的。《淮南子·修务训》说：“古者民茹草饮水，采树木之实，食蠃蛖之肉，时多疾病毒伤之害，于是神农乃如教民播种五谷，相土地宜燥湿肥高下，尝百草之滋味，水果之甘苦，令民知所避就。当此之时，一日而遇七十毒。”从而发明了民食谷物和治病之药，此即所谓“药食同源”也。这些原始出现的治病之药，在相当一段时间内，掌握在巫觋手中，给蒙上一层迷信外衣为人治病。随着社会的发展和人类的进步，医药逐渐脱离了巫教神学的羁绊而独立出来，到春秋战国时期，形成了具有我国南方特点的楚医学。这个楚医学与中原医学进行交流、整合，从而汇聚成为我国统一的内容丰富的汉民族医学，即“中医药学”。在中医药学的实践和发展过程中，我省历代涌现出了不少杰出的古代医药学家，如江陵陆法和、荆州殷仲堪、老河口范汪、浠水庞安常、随州僧智缘、罗田万密斋、天门梁学孟等，尤其蕲春李时珍及其《本草纲目》、潜江刘若金及其《本草述》等伟大本草学家和本草巨著，有力地表明我省古代中草药在全国就具有一定的优势。现已查明，我省有药用植物3354种，药用动物524种，药用矿物61种，共为3939种。由于植物有根、茎、叶、花、实，功用不同，分别入药，而动物的不同亦然，以药物的种数计算，我省中药则为4531味。鄂西早有“天然药库”之称，许多名贵药物，如麝香、黄连等，我省都有一定数量的出产。我省中药品种之多、产量之大，与广东省并列第二位。然我省对这一优势数年来却发扬不够，没有很好地对它开发利用，使它存在的潜力至今没有发挥。我认为充分发挥这一优势，具有以下作用。

第一，可以缓解农村特别是偏僻乡村缺医少药状况，有利于做到“人人享有初级卫生保健”。我省广大农村的经济还不太富裕，尤其是大山区里还有一些人尚未解决温饱问题，缺医少药比较突出，如果能开发利用中草药，在广大农村中普及中草药治病知识，农民有了小疮小病，或简单疾病，可以就地取材，自我采药，自我治疗，这必将改变“有病无人治”“有病无钱治”“有病不医治”的状况。

第二，有利于帮助农民脱贫致富。开发中药草，教给农民学会采集、种植中草药、养殖动物药以及药物初加工的知识和本领，培养专业户，发展中草药，可以得到一定的经济效益，以改变贫穷面貌。

第三，有利于充分发挥中医药学对人民群众的治病保健作用。中药是中医治病的重要工具之一，具有充足和优质的中药，就能保证中医在治病保健领域里发挥其真正作用，提高医疗效果，或保持健康延长寿命。

第四，有利于寻找和研制我们自己的新药。据了解，我国过去研制的新药，多为仿制国外的。在恢复我国世界关贸总协定地位后，就不能再仿制国外，必须依靠自己研制。然我国现时的经济条件尚不允许我们像国外那样去研制新药，幸有丰富药源和经验基础的中草药为我国自己研制新药提供了方便。开发中草药，为寻找和研制我国新药准备好充足的资源。

第五，有利于争创外汇。现在由于某种原因，在世界范围内的医疗保健，都要求回归自然，并随着我国改革开放的发展，中医药已经和正在走向世界，目前已有120个国家和地区都有中医药的存在，这无疑需要大量的中药供给。发展和开发我省中药材，可以提供给世界各地中医工作者充分的中药资源，以满足其治病用药的需要，从而为我省争创更多的外汇。

## 在全国第九次中医儿科学术经验交流会上的讲话

1996年10月15日

各位专家、各位同志们：

全国第九次中医儿科学术经验交流会，今天在湖北召开，我代表湖北省中医药学会向大会表示衷心的祝贺！向来自全国各地的各位专家、同志们表示热烈的欢迎！

这次学术会议，通过全国儿科专家的互相交流、互相切磋、互相研讨，必将促进我国中医儿科学术的发展，必将促进我国中医儿科临床医疗水平的提高！我预祝这次大会圆满成功，祝愿来自全国各地的专家、同志们身体健康、精神愉快和归途平安！

谢谢大家！

## 在“97”鄂、港、澳、台中医药学术会议上的讲话

1997 年秋

各位领导、各位专家、各位同志、各位朋友：

香港胜利回归的壮歌，响彻寰宇；党的十五大发出扩大改革开放成果的号角，振奋人心；又闻江泽民同志成功访美，捷报频传，面对这政通人和的盛况，广大中医药工作者无不欢欣鼓舞，并欲借此良机，交流中医药学术，弘扬岐黄事业。经与港、澳、台中医药同仁协商一致，欣然同意召开这次大会。今有各方代表，不远千里，云集武汉，真是“俊彩星驰”“宾主尽东南之美”。在此，我们深切地感谢我省各级领导，深切地感谢港、澳、台的各位朋友，愿这次大会开成学术的大会、友谊的大会。

中医药学术产生于中华沃土，磨砺数千年，造福人民，远播四海，而引起世界医学界的重视，作为炎黄子孙，不能不引为自豪。但是我们不能不清醒地看到，现代科学技术正在突飞猛进地发展，西医学术能借助现代科技，与之同步发展。那么我们必须面对现实，将它视为挑战和机遇。因此我们必须立足于中华文化的根基，将继承与发扬、传统与现代等有机地结合起来，而成为矛盾的统一体，在这个基础上发展中医学术，才有旺盛的生命力和世界性，才能为世界医学做出更大的贡献。而学术交流，是促进学术发展的有效途径之一。我们希望这次大会，能起到相互学习，取长补短，携手并进，共同提高的作用。

大会在湖北武汉召开，我们理当尽地主之谊。但是因为我们条件较差，经验不足，不到之处，在所难免，望各位多多包涵，多提宝贵意见。祝各位身体健康，万事如意。预祝大会圆满成功。

谢谢大家！

# 在湖北中医学院第一届科协委员会会议上的讲话

1997 年 11 月 16 日

各位领导、各位同志：

湖北中医学院科学技术协会（简称湖北中医学院科协），经过较长时间筹备和有关主管部门批准，已正式成立了。湖北中医学院科协的成立，标志着湖北中医学院的学术工作上了一个新台阶。湖北中医学院科协是湖北中医学院的一个群众团体，是湖北省科学技术协会的一个基层组织，是湖北中医学院党和行政机关联系广大科技工作者的桥梁和纽带，是湖北中医学院党和行政团结、组织湖北中医学院广大科技工作者开展学术活动的得力助手。湖北中医学院科协，在党的领导下，反映湖北中医学院广大科技工作者的意见和要求，保护其广大科技工作者的合法权益。湖北中医学院科协，贯彻《湖北省科技条例》，领先广大科技工作者，面向经济建设，组织并开展各种学术活动，活跃学术气氛，进行学术交流，促进科技进步，开创学术工作的新局面。

同志们！高等院校科协，在我省已创建多年了，积累了很好的工作经验，成就显著。然湖北中医学院科协却是一个初生儿，不懂人事，没有经验，除虚心向兄弟院校科协学习经验外，殷切希望我院广大科技工作者和同志们对科协工作给予关心和支持，使之更好地为广大科技工作者及其学术活动服务，为我院科协工作创造经验，推动我院科协工作的前进和学术工作的发展。

现在让我代表湖北中医学院科协，向各位领导、各位同志拜上一个早年，祝愿大家新春快乐，身体健康，全家幸福，万事吉祥，在新的一年里，工作上取得更大成绩！

谢谢大家！

# 在湖北省按摩学术会议开幕式上的讲话

1998 年 5 月 25 日

各位领导、各位专家、各位同志们：

湖北省按摩学术会议今天在黄石正式开幕了，让我代表湖北省中医药学会向大会表示热烈的祝贺！

按摩法，是我国传统医药学的一个重要组成部分，是伟大中华民族的一份宝贵的文化遗产。它起源很早，历史悠久，早在原始社会里，我们祖先发明了按摩法，《史记·扁鹊仓公列传》说“上古之时，医有俞跗”，《群经音辨·木部》说“榆柎，古医也”，颜师古注《汉书·艺文志·方技略》引应劭曰：俞附，“黄帝时医也。”俞跗、榆柎、俞附，字虽异而义则同，乃一人也。俞，榆，与“揄”通。揄附就是我国原始社会里的一位善于按摩术的名医。《史记. 扁鹊仓公列传》在论述榆柎治病特点时，就提到了“镵石桥引，案毒熨”，司马贞索引：“桥音九兆反，谓为按摩之法……音玩，亦谓按摩而玩弄身体使调也。”可证在原始社会里按摩术的存在。春秋时期，伟大医学家扁鹊使其弟子“子游按摩”以治疗虢太子“脉动如故而形无知”的“尸厥”重病。我国现存最早的一部医书，战国末期集体写成的《黄帝内经》里，多处提到按摩治病，如《素问·血气形志篇》说“形数惊恐，经络不通，病生于不仁，治之以按摩醪药”，《素问·调经论》说“按摩勿释”，《素问·异法方宜论》说“其病多痿厥寒热，其治宜导引按跻”，“按跻”即“按摩”。《灵枢·病传》说：“或有导引、行气、乔摩、灸焫、熨、刺、饮药之一者”（焫，原在“刺”字之下，误，今改），“乔摩”亦“按摩”也。《黄帝内经》还记述了一些治疗某些病证的某些具体按摩手法，如所谓“推而上之”“推而散之”“按而止之”“引而下之”等。《礼记·内则》说：“疾痛苛痒，而敬抑搔之。”郑玄注“抑按；搔，摩也”，是其文“抑搔”亦谓“按摩”也，则按摩术亦可用于治疗皮肤病患也。其实，按摩法在战国中期以前，已在大众中得到了普及，《孟子

·梁惠王上》说："为长者折枝，语人曰'我不能'，是不为也，非不能也"。赵岐注："折枝，案摩，折手节，解罢枝也。"李贤注《后汉书·张王种陈列传》"岂同折枝于长者，亦不为为难乎"之文亦引刘熙注《孟子》曰："折枝，若今之案摩也"。是按摩（案摩）又可用于健身。按摩，又叫"背摵"。《庄子·外物篇》说"静然可以补病，背摵可以休老"，《说文通训定声·乾部》引此文谓"蓋擊挲按摩之法，以休养理体者"，是按摩还可以改善体质，防止衰老也。

我国古代，对于按摩法，就积累了丰富的经验和知识，故在西汉前就有了按摩专著问世，《汉书·艺文志·方技略》所载"《黄帝岐伯按摩》十卷"就是其例。

据文献记载，我国最迟在唐代就开始了国家机构内设按摩博士一人，掌管教育按摩生，把培养按摩人才列入了国家正式教育之中，以后延续了几个朝代。

《养生随笔·杂器》记载，我国在清代发明了按摩工具，名叫"太平车"，以器械进行按摩术。其实《黄帝内经》就已经有按摩工具，即"九针"中的第二针"员针"。按摩法用于人体，可以导引阴阳，流畅气血，舒展筋骨，通利百节，和调藏府，改善体质，无痛苦，无危害，简易方便，既可祛邪治病，又可健身休老，是我国非常宝贵的一份财富，在世界范围内要求保健、医疗回归自然的今天，按摩术显现了它的无比优越性，现已受到国内外广大人民群众的欢迎。希望按摩工作者积极钻研，勇于实践，经常交流，互相切磋，努力提高自己的医疗质量和发展药学的按摩学术，为人类做出新的贡献！

最后，祝大会圆满成功！祝大家身体健康和归途平安！

谢谢大家！

# 在“98”国际李时珍学术研讨会上的讲话

1998年10月9日于蕲春

各位领导、各位专家、各位同志：

今天，我们在这里聚焦一堂，交流研究李时珍学术思想的经验，纪念伟大医学家李时珍诞辰480周年，对于弘扬李时珍医药学思想，造福于广大人民，具有重要的现实意义。

李时珍，湖北蕲州人，生于明代正德十三年，卒于明代万历二十一年，享年76岁。李氏出身于儒医世家，自幼“耽嗜典籍，若啖蔗饴”；长则“上自经典，下及子史百家，无不该洽”，并决心继承家学刻意钻研医药。由于李氏勤奋努力，不仅有精深的医药理论，而且有较深的文学造诣。加之他能“考古证今，奋发编摩”，故其一生著述甚多，目前尚传于世的医药著作有《濒湖脉学》《脉诀考证》《奇经八脉考》《本草纲目》，已经散佚的有《白花蛇传》《命门考》《命门三焦客难》《五经图论》《濒湖集简方》《濒湖医案》等。

李氏在医药实践中，悉心研究医药理论，因而在医药学理论方面，颇有所得，建树亦多。

李氏的药物学研究成就集中体现在《本草纲目》中，该书共52卷，190万言，分为16纲，62目，收载药物1892种，附方11096首，插图1109幅。该书是李时珍在《经史证类备急本草》的基础上，搜罗百氏，访采四方，岁历三十，稿凡三易而编成。该书总结了16世纪以前我国本草学的成就和李氏本人对本草学的研究成果，对后世中药学的发展有着深远的影响，是一部划时代的中药学巨著，也是一部有世界影响的博物学著作，因此，被19世纪英国伟大生物学家达尔文誉为“中国古代百科全书”。该书在药物方面的主要贡献，除了提出了较为科学的药物分类方法外，还有以下3个方面。一是增加本草内容：旧本草载药只有1518种，载方2935首，李氏在“搜罗百氏，访采四方”基础上，新增药物 374 种，增补附方 8161 首，从而大大提高了本草的实用价值。二是订正本草错误：例如《神农本草经》有水银“久服神仙不死”之说，李氏力辟其谬，认为“水银乃至阴之精……阴毒之物无似之者”“水银但不可服食尔，而其治病之功不可掩也”。既批判了久服水银长生的说法，又不否认水银的医药价值。李氏从科学立场出发，以临床实际和亲身试验为依据，从药物的名称、形态、性味、炮制、主治等方面，纠正了前人《本草》中的不少错误，使《本草纲目》一书起到了本草学范本的作用。三是阐发药性理论：李氏以归经理论来解释药物的功能主治，是李氏药性理论的重要特点之一。李氏在分析药物归经时，还重视气血的区分，如认为“天麻乃肝经气分之药”“大黄乃足太阴、手足阳明、手足厥阴五经血分之药”。李氏对于药物的升降浮沉性能也有深入研究，如“酸咸无升，甘辛无降，寒无浮，热无沉，其性然也”。但是，“一物之中，有根升梢降”的情况通过配伍和炮制方法而使之改变，“升者引之以咸寒，则沉而直达下焦；沉者引之以酒，则浮而上至巅顶……是升降在物亦在人也。”这些对于控制药物性能，指导临床用药，有重要的现实意义。李氏不仅在药学上有着辉煌的成就，而且在医学上也有卓越贡献。

第一，整理充实发挥古代脉学。李氏在其父言闻《四言举要》基础上，参考历代医著 55 种，并且附以己见，编成《濒湖脉学》，李氏在王叔和《脉经》载脉 24 种的基础上，根据临床需要，又补充长、短、革三脉，合为 27 脉。对于每种脉，均是先用简明文字，适当比喻来描述其脉象，又编成七言歌诀，名之曰“体状诗”；继则述其相类脉的鉴别，名之曰“相类诗”；最后介绍该脉主病，名之曰“主病脉”。言脉体状，十分形象贴切；论脉主病，其切临床实际，因此，被历代临床医家奉之为圭臬。

第二，整理充实奇经八脉学说。李氏因感奇经八脉之说“略而不悉”，故对此详加考证，融以己见，著成《奇经八脉考》一书。该书对奇经八脉的分布路线进行了系统整理，如冲脉的分布路线，《黄帝内经》多篇有载，但其内容不一，难得其要。李氏以《素问・骨空论》内容为依据，结合自己的见解，对其进行整理，不仅指明了冲脉的具体循行路线，而且还指明了冲脉与足阳明、足少阴、任脉的关系，以及其脉气流经的24个穴位，为针灸治疗奇经病变提供了具体穴位；并且对每条奇经列有虚实证候，从而创立了奇经辨证雏形，为后世医家探讨奇经辨证奠定了基础。

第三，开创肾间命门之说。《灵枢·根结》说："命门者，目也。"《难经·三十六难》说"左肾为肾，右肾为命门"，从而赋予命门新的含义。李氏敢于突破前人之说，指出"命门即肾之说，乃越人之误也"，进而提出了命门在"两肾之间"的新见，并且对命门之体、命门之用、命门病证之治进行了比较深入的探讨，为肾间命门说的发展奠定了基础。

第四，制定辨证论治纲要。李氏在张元素《藏府虚实标本用药式》的启发下，立"百病主治药"一篇，凡113病，以病证为纲，治法为目，进行分证选药，从而发展了张元素的藏府辨证用药思想，制定了辨证论治纲要。例如，李氏在辨口舌病时指出："口苦是胆热，甘是脾热，酸是湿热，涩是风热，辛是燥热，咸是脾湿，淡是胃虚，麻是血虚"等；又如呕吐一证，李氏辨证分为三型，属痰热者用麦冬、前胡等；属虚寒者，用干姜、丁香等；属积滞者，用大黄、神曲等，充分体现了李氏以藏府辨证来指导临床用药的辨证论治思想。

总之，李时珍在医药学方面做出了杰出的贡献，不愧为一位伟大的医药学家，他的医药学术思想是留给我们的宝贵财富。这些宝贵财富，还有赖于我们继续努力去发掘研究和发扬光大。

最后，祝大会圆满成功，祝各位领导、专家、同志们身体健康，归途平安！

# 东风拂绿荆楚树，春雨绽红杏林花

## ——湖北省中医药学会第二届理事会工作报告

1999 年 4 月

各位领导、各位代表、同志们：

在党的“十五大”精神感召下，全国各族人民和中医药行业认真学习、贯彻邓小平同志建设有中国特色社会主义理论，认真学习、贯彻全国卫生工作会议精神和《中共中央国务院关于卫生改革与发展的决定》。我中医药界同仁，正在继续深化中医药行业改革，积极推进中医药进步，努力提高中医药队伍素质，促进中医药事业全面发展和更广泛地走向世界，更好地为人民服务的时候，于去年 10 月，国务院颁发了《社会团体登记管理条例》，我省于今年 2 月颁发了《省人民政府办公厅关于授权湖北省科学技术协会为全省性自然学科类社团业务主管单位的通知》，这对于加强学会法制化建设，进一步改进学会工作，是一股强大的动力。同志们热情高涨，迎来了世纪之交的春天，又传来了九届“人大”第二次全体会议胜利闭幕的大好消息，真是春光明媚，政通人和。放眼未来，则新中国成立 50 周年盛典和澳门回归的喜悦，将指日可待。幸我同仁，恭逢盛世，又经湖北省科学技术协会批准，湖北省中医药学会第三届会员代表大会，于今日隆重召开，我受湖北省中医药学会第二届常务理事会的委托，向大会做工作报告，请各位代表审议。

### 一、“二大”以来的工作回顾

自 1986 年召开“中华全国中医学会湖北分会”第二次会员代表大会（以下简称“二大”），迄今已 13 年了。随着 1992 年“中华全国中医学会”依据中国科协有关精神，更名为“中国中医药学会”，我会则相继更名为“湖北省中医药学会”。13 年来卫生界和中医药行业，发生了很大的变化，如 1986 年国务院决定成立国家中医管理局，又于 1988 年 5 月决定成立国家中医药管理局，这是我国卫生和中医药管理体制的重大改革，有利于推动中医药行业的科技进步，有利于中医中药的协调发展，有利于中医中药为人类健康做出新的贡献。更为可喜的是，中华人民共和国宪法规定“发展现代医药和我国传统医药”，这是以法典形式，规定了中医药事业在我国卫生工作中的地位。此后1985年中央书记处又做出“要把中医和西医摆在同等重要的地位”的决定，随后又把“中西医并重”作为我国卫生工作的主要方针之一。1996年党中央、国务院主持召开的全国卫生工作会议上，又进一步强调了“中西医并重，发展中医药”的方针，而且提出了中医现代化的号召。随着改革开放和社会主义现代化建设深入发展，邓小平同志关于“科学技术是生产力，而且是第一生产力”的科学论断，越来越深入人心，并已成为新时期开展学会工作的根本指导思想。在这一思想指导下，又有“鄂发[1997]19号”文件——《中共湖北省委湖北省人民政府关于进一步加强和改善对科协工作的领导，充分发挥科协作用的意见》，文件中对提高认识、加强党的领导、深化改革、加强组织建设等方面做了具体阐述和规定，这实际上也可看作对学会工作的原则指导。13年来，我会在各级党政部门的领导下，特别是在省科协、省卫生厅的亲切指导下，克服了专职人员少、工作任务重的困难，依靠广大会员和各位理事，在加强组织建设、开展学术交流、培养中医药人才、促进中医药科技进步、普及推广中医药知识等方面，做出了应有的贡献，起到了党和政府联系广大中西药人员的桥梁和纽带作用。

1. 组织建设方面

学会工作的中心任务，当然是大力开展学术活动，然而欲开展学术活动，则强有力的组织建设，便是其必要的保障。我会自成立以来，由小到大，由原来的雏形，到不断发展壮大和完善内部机制，经历了较大的发展过程，是各级领导部门关怀的结果，也是广大会员努力的结果。

1986年第二届会员代表大会时，仅有会员800多人，而今年据内部不完全统计，会员已达2948人，是我省较大的学会之一。“二大”时有内科、皮外科、妇科、儿科、针灸、肛肠、骨伤科、中药、按摩科9个专业委员会，后来针灸专业委员会因事业发展需要，经领导部门批准，上升为省一级学会，又相继建立了青年中医药、中医基础理论、仲景学术、疑难病、男科、呼吸病、肾病、脾胃病、风湿病 9 个专业委员会，共计有 17 个专业委员会，虽不能称为门类齐全，但有相当的规模和实力。各专业委员会根据自身的特点，制订了相应的工作计划，对培养和造就专科学术带头人，推动专科整理发展，做了许多有益的工作。

——鉴于我会干部，绝大多数为兼职的特点，在常务理事会的领导下，建立了组织、国际交流、科普、咨询等工作委员会，以利于常务理事分工负责，做好工作，这些内容，将在第三届《章程》中有所体现，将提交代表们审议。

——关于开展学术活动，本会的原则是：小型多样，对口交流，脚踏实地，少花钱，多做事。提倡以会养会，争取社会资助，略有结余，以利启动下次会议，坚决反对以学术活动为盈利的做法。从实际结果来看，这一原则是产生了效力的，我会及各专业委员会的成员，都能廉洁奉公，尽心尽力，广大会员对此反映良好。

——自我会改为双挂靠，即挂靠湖北省卫生厅和湖北中医学院，并将学会办公地址迁至湖北中医学院后，依照有关法规，我会正式建立了银行账号和财务制度，凡有资金出入，必经学会领导、会计、出纳三人之手，必有账可查，并可向常务理事会或理事会公布账目，以促进财经民主化建设。湖北中医学院在 1997—1998 年度、1998—1999 年度，各向本会提供活动经费 1 万元，加上理事们的努力，得到了一定的社会赞助，两者相加，经费虽然有限，但是已达到了《社团登记管理条例》所规定的省级学会不得少于 3 万元资金的要求，或略有超过，在短短两年时间里，做到这一点，是十分不易的。这是我们据以合法登记的资金保障，是不可随便动用的。还有值得一提的是湖北中医学院为我会办公，提供了许多方便，全国中医医院信息管理中心，为我会提供了微机一台。《湖北中医杂志》社，经常免费为我会刊登会讯，在此一并表示由衷感谢。今后还希望广大会员本着开拓进取精神，本着服务于社会，社会有所回报的宗旨，做到开源节流，争取更多的活动经费，使我们的工作更加兴旺发达。

——在二届理事会期间，全国中医药学会，成立了多个专业委员会，我会向全国性专业委员会，推荐了多名委员，并被接纳，这对于促进我省各中医专科的发展，起到了很好的作用，同时增强了科技信息的网络化联系。1997 年我会向全国中医药学会第三届会员代表大会，推荐了六名代表，其中五名当选为理事，一名当选为常务理事，另有一名学富资深的老教授被聘为顾问，这有利于争取全国性学会对我会的业务指导，加强科技协作，是十分有益的。

2. 学术活动方面

在社会主义市场经济体制下，学会的主要职能，还是开展学术活动，学会之所以与其他社会团体不同，关键就在于它的学术属性，只有学术活动开展得好，学会才有旺盛的生命力。为此，我会努力发挥学术的先导作用，发挥中医药专业人才密集的优势，积极开展形式多样的活动，沟通信息，交流成果，针对中医药学科建设中的诸多问题，深入开展交流与研究，并且与科学论证、决策咨询、政策建设等方面有机地结合起来。

——举办大型学术会议。“二大”以来，于 1988 年省卫生厅承办全国中药学会所召开的“全国李时珍医药学术交流会”，我会积极支持省卫生厅，做了大量的具体工作。1993 年我会在省科协的带领下，主持了“国际李时珍学术交流会”，这两次学术会议，不仅许多知名的中医药专家学者出席了会议，而且还有生物学、地质学方面的专家，也欣然赴会，共同探讨李时珍学术，与会者均有 100 多人。在 1993 年的会议上，还有日本、马来西亚、菲律宾等国的学者参加，友人们感到，他们既发表了自己的学术见解，也了解到中国的中医药研究状况，皆能满意而归。这样大型的专题学术会议，无疑是弘扬了李时珍学术思想，宣传了湖北的中医药事业，同时利用历史名人效应，对促进蕲州药材市场的建设，也起到积极作用。1997 年利用香港回归的机遇，我会主持召开了鄂港澳台中医药学术交流会，香港特区由香港中医药发展筹备委员会中医专责小组主席张大钊教授组成 10 人代表团到会，澳门中医学会副会长徐惠兰女士以及台湾的代表也出席了会议，加上内地代表，共约 90 人，征得论文 200 余篇，正式刊印成论文集，凡 47 万字。会议开得十分活跃，一则庆祝香港回归、联络了四个地区中医药界人士的感情，再则交流各自的学术经验，会誉堪佳，其后，在省科协的有关文件中对此做了表彰，其宣传画册，也做了宣传。目前由省科协、湖北中医学院、我会、武汉袁氏按导技术研究所、丹江口市人民政府、日本岐阜大学、香港国际传统医学研究会联合主办的“第三届国际传统医学与按导医学学术研究会暨医药器械展示会”，正在紧张地筹备之中，已收到论文约90篇，正在审订，即将付印，预计于今年6月在武当山召开。相信这次大会在各方面的共同努力下，会取得成功的。我们不仅努力筹办上述大型学术会议，还积极支持和鼓励会员，踊跃参加全国性、国际性学术会议，10余年来，我省会员出席上述会议者，据不完全统计，在300人次左右。

——充分发挥各专业委员会的积极性。大型学术会议，固然有着强大的感染力和推动力，但由于存在着学术门类较多，专业难以完全对口的缺点，因而加强专业委员会的活动力度，实有必要，而且比较容易做出成绩。在较早建立的专业委员会中，中药专业委员会的活动较为经常化，每年召开1～2次工作会，经常召开全省性学术会议，他们加强了与药材公司、药厂的联系，得到一定的资助，克服了经费短缺的困难，学术交流会是有成效的。同时他们还与武汉市中药专业委员会有着密切的联系，曾两次成功主办了全国性学术会议。如1988年主办了全国中药学术交流会，与会者200余人；1994年主办了药剂学学术交流会，与会者100余人，受到各兄弟省市代表的一致好评。又由该专业委员会中的骨干成员，为了发挥神农架天然药库的优势，深入实地考察，汇集成文，故有《中国神农架中药资源》一书正式出版，凡90万字，曾荣获省科协科技进步奖。按摩专业委员会每年都有学术活动，甚至不止一次，而且形式多样化，有主办学习班、有学术交流会、有手法表演等。1998年夏天，在黄石市主办了学术交流，结合手法表演，整个学术活动，以黄石市中医医院按摩科为依托，由于各路高手云集，而使得门诊量大增，大有应接不暇之势，受到黄石市卫生局的表彰，更受黄石市中医医院的欢迎。同年，又在武汉举办了两次学习班，每次参加学习者20余人。由于学习班为专题性质，所以期限短，见效快。在较晚成立的专业委员会中，有肾病、脾胃病、呼吸病、疑难病专业委员会，基本上每年主办学术活动一次，与会者一般在50人左右，肾病专业委员会还承办了一次全国性学术会议。其他专业委员会，也各尽所能，克服种种困难，基本上达到两年主办一次学术活动。风湿病专业委员会，于1997年才正式成立，当年便开展了学术活动。该委员会的办公地址，设在洪湖市中医医院，显然是以该医院为依托，是以医院支持学会，学会促进医院，使之相得益彰的新探索。从一年多的情况来看，已发挥了这种新探索的优势。去年全省人民战胜特大洪灾之后，洪湖市中医医院申请为该院风湿病专科的系统诊疗方案和系列药剂加以论证，并请公证机关公证，以保护其知识产权，我会成功地主持了这次会议。洪湖市中医医院风湿病科的主要医疗骨干，也是风湿专业委员会的骨干，因此这次论证暨公证会的成绩，是学会与医院共同努力的结果。

——面向基层，主办各种类型的学习班。为了响应国家中医药管理局关于加强农村中医药工作的决定，我会将培养基层中医药人才和送科技下乡，作为一项重要工作。例如妇科专业委员会是较早主办妇科专病学习班的，他们利用暑假主办了月经病学习班，学员达60人左右。参加学习的，多为基层妇科医师，至今尚有人谈到，受益匪浅。骨科专业委员会，多次到黄冈、公安等基层地区，主办专题学习班，或现场带教活动，既培养了农村中医骨伤科专门人才，也促进了医院专科建设。肛肠病专业委员会，也深入基层，多次主办学习班及手术示教。肛肠病专科医师，农村奇缺，他们的工作，给农民兄弟带来了实惠。1998年湖北中医学院经国家中医药管理局批准，成功地主办了全国《黄帝内经》理论及其临床应用学习班，我会专家积极参与授课。其学员虽来自全国各地，但我省基层中医人员也占有相当的比例，授课专家既是中医学院教师，也是学会的主要骨干，这又是一次学会与单位紧密结合的事例。有疑难病、肾病专业委员会，支援鄂东山区通城县中医医院专科建设，共同建设了疑难病和肾病两个专科门诊。

省科协主办的每年一度的科技节，我会都积极派出强大的阵容参加，其内容包括科普宣传、产品展示、卫生咨询、义诊等方面。尤其是义诊深受广大市民欢迎，因为有内、外、妇、儿、皮肤、骨伤等科的专家上街义诊，应诊者络绎不绝，有时甚至排成长队。省科协和省卫生厅对我们的工作表示十分满意。

——每两年一度的全省科协系统优秀论文评选工作，我会都严格遵照省科协有关规定执行。为了广泛征集论文，我会有时向各有关单位所发出的信件达200多封。所征论文一律组织专家组认真评审，首先考虑的是论文质量，同时还考虑了基层送来的论文。每次都有一等奖获得者，且获奖总数一般在10名左右。还设立了学会奖，则获奖人数更多。从多年的情况来看，这项工作是很有成效的，尤其是基层卫生单位和中青年中医药工作者，深受鼓舞。

去年在省科协组织的科技救灾活动中，我会主动承担编写中草药诊疗手册的任务，其内容是根据灾区自然药源情况指导灾民，就地取材，治疗常见多发病，如感冒、腹泻、消化不良等，这对于缓解灾区医药紧张状况，有一定的作用。

——大力培养中青年中医药人才。青年是国家和民族的希望，中青年中医药工作者，则是中医药事业的希望。“芳林新叶催陈叶，流水前波让后波”，这是历史发展必然规律，要实现中医药学现代化的宏伟目标，必然寄希望于青年。因为青年人精力充沛，思想活跃，好学向上，富有开拓精神和献身精神，是事业发展的一支主力军，所以我们要帮助和支持中青年中医药工作者，树雄心，立大志，迅速成才，脱颖而出。为此我会于1987年成立了青年中医药分会（原称青年中医药研究会），有了健全的组织机构，开展了有力的学术活动。每年的学术活动，都开得紧凑而有质量，朝气蓬勃，会风良好。在省科协组织的优秀论文评选活动中，青年中医药分会的获奖者，都占一定的比例，这对调动中青年中医药工作者的学术热情，大有裨益。为了激励青年分会的活动积极性，在成立之初，由我会出面，经多方努力，并在许多单位的大力支持下，建立了约万元的学术活动基金，这在当时，可以说是一笔不小的数字，就凭这笔基金，曾经推动了他们学术交流。在今天看来，这笔钱当然微不足道，但是当年的分会成员，现在多是40～50岁的年龄了，基本上是单位的骨干力量。通过他们的努力，并随着今后经济形势的好转，是否能在原基金的基础上有所增加呢？俗话说“事在人为”，努力争取吧！

为了帮助中青年同志正确认识中医发展史，正确理解和执行中医药学现代化的发展战略，我会主要负责同志、老专家撰文《正确利用现代科学技术，促进中医药学辨证施治发展——为纪念3.17国医节而作》一文，于今年3月17日以我会名义，在湖北中医学院做了大会报告，其内容系统而简明地回顾了中医药学发展史，尤其回顾了1929年南京国民政府提出“废止中医以扫除医事卫生之障碍案”那段惨痛的历史，接着以饱满的热情讴歌了新中国成立以来，党和政府对发展中医药的方针政策，并提醒人们，应从历史的积累中吸取经验教训，从今日的光明中激发脚踏实地的治学精神和弘扬民族文化的使命感。还深入论述了中医药“学术博大精深”，其典籍“出则汗牛马，入则充栋宇”，其独特的优势就在于整体恒动观，“病万变药亦万变”的辨证论治思想和经过长期历史洗练的丰富的治疗方法。“在充分发挥中医药传统优势的同时，还应积极吸取现代科学的成果，借助现代的一切检查手段，来延伸我们的感觉器官，扩展中医学‘望’‘闻’‘问’‘切’之‘四诊’，以认识人体深层次的病理变化，并在实践中逐渐积累起大量的资料，坚持不被别人牵着鼻子走，用中医药学理论体系为思想指导，对占有资料进行认真细致的研究分析，找出新规律，把它纳入辨证论治的轨道上去，从而发展中医药学的辨证论治”，“切不要丢掉自己的特色和优势，以及自己活的灵魂，应该记住，数十年的经验证明，废医存药，中医西化是害人害己，是绝对没有出路的。”听众对此报以热烈的掌声，他们中绝大多数是中青年教师和医务人员，还有许多本科生、研究生。这样的活动，今后应该有计划地开展。

——帮助企业，发展生产。在这方面我会做了一些有益的尝试，如多次为企业单位和医疗单位论证产品（制剂）处方、为中药产品的实验研究牵线搭桥、建议改善产品包装、改进制剂工艺等，双方合作是愉快的。又如武汉某大型中药企业，在80年代，深为“龙牡壮骨冲剂”的处方论证问题所困扰，几乎达到不能生产这个产品的边缘，以致举步维艰。应厂方邀请，我会派出资深专家，随厂方赴京，在许多质疑之中，我会专家，从中医药精深的理论出发，并与临床实际密切结合，系统而充分地论证了该方的合理性与实践性，澄清了疑问，从而使该产品获得了生产权。其后在厂方的不断努力下，进一步提高了产品质量，享誉全国。目前该产品年销售量在亿元以上，而该厂也跃升为全国中药企业的十强之一。多年来厂方对我会的学术活动，曾经提供过一些资助。这仅是一个方面，更重要的是，让我们见证科技转化为生产力的威力。

以上谈了许多成绩，但是无可讳言，我们的工作还有一些不足之处，如主动与领导部门或有关部门联系不够；关于换届问题，因种种原因，久延至今；因经费短缺，有些学术活动开展得不够经常化等，都有待于今后改进。

**二、对今后工作的建议**

党中央、国务院召开的全国卫生工作会议是我国卫生事业发展史上的具有里程碑意义的大事，必将对今后一个时期的卫生改革与发展产生重大而深远的影响。全国中医药学会第三届会员代表大会的有关精神，也值得我们学习和借鉴。我会会员，一定要努力学习，深刻领会，进一步统一思想，要加快改革与发展，并与科学求实的作风结合起来，开创我省中医药学会的新局面。根据上级精神，结合我会的具体情况，对今后的工作，提出以下建议。

1. 认清形势，坚定信心，积极开展学会工作

当前全国各族人民正高举邓小平同志关于建设有中国特色社会主义理论的伟大旗帜，团结在以江泽民总书记为核心的党中央周围，沿着改革开放的大道，迈出了更加快速而坚定的步伐，尽管还要碰到一些艰难，然而改革开放的前景是无限光明的。在这个大前提下，国家已将“科教兴国”方针放到了战略位置上，因此我们必须满怀信心，勇往直前，去落实党的各项方针政策。我们还必须清醒地意识到，在新的形势下，学会工作和其他工作一样，会碰到新的机遇和挑战。我们如果因循守旧，踟蹰不前，这就意味着学会工作的倒退和萎缩。只有从改革中求发展，于奋斗中求进步，才是学会工作的正确出路。如目前正面临着行政体制改革，政府工作的职能将转换为政策指导、宏观调控，于是必然有许多业务性较强的工作，交由社团完成。因而我们要有接受任务的思想准备，有更加完善的组织建设和机动灵活的工作机制，从而当好党和政府的助手，这无疑是大好机遇。可是这种机遇不会无缘无故地送上门来，我们要努力争取，才能得到。还要做出成绩，才能让政府部门放心

地将有关工作交给我们。又如在经济体制改革中，随着改革的进程，必然会出现生产部门与学术团体相互需求，甚至密不可分的局面，从学会的角度而言，存在着服务于社会的美好前景。这就需要我们的主动服务，提高服务质量，才能赢得社会的欢迎，从而使学会的工作获得新的生命力。还须提请注意的是，在诸多工作中，我们绝不能忽视学会的宗旨，那就是开展学术交流，提高学术水平，普及科学知识，假若忽视了这点，则无“学会”二字可言。加强改革与坚守宗旨之间，绝无对峙之形，而有相得益彰之妙处。

2. 广泛开展学术活动，提高学术质量

如前所述，我们在开展学术活动中，虽然取得了一些成绩，但离社会对我们的要求还是很不够的。对今后的希望是：第一，有计划、有目的地适时召开大型学术会议，以展现我们的学术水平，以壮声威。第二，以开展小型多样、专业对口的学术活动为主，如专题学习班、学术交流会、专病讨论、疑难病症讨论、带教、示教等。关于这些活动，望各专业委员会继续努力，同时也希望医疗卫生、教学、科研单位大力支持。第三，通过联系和协商途径，派讲学团到基层开展学术活动，尤其是边远山区。第四，鉴于各地、市（县）的学术活动开展不平衡情况，我们要大力帮助那些学术活动开展较少的地方，希望后来者居上。

3. 搞好会员重新登记工作

自“二大”以来，我们的会员虽说已发展到两千多名，但这个数字并不精确，况且有的老会员已失去联系，而众多的符合条件的人员，并未正式办理登记手续，其中有些虽办了登记手续，但没有拿到会员证。因此建议换届之后，应切实着手会员重新登记工作。要做好这项工作，除我会自身努力外，还希望各级卫生行政部门、各地市（县）中医药学会大力支持，以便顺利登记，顺利发给新的会员证。

4. 积极支持各专业委员会加强组织建设

各专业委员会的组织建设，是我会组织建设重要组成部分，二者唇齿相依，兴衰与共。对于某些问题，既失之在前，则亡羊补牢，亦未为晚。希望超过五六年未能换届的专业委员会，应努力创造条件，做好筹备工作，采取条件成熟一个，则换届一个的既积极而又稳妥的办法，争取在两年左右的时间内，全面换届。以团结、务实、奋进为换届的指导原则。对成立较晚的专业委员会，主要是加强内涵建设，建立必要的工作程序和制度，多开展学术活动。

5. 力争会议正常化

鉴于第二届理事会因经费困难等原因，多年未召开理事会，而常务理事会自1992—1996年期间也未定期召开，所以今后应当努力克服困难，使有关会议正常化。建议常务理事会，每年召开1～2次会议，力争两年左右召开一次全体理事会。

各位代表，在新世纪即将来临之际，我们要以全新的精神风貌和对党、对事业无限忠诚、无限热爱的赤子之心，增强团结，脚踏实地，积极工作，为繁荣中医药学而努力奋斗。

# 在第三届国际传统医学与按导技术学术研讨会闭幕式上的讲话

1999年6月11日

专家们！朋友们！

这几天国内外中医药学专家在武当镇宾馆聚集一堂，进行学术交流。这次中医药学术交流的内容有：理论研究、医史考证、各科临床经验和手法表演。学术时间，贯穿上下数千年；在地域方面，有韩国专家、有日本专家、有澳大利亚专家、有中国香港专家和中国大陆专家，还有新加坡专家的学术论文。通过这次学术交流，扩大了眼界，增长了知识，提高了学术，广交了朋友，建立和增强了感情，为今后进一步学术交流、推动中医药学的发展奠定了基础。

会议期间，专家们游览了中国道教圣地武当山，特别是参观了“金顶”，从殿堂到神像，浑然一体，天衣无缝，全是铜铸结构，体现了中国古代高超的铸造工艺。部分专家还参观了汽车工业，即我国第二汽车制造厂的汽车总装厂和几所医院，今天又有部分专家去了神农架，将游览世界稀少动物“金丝猴”的栖息地，还有可能见到原始森林。

总之，这次会议，内容丰富，形式多样，很有意义，完成了预定的计划，达到了会议目标。值此会议即将结束之际，我希望我们今后保持联系，多多交流。最后，祝大家身体健康，归途平安！

谢谢大家！

李今庸
1999 年 6 月
于武当山麓

# 怎样成为一个真正中医

## ——在“中国中医药学会建会二十周年暨学术年会”上的演讲

1999 年 10 月

根据辩证唯物论的认识论观点：“一切真知都是从直接经验发源的”（见《毛泽东选集》第 276 页）。中国历史悠久，地大物博，人口众多，这就为创造和积累直接经验准备了优胜条件。我国先民就是在这种条件下，通过与疾病的长期斗争和长期生活实践，积累了大量的直接经验。逮至春秋战国时期，古代医学家们通过对这大量实际经验的总结，创造了比较系统的中医药学理论体系，产生了一部划时代的医学巨著——《黄帝内经》，从而奠定了我国医学发展的牢靠基础，并规定了而后我国医学的发展方向。

中医药学，在我国社会发展的长时期里，保证了我中华民族的蕃衍和昌盛，同时也受到了长期临床实践的严格检验，并在这个严格检验的过程中，得到了巩固和发展。它有着比较完整的理论体系，有着丰富多彩的医疗方法，经验丰富，疗效可靠，确实是一个“伟大的宝库”。中医药学有着明显的东方医学的特色，是我们祖先遗留下来的一份宝贵文化遗产，是我们中华民族的瑰宝。

中医药学理论体系以我国古代朴素辩证法为哲学基础，阐述了医学世界是一个统一的整体，并且是“变动不居”而在不断发展，不断变化在。正是基于“医学世界的统一性和变动性”这一理论思维，使中医药学的临床医疗工作摆脱了“刻舟求剑”、“守株待兔”、“砍倒树捉八哥”的形而上学的羁绊，而变为生活活泼、充满生机。“病万变药亦万变”（见《吕氏春秋·慎大览·察今》），从而构成了中医药学辨证施治的特色，并使中医药学理论紧紧依赖於临床医疗实践，医疗上确立了“唯变所适”的治疗原则，构成了中医药学与其他西方医学的质的区别。故历数千年而未衰，近百年来虽经数次摧残，然至今仍然屹立在世界东方，正体现了中医药的科学价值和强大的生命力！

中国在长期社会发展中，由於具有优胜条件的作用，创造和积累了大量的有关医事的直接经验，从而形成了“出则汗牛马，入则充栋宇”的非常丰富的中医药学典籍。前面开头引用过《毛泽东选集》第276页的话：“一切真知都是从直接经验发源的”，“但人不能事事直接经验，事实上多数的知识都是间接经验的东西，这就是一切古代的和外域的知识。这些知识在古人在外人都是直接经验的东西……”。表明了中医药学各种典籍，记载了中医药学的丰富经验和理论知识，是古人和他人的直接经验。在我虽为间接经验，但毕竟是人类经验，先学之再加以实践验证之，使之变为自己的东西，变的自己的直接经验，变为自己的真正知识。

宋代史崧在《灵枢经途叙》中说：“夫为医者，在读医书耳。读而不能为医者有矣，未有不读而能为医者也。不读医书，又非世业，杀人尤毒於挺刃”。欲为医者，除存“治病救人”之志外，必须认真熟究中医药学各家典籍，力求掌握较多的古代医学家的经验知识，以便为自己在这一领域的占有份额和为认识临床、处理疾病打下坚实牢固的基础，坚持理论对实践的依赖关系，坚持理论与实践的统一。要做到这一点，除认真学习《实践论》、《矛盾论》，树立辩证唯物主义和历史唯物主义的正确观点，以武装自己思想外，常言说：“察往以知来，博古而通今”，必须首先学好中医药学经典著作。《黄帝内经》包括今世流传的《素问》和《灵枢经》二书。它是我国医学家长期实践经验和总结，是中医药学的理论基础，数千年来指导着中医药学的医疗实践，规定着我国医学的发展方向，还记载着丰富多彩的中医治病方法。依据辩证唯物主义的观点，没有理论的实践，是盲目的实践。学好《黄帝内经》的内容，就能够站在理论的高度。认识实践，把握未来，并从医学理论上和读书方法上为阅读中医药学各种典籍奠定基础。《伤寒论》和《金匮要略》二书，本是后汉张仲景撰著的《伤寒杂病论》一书的两个部分，在流传过程中逐渐形成为二书的。它突出地体现了中医药学的辨证施治思想体系，比较系统地论述了临床医疗工作中辨证施治，要求治病必须"随证治之"，做到"病万变药亦万变"，给了人们医疗工作以正确的思维方法。为了正确有效地继承发扬中医药学，应当诚实的学好中医药学经典著作，以利于对中医学术的正确掌握和准确利用。然中医药学经典著作的成书年代都较早，距今已有一千七、八百年甚至两千多年的时间，随着社会历史的发展，书中不少文字的义训也发生了很大变化，用文字的今义以释其古义，显然是不大可通的，而且在其长期过程中，亥豕鲁鱼者有之，脱落错简者有之，这就需要一定的阅读古书的方法，需要在中医药学基本理论和实际经验基础上，运用训诂学和校勘方法甚至还有古文字学、方言学以及历史学等等求得解决。否则，理论不通，证候谬误，何以辨证而施治？这里且举三例以示之：如《素问·通评虚实论》说："乳子而病热，脉悬小者何如？……"、"乳子中风，热，喘鸣肩息者，脉何如？歧伯曰：喘鸣肩息者，脉实大也，缓则生，急则死"。其"乳子"一词，有释为"婴儿"者，有释为"妇人哺乳期"者，皆未是。婴儿生病的诊法，只有"望络诊"，没有"切脉诊"。此言"脉悬小"、"脉实大"，与婴儿何与？至于释为所谓"哺乳期"，其时间可长可短，不确切。《说文·乙部》说："乳，人及鸟生子曰乳，兽曰产"，《史记·扁鹊仓公列传》说："菑川王美人怀子而不乳"，司马贞索隐："乳，生也"，是"乳子"，即"产妇"也。再如《伤寒论·辨太阳病脉证并治中篇》说："衄家，不可发汗，汗出必须额上陷脉紧急，直视不能眴，不得眠"。此"额上陷脉紧急"，本谓"额角部陷中之脉紧急"，却被人们读为"额上陷，脉紧急"而成了"额部下陷，寸口脉紧急"。试问谁在临床上见过：一个好流鼻血的人有表证，只一发汗就会出现“额骨塌陷”？又例如《金匮要略·五藏风寒积聚病脉证并治》说：“问曰：三焦竭部，上焦竭善噫，何谓也？师曰：上焦受中焦，气未和，不能消谷，故能噫耳；下焦竭，即遗溺失便，其气不和，不能自禁止，不须治，久则愈”。此文三“竭”字，皆当读为“遏”，正气阻遏，气机失常，在上焦则噫气，在下焦则遗溺失便，一旦正气和调流畅，气机复常，则其病即愈。如以“尽”字释此“竭”义，则於医理不通矣。

上述中医药学的几部经典著作，一直指导了中医药学的医疗实践，并促使中医学术代有发展，是每个修习中医的必读之书。但其又都是一千七百年前的经验，因而，还应当学习其后的各家医药典籍，以补充后世发展的经验知识。这些经验知识，也跨越有一千七百年之久，故其各种典籍，由於其成书年代不同，地区有别，还有作者的经验知识以及其思想方法的差异，学术思想不可能完全一致，甚至还会出现相左之处。如此，何所适从？这似乎可用下列方法取舍之：

一、依据辩证唯物论的观点，“实践是检验真理的唯一标准”。把各典籍中不相一致的问题，放到医疗实践中去进行临床验证，以考察其是非。合乎实践者是，不合乎实践者非，两者皆合乎实践则兼收并蓄之，两者皆不合乎实践根据“人不能事事直接经验”的规律而予以保留，其明显属於糟粕者则扬弃之。

二、一定历史时期内的文化艺术（包括语言文学），有一定历史时期的特点。把不相一致的问题放在其典籍各自成书的特定时代去分别考察，以求解决。

三、常言说：“群言淆乱衷於圣”。各种典籍，都是其作者在《黄帝内经·素问》、《灵枢经》、《伤寒论》、《金匮要略》和《神农本草经》等中医药学经典著作的指导下，通过自己的长期实践而总结其实际经验撰著的。在典籍中如遇有不相一致的问题，就放到中医药学经典著作中去加以考察，合於经典著作学术思想者则是，悖於经典著作学术思想者则非。

俗话说：“久读王叔和，不如临证多”，“没有实践的理论，是空洞的理论”。因此，学习中医药学各种典籍，必须与临床医疗实际紧密结合，勇于实践，反复实践，努力把古人的经验知识变为自己的东西，做到学、验俱丰，不盗名，不窃誉，不剽窃别人成就，不占有他人果实，依靠自己辛勤劳动，掌握知识，结出硕果，使自己成为一个名符其实的真正的像样中医，并在继承发扬中医药学的道路上有所前进，为中医药学这个“伟大的宝库”再添几块砖，再加几块瓦，进一步促进中医学术的发展。切忌自暴自弃，人云亦云。

在继承发扬中医药学过程中，要努力挖掘这一“宝库”中的丰富宝藏，充分发挥中医药的传统优势，还应积极吸取现代科学技术的成果，借助现代一切检查手段，来延伸我们感觉器官的作用，扩展中医药学“望”“闻”“问”“切”的“四诊”，以认识人体深层的病理变化，并在实践中逐渐积累起大量资料，坚持“不被别人已有的结论牵着鼻子走”的原则下，积极进行中医药学的创造性劳动，用中医药学理论体系为思想指导，对占有资料进行认真细致的研究分析，找出新的规律，把它纳入辨证施治的轨道上去，从而发展中医药学的辨证施治。在这个过程中，要吸取以往的教训，防止西化倾向，坚持保证和提高中医药学疗效的原则，切切注意不要丢了自己的优势和特色，不要丢掉了自己的活的灵魂。应该记住，数十年的经验证明：废医存药、中医西医化是取消传统医学、危害民族文化、害人害已，是绝对没有出路的。

1999 年 9 月<br>写於湖北中医学院

## 在武汉市老中医药门诊部迎春诗会上的讲话

2000 年 1 月 13 日

各位领导、各位专家、各位同志、各位朋友：

今天我来这里参加武汉市老中医药门诊部迎春诗会，能和各位见面，感到非常高兴，值此龙年春节即将来临之际，并祝愿各位在新的一年里，身体健康，全家幸福，万事吉祥！

武汉市卫生局中医处原处长王海涛同志，在党的中医政策和改革开放方针指引下，创办了武汉市老中医药门诊部。这个门诊部，多年来在武汉市卫生局的领导下，在各位老领导的支持下，充分发挥了各位老中医药专家的积极作用，为继承发扬祖国医学遗产，为发展中医药事业，为保障广大人民的身体健康，做了大量工作，取得了很大成绩，为我国建设事业做出了贡献。在此特向武汉市老中医药门诊部表示热烈的祝贺！并希望武汉市老中医药门诊部在新的一年里，更加事业昌盛，兴旺发达。为贯彻党的中医政策，发挥中医药学优势，维护人民身体健康，做出更大的贡献！

谢谢大家！

## 在国际医药博览会上的讲话

2000 年 11 月 22 日

尊敬的各位领导、各国贵宾、各位专家教授：

为了交流中医药学术，造福民众，有朋不远万里，飞越重洋；或不避关山阻隔，拨冗来到武汉而盛会于白云黄鹤之乡、李时珍故里，不亦乐乎！谨此代表湖北省中医药学会，表示热烈的欢迎和亲切的问候！

中医学术，源远流长，几千年来，它为中华民族的繁衍昌盛做出了贡献，至今保持着旺盛的生命力，并受到各国朋友的爱护和支持，从而也促使中医药学术逐步走向世界。从学术发展的角度而言，我们将不分国家，不分民族，同其所好，努力发掘，积极研究，使之更加发扬光大，为人类的健康做出新的贡献。

海内存知己，天涯若比邻，我们将永远记住这次友谊的盛会、学术的盛会。祝大家身体健康！谢谢！

# 在第二届法中中医药学术研讨会开幕式上的讲话

2000 年 11 月 25 日

主席、女士们、先生们、朋友们、同道们：

第二届法中中医药学术研讨会，今天在法国巴黎这个西方文明古城隆重地召开了，首先让我向大会表示热烈的祝贺！

今天，我参加这个盛会感到十分荣幸，但我却没有论文在大会上交流，原因是这个会议时间，与我们湖北两个会议的时间冲突。即：①由国家科学技术部与联合国亚太地区技术转让中心联合召开、湖北省人民政府主办、湖北省科学技术厅与湖北省中医药学会承办的“亚太地区技术和产业发展博览会在 11 月 22—24 日召开”；②湖北省中医药学会单独组织的中医医院管理学术研讨会 11 月 22—23 日召开。故我迟迟不能决定是否来巴黎参加这个大会，后来多次商量才把两个会议安排好，我才决定来参加这个会，但论文收缴日期已过，故未寄论文，实际上我 22 日上午还参加了中医医院管理学术研讨会开幕式、中午参加了中医中药技术与产业发展研讨会开幕后匆匆离开武汉赶到北京随团来到巴黎的。我从这次大会《论文集》上看到了中医药学有了新进展，取得了不少新成果，相信通过这次交流，必将促进中医药学术的发展和医疗水平的提高，为中法两国人民的健康事业做出中医药学的新贡献。刚才法国针灸专家、欧洲针灸学会会长在讲话中，谈到《黄帝内经》，讲到“阴阳”，讲到“阴”和“阳”的变化，对他们很有益处。作为一个从事《黄帝内经》教学的我来说，感到特别亲切，我愿意今后多和法国朋友进行学术交流，共同研究《黄帝内经》，结出硕果，让这一古代文献放出异彩，为今日世界人民的健康事业服务。最后，祝大会圆满成功，祝各位身体健康！谢谢。

# 在全国李时珍中医药资源发展战略研讨会上的讲话

2001 年 10 月 13 日

各位领导、各位专家、朋友们、同志们：

全国李时珍中医药资源发展战略研讨会暨全国李时珍学术研究会换届会议，现在在李时珍的故乡蕲春县隆重召开了。首先让我本人并代表湖北省中医药学会向大会表示热烈的祝贺！向新当选的全国李时珍学术研究会的全体委员表示热烈的祝贺！向大会组织者、向支持大会召开的蕲春县各级领导提供条件、让我们来自五湖四海的李时珍学术研究的有志者聚集一堂、以切磋李时珍的学术思想，表示由衷的钦佩和感谢！李时珍是我国一位伟大的医药学家，也是一位世界伟大的科学家。李时珍为我国中医药学奋斗了终生，他数十年如一日地跋山涉水，披星戴月，沐雨栉风，跑遍了大江南北，并翻阅了大量古籍，对我国明代以前的药物学成就进行了全面整理和总结，写出了一部旷世巨著——《本草纲目》，给我们留下了一份宝贵的文化遗产，我们必须努力继承，并发扬光大之。中国中医药学会有鉴于斯，于 1997 年筹建了以钱超尘教授为主的“全国李时珍学术研究会”。几年来，进行了大量卓有成效的工作，取得了很大成绩，有计划地按时组织了多次学术交流会议，使日本、韩国、新加坡等国以及中国港、澳、台地区的李时珍学术研究的有志者得以相识，结交了朋友，建立了感情，交流了学术，促进了李时珍学术思想研究的发展，促进了我们中医药学水平的提高。我们还要学习李时珍永攀科学高峰的远大理想，学习李时珍勇于实践、百折不挠的刚毅精神，学习李时珍实事求是、一丝不苟的治学态度，并用现代科学技术的手段，把李时珍学术思想的研究推向一个新阶段，让中医药学这个“伟大的宝库”在世界上永放光芒！

最后，祝大会圆满成功！祝各位领导，各位专家，各位朋友，各位同志身体健康，归途平安！谢谢大家！

# 团结奋进，开拓迎新，不断开创学会工作新局面

## ——湖北省中医药学会第三届常务理事会两年工作总结

2001 年 10 月 20 日

各位理事、同志们：

湖北省中医药学会在省卫生厅、省民政厅、省科协的领导下，在湖北中医学院及各有关单位、部门的大力支持下，新成立的第三届理事会与各专业委员会团结合作，共同努力，两年来在学术交流、组织建设、继续教育、冬运咨询、科学普及等方面均取得一定的成绩，为推动我省中医药学术的繁荣与发展发挥了积极的作用。现将两年工作总结如下，请各位理事予以审议。

**一、两年来所做的主要工作**

1. 积极开展学术交流，不断推动中医药学术发展

（1）积极承办国际性学术会议——我会利用跨地区、跨界别的优势，先后于 1999 年 5 月、2000 年 11 月与省科协、省科技厅等单位联合举办或承办了“第三届国际传统医学与按导医学学术研究会”“武汉国际中医中药产业与技术发展研讨会”，两次会议共收到国内外学术论文 80 余篇，并出版论文集，出席会议的代表 150 余人。通过举办这样的国际性学术研讨会，使我们的专业人员既了解了日本、韩国、澳大利亚、新加坡、马来西亚、泰国、印度等一些国家和地区中医中药的现状与发展态势，又宣传了湖北的中医药事业，同时还增进了学会与省政府科技部门间的合作与交往。举办这样的国际性会议对于促进我省中医药走向世界，加快中医中药的发展都起了很好的推动作用。随着我国加入世界贸易组织的日益临近，对外开放进入新的发展阶段，中医药在国际上有着广阔的发展空间和美好的前景，我们要抓住机遇，进一步加强国际间交流与合作，并努力促进向高层次发展。

（2）发挥专委会的积极性，开展多层次，多形式学术活动——推

动专业委员会积极开展学术交流是学会工作的重中之重。两年来，多数专业委员会就此做出了很大努力，据统计，内科、妇科、儿科、中药、骨伤、按摩、脾胃、肾病、肝病、仲景学术、肺系病、男科等专业委员会及青年中医药分会，共举办省级学术会议 19 次，参加会议的代表 1200 余人次，发表论文约 850 篇，出版论文集 520 余册。一些专业委员会还积极探索学术交流的新路子，将学术研讨会与技术培训、继续教育、咨询义诊、专业委员会换届等活动有机结合，从而丰富了学术活动内容，扩大了学术交流范围，增强了会议吸引力。如 2001 年 6 月召开的“湖北省中医脾胃专业学习班、学术研讨会暨换届选举会”就是较成功的例子。其中，脾胃病学习班是国家中医药管理局及省卫生厅审批的继续医学教育项目，脾胃病学术研讨会是本专业委员会年度学术交流，而脾胃病专业委员会换届改选则是组织建设工作，三项内容合而为一，相得益彰，成效显著。

肝病专业委员会根据本专业的实际情况，将学术交流融合在继续教育项目中，先后举办了“全国高级肝病专科培训班”“湖北省中医药继续教育肝病专业学习班”，旨在交流中医肝病诊疗技术，提高本专业医务人员的诊治水平。

肾病专业委员会将学术交流与专家义诊、送医下乡有效地结合起来，在荆门市成功地召开了肾病学术研讨会，并以“科学、健康、文明”为主题，在该市举行肾病防治、科学健身义诊咨询活动，深受当地群众欢迎。

按摩专业委员会针对专业技能性较强的特点，在召开学术交流会的过程中，还在医院组织了按摩手法表演比赛活动，不仅丰富了学术会议的形式和内容，同时给与会者提供了交流、切磋技术的机会。

与兄弟学会联合举办学术交流会也是一种积极有效的形式，男科专业委员会在这方面做出了有益的尝试。

充分发挥学会资深专家的学术引导作用，是提高学术会议质量、促进学术进步的有效措施。两年中学会正、副理事长们经常应邀参加专业委员会及兄弟学会举办的学术会议，或是专题讲座，或是导向性发言，收效甚好。

总之，努力提高学术交流的质量已经成为各专业委员会的工作追求。

（3）积极开展中医继续教育工作——为了不断提高我会会员和我省中医药专业技术队伍素质，在省卫生厅支持下，我会组织各专业委员会积极开展中医药学继续教育工作。两年来按照国家中医药管理局继续教育委员会、湖北省卫生厅的要求，组织各专业委员会申办，截至8月底，已完成3个国家级和省级继续教育项目，即《湖北中医脾胃专业学习班》（由脾胃病专业委员会举办）、《湖北省仲景学术临床运用讲习班》（由仲景学术专业委员会举办）、《湖北省中医药继续教育肝病专业学习班》（由肝病专业委员会举办），共编辑教学资料约6万字，有160余人参加学习，聘请专家教授20人次授课，专家们既介绍了前瞻性的国内外中医药发展动态，又传授了他们的临床经验和诊疗技术，同时还组织学员就临床诊治中的热点和难点问题展开探讨。学员普遍反映，开阔了思路，对临床诊治能力的提高有较大的启发和帮助作用。

2. 加强学会组织建设，努力提高学会工作水平

针对换届前学会组织建设中存在的问题，两年来着重做了以下工作。

（1）做好学会重新登记注册和年检工作——自1999年4月第三届会员代表大会以来，学会认真贯彻《社会团体登记管理条例》，完成了社团重新登记注册和年检工作，被湖北省民政厅注册并公告（第四号），表明我会的合法权益受国家法律保护。同时，我们坚持依法治会，按《条例》的要求，重新修改，补充了《学会章程》。2001年7月我会根据省民政厅关于对省级学会进行年检的要求，认真准备，经省卫生厅初审，省民政厅终审顺利通过了年检，并拿到年检合格证书。

（2）不断完善学会的管理制度——参照省民政厅《社团管理条例》中对学会工作的有关规定，结合我会实际，制定和完善学会管理制度。1999年经三届一次理事长会议通过，这一届理事会实行常务理事会及其理事长领导下，副理事长分工负责制，学会设立学术、组织、外事、科普与宣传、科技开发、经济6个工作委员会，分别由副理事长牵头，常务理事参与，负责学会及其专业委员会学术活动的计划审批与协调，

专业学术机构、会员登记、发展及管理，国内及境外的学术、医疗的交流与合作，中医药科技、学会工作信息交流、组织专家义诊及咨询，科学、医疗技术的开发与协作，学会筹措与管理等各方面工作，以保证学会各方面工作有人关心、有人落实。在贯彻《条例》的过程中，结合我会的实际情况，经广泛征求意见和多次讨论修改，经三届二次常务理事会通过，制订并向各专业委员会印发了“专委会组织通则”“关于开展学术活动的有关问题与合理收费、付酬的试行办法”这些规章，努力使学会工作有法可依，有章可循。两年来，学会坚持实行重大问题集体讨论决策制度，集思广益，民主办公，共召开理事会议、常务理事会议各7次，从而增强了自身建设，保证了学会各方面工作健康发展。

（3）重视学科专业委员会的建设与发展——自“三大”以来，学会针对部分专业委员会长期不换届，组织不健全的实际状况，在“专业委员会组织通则”指导下，先后组织并促成了青年中医药分会、按摩、骨伤、肝病、妇科、中药、内科、脾胃病、男科、仲景学术等专业委员会的换届工作。在专业委员会换届的组织和实施过程中，遵循“民主、协商、集中”的原则，在注意继续发挥老专家作用的同时，十分注重选拔具有一定学术成就和管理协调能力、热爱学会工作的中青年学者进入学会及专业委员会领导班子，并充分发挥他们的承先启后作用。换届后不少青年学者担任了专业委员会正、副主任委员和秘书职务，为学会发展注入了新的活力。目前，肾病、肺系病等专业委员会的换届工作也在积极筹备之中。同时，学会根据我省中医药事业和学术发展的需要，正着手筹备成立“心、脑病”“内分泌”“中医医院管理”等专业委员会，为了发挥我省中医药界的知名资源学术专家和管理专家的作用，学会还聘任了顾问20余人，定期召开座谈会，咨询搞好学会工作的建议。根据工作需要，学会先后调整、增补理事、常务理事7名。

（4）抓紧做好会员的发展和登记工作——会员是学会的基础，是学会的主体和发展的源泉，1999—2001年度吸收符合条件的新会员82人，截至2001年6月底，全省共有中医药学会会员3152人。为对会员进行规范化管理，对新入会的会员统一颁发了由中国中医药学会制作的会员证。同时，学会正在根据《章程》，积极酝酿对全省会员进行重新登记换证工作。根据民政厅《社会团体登记管理条例》的有关要求，学会对理事会各位理事、常务理事还进行了统一注册和换发任职证书。

3. 科技咨询、科学普及与其他工作

两年来，学会在科技咨询和科学普及等方面也做了不少工作。组织派出内科、妇科、儿科、男科、内分泌科等学科专业专家参加省科协举办的“百厂百会专家科技服务周活动”。科普、宣传工作委员会，自筹资金创办了学会内部宣传交流资料《湖北中医药信息》，共印刷2200册，免费寄送全体理事、顾问和全省各中医医院、中国中医药学会、兄弟省市中医药学会、各有关部门及部分在册会员。《湖北中医药信息》报道了各专业委员会的活动情况、省内外中医、中药的发展信息，为增强学会间、学会与会员间的联系发挥了积极作用，目前已不定期地印发了4期。

积极参加全省自然科学优秀学术论文评选工作，2000年根据我省自然科学优秀学术论文评选的要求，我会在全省范围内广泛征集论文，组织专家对征集到的90余篇论文认真评审，严把质量关，最后经省科协终评，我会推荐参评者，获得一等奖1人、二等奖3人、三等奖4人，其中不少是中青年中医药工作者。

此外，学会还注重积极推介优秀中青年专家到中国中医药学会各专业委员会任职，先后推荐了7位同志分别到中医中医药学会所属内科、按摩、传染病、妇科、男科、肿瘤等专业委员会任职，有的还担任了副主任委员。

**二、学会工作存在的主要困难和问题**

各位理事，在大家的共同努力下，两年来，学会工作取得了明显进步，同时也存在着不可忽视的困难和问题。

1. 引入竞争机制实行动态管理力度不够

两年来，学会对各专业委员会一直采取支持与宽容的态度。事实证明，支持是应当的，但是，过于宽容并不利于专业委员会本身的进步和发展。有的专业委员会因学会宽容多年，工作至今停滞不前，以致学术活动等工作得不到开展。这种状况再也不能继续下去了，要改变长期以来形成的“一经成立，永久合法；一人撩摊，工作停摆；一经挂号，难以注销”的状况，学会及其专业委员会只有不断充满生机与活力才能充分发挥学会在“科技兴国”“科教兴业”中的重要作用。

2. 继续教育和学术交流活动有待进一步加强

继续教育和学术交流是现阶段学会两项重要任务。由于种种原因，这两项工作在我们学会开展得不尽如人意。一方面表现在各专业委员会发展不平衡，少数专业委员会已经是多年不想办法组织学术活动，更谈不上开展中医继续教育，另一方面也存在着广大中医药工作者参加继续教育和学术活动的积极性不高，不少学术活动和专业培训难以形成规模，甚至出现继续教育和学术活动有计划难落实。

3. 学会组织建设有待继续加强

两年来，学会在组织建设方面虽然做出了很大的努力，也取得了明显的成效，但是还有两点值得注意并努力加以解决：一是加大力度推动少数专业委员会的换届工作，二是采取有效措施做好老会员的重新登记和发展新会员工作。

**三、今后工作的打算**

各位理事，新的世纪已经到来，在今后的学会工作中，我们要更加高举邓小平理论的伟大旗帜，认真落实江泽民同志“三个代表”的重要思想和在政协九届四次会议教育医药卫生界联组会上讲话精神，贯彻执行党的卫生工作方针和中医药政策，进一步加强学会建设，为推动我省中医药学术水平的提高，促进中医药事业的全面发展，更好地为人民健康服务。近期内重点做好以下几方面工作。

（1）进一步加强学术交流活动，努力提高学术活动的质量，增强学术活动的吸引力。

（2）积极开展科技咨询、技术培训、技术服务、继续教育等活动，不断探索新的办会模式。

（3）进一步加强学会的自身建设，广泛健全各专业委员会的工作班子，巩固和发展学会会员及团体会员，扩大学会的影响面。

（4）发挥学会人才优势，拓宽服务领域，加强与中国中医药学会和地市中医药学会的联系与协作。

各位理事、同志们，“十五”时期是我国国民经济和社会发展实现第三步战略目标的重要目标，是进行经济结构战略性调整的重要时期，也是完善社会主义市场经济体制和扩大对外开放的重要时期。学会工作在新时期面临着新任务和新机遇，让我们团结起来，发扬“献身、创新、求实、协作”的学会精神，开拓进取，为不断开创学会工作的新局面、为推动我省中医药事业的发展而努力奋斗。

## 在中国中医药学会武汉分会中药学会第十届学术交流暨第七届振兴中药颁奖大会上的讲话

2001 年 12 月 15 日

各位领导、各位专家、同志们：

中国中医药学会武汉分会中药学会第十届学术交流暨第七届振兴中药颁奖大会，今天在这里胜利开幕了。首先让我代表湖北省中医药学会，向大会表示热烈的祝贺！向今天获奖的专家表示热烈的祝贺！武汉中药学会，在成立近 20 年来，在保持和发扬传统中药方面，做了大量工作，取得了较大成绩，影响到全国，为我省带了一个好头，它将对发挥中医药学独特疗效产生积极的影响！

最后，祝大会圆满成功！祝领导、专家、同志们身体健康，全家幸福，在新的一年里取得更加丰硕的成果！

谢谢大家！

## 在全国第七届甲状腺病暨首届湖北省中医药学会内分泌病学术交流会开幕式上的讲话

2002 年 11 月 30 日于武昌

各位领导、各位专家、各位同志：

全国第七届甲状腺病学术交流会暨首届湖北省中医药学会内分泌病学术交流会，今天在这里顺利地联合召开了，首先，让我代表湖北省中医药学会向大会表示热烈的祝贺！向来自各地的专家表示热烈的欢迎！

江泽民同志说："中医药学是我国医学科学的特色，也是中国优秀文化的重要组成部分。"作为文化，它是中华民族的象征，是全民族认同的，它对全民族有着很强的吸引力和凝聚力；作为医学科学的特色，它是我国建设有中国特色的社会主义国家的组成部分。因而，对于中医药学必须很好地继承与发展，必须保持它的特色，发扬它的优势。在前一段时间里，有人在刊物上发表文章说"科技全球化是不可避免的"，这话是不确切的。现在是经济全球化，科学技术作为文化现象是多元的，文化不可能是全球一体。在经济全球化的今天，世界各民族的文化正在发生着激荡、碰撞、交流。湖北省中医药学会内分泌病专业委员会的"内分泌病"，是西医学的内容，属西方文化。既然大家选择了西医学的内分泌病为工作对象，就要严格按照西医学的标准，正确对待它，而其"专业委员会"这一群众学术团体，则是"中医药学会"的组成部分，就要求它必须体现出中医药学的特色和优势，从而希望大家在指导思想和工作实践中都要注意正确掌握和处理好这二者之间的关系。作为中国社会群众学术团体的中医药学会，必须植根于中华民族传统文化之中的中医药为主体文化，吸收与民族传统文化有益的西方先进文化融入民族传统文化之中，发展民族传统文化。如此，我们就为我国传统文化做出了我们的应有贡献。反之，在这东西文化碰撞、交流之中，如果丧失了中医药学的特色和优势，让西方文化吞噬了我国民族传统文化，而出现了西化，那将是我们的罪过，我们也就成为民族的罪人了！希望大家认真对待。

最后，祝大会圆满成功！祝诸位身体健康！

谢谢大家！

## 热烈庆贺中国中医药出版社建社 15 周年

2004 年 8 月

中国中医药出版社：

兹值贵社建社 15 周年之际，特向贵社表示热烈的庆贺，庆贺贵社 15 年来所取得的成就，庆贺贵社事业昌盛！

中医药学，是我们祖先长期与疾病做斗争的经验总结，它包含着我们祖先长期与疾病做斗争的实际经验和理论知识，内容丰富多彩，是一个“伟大的宝库”。它的理论知识，是以丰富的医疗实践经验为基础，具有符合客观规律的辩证思维形式。它阐明了医学世界的整体性和变动观，体现了东方医学的特色。几千年来，这个理论一直有效地指导了中医药学的临床医疗实践，并始终坚持了理论对实践的依赖关系，在保障我国民族繁衍昌盛过程中受到了临床医疗实践的严格检验，并在这个严格检验过程中得到了巩固和发展。在历代医药学家的辛勤劳动下，形成了“出则汗牛马，入则充栋宇”传统医学文化典籍，以中医药学典籍为载体，记录了我国古代医学的发展历史，记录了我国古代医药学家的聪明智慧，记录了我国古代优美的医学语言，记录了我国传统医学思维形式和科学内容，为中医药学不断发展奠定了牢靠基础，在继承发扬中医药学的今天，为了适应我国中医药事业的发展需要，贵社 15 年来做了大量工作，组织整理出版了大批中医药学古籍和今人新作，其中不少是很有价值的好书，为传播中医药文化、培养中医药人才、传承中医药学术、促进中医药走向世界，做出了积极的贡献！相信贵社在总结 15 年出版经验的基础上，今后在正确传播中医药文化定会取得更大的成就，做出更大的贡献！

李今庸 2004 年 8 月
于湖北中医学院

## 在“李今庸教授从医 67 年执教 48 周年暨学术研讨会”上的讲话

2004 年 10 月 16 日

各位领导、各位同仁、各位同志们：

您们好！今天大家聚焦一堂为我祝寿，庆贺我 80 岁生日。首先让我代表我的全家向各位领导、各位同仁、各位同志们表示衷心的感谢！

在今天这个庆典会上，我一方面感到大家聚焦在我这里，使我非常荣幸；另一方面又感到我的工作平平，使我非常惭愧！在我生活的80年里，我从医67年、执教48年，时间不算短，但我在继承发扬中医药学遗产上，在发展民族文化、振奋民族精神上，我虽然做过一定努力，做过一些工作，终因我天生鲁钝，能力有限，取得的成绩很小，离党和国家的要求还很远。就是有一点点成绩，也只是我作为一个中国公民，作为一个中医药学工作者应该做的事情，而组织和诸位却给了我很大荣誉，我真有些愧莫敢当！这里我真诚地表示，今后我将把这个荣誉作为我的动力，如有用我而又是我力所能及者，定要将80年龄的我变换为18岁者的精神面貌，投入到中医药学的事业中去，投入到保卫中医药文化的安全中去，以报答各位领导、各位同仁、各位同志们对我的深情厚谊！

谢谢大家！

李今庸

2004年10月16日

# 武汉医师协会民营医疗机构<br>中医师分会代表大会暨成立会议上的祝贺词

2004年11月7日

各位领导、各位同仁、同志们、朋友们：

武汉工程师协会民营医疗机构中医师分会代表大会暨成立会议，今天在这里顺利召开了，首先让我代表湖北省中医药学会向大会和中医师分会的成立表示热烈的祝贺！今天我来参加这个大会，感到非常高兴，因为这个大会标志着武汉中医民营医疗事业跨上了一个新台阶。民营医疗机构的中医个体增添了群体精神，民营医疗机构中医师有了自己的社会群团组织。民营医疗的这个群团组织，一方面将把政府的有关政策、法令、任务传达给广大会员，另一方面，又把扩大会员的意见和要求反映给政府有关领导部门，成为政府联系中医师分会广大合法权益，努力提高职业道德，努力提高医疗技术，为广大人民的健康事业提供更加优质的服务。并希望大家明确中医药是我们中华民族优秀传统文化的重要组成部分，它的理论博大精深，它的治疗方法丰富多彩，谁也没有对它全部掌握，还要拿自己了解的一点点可怜的中医知识，对他人的医疗说三道四，评头论足，制造混乱，造成不良社会影响。去年就有一位中医专家对我说，“某医生用‘马钱子’治一‘红斑狼疮’病人，痛止了但病人站着坐下困难、坐着站起困难。”意思是说这个医生用马钱子中毒了，把病人治坏了。其实，他根本就不懂马钱子及其中毒表现。病人“痛止了”，说明马钱子起到了治疗作用；病人“站着坐下不方便”，“坐着站起不方便”，这与马钱子无关，马钱子中毒是出现“惊厥”现象，与这一病人证忧无关。在中医队伍里，有些人喜欢毁谤他人以抬高自己，有些人则喜欢吹嘘自己以贬低别人，严重妨碍了中医事业的发展。希望大家克服“同行是冤家”的陋习，加强团结，精诚合作，保护民族文化安全，发掘中医药学宝库，把中医民营医疗事业推向前进！

最后祝大会圆满成功！祝各位身体健康！

谢谢大家！

李今庸

2004 年 11 月 7 日

## 热烈祝贺《中医药通报》创刊五周年

2006 年 11 月 15 日

《中医药通报》五年来坚持弘扬民族传统中医药文化，自立自强不随波逐流，敢于刊载其他刊物所不敢或不愿刊载的文章，做到了百家争鸣，开启了思想解放，活跃了学术空气，促进了中医药文化的发展。我仅在此向贵刊表示热烈的祝贺！在祝贺贵刊五年来创造了辉煌成就的同时，希望贵刊再接再厉，在党的十六大提出的“解放思想，实事求是，与时俱进”的思想路线指导下，进一步坚持真理，排除干扰，贯彻“双百方针”，保卫民族文化安全，使中医药学在当今多元文化的碰撞下结出丰硕果实！

李今庸

于湖北中医学院

2006年11月15日

## 谈谈中医药的继承与发展

### ——在厦门市中医医院的讲话

2007年10月

同志们好！这次来厦门参加《中医药通报》编委会及创刊五周年工作交流会。来这儿之前，你们的领导给了我一封信，让我准备一个发言。所以我就想讲讲中医药学的继承与发展的这个关系，没有写东西，但我思考这个问题很久了。关于中医药学的继承与发展这个思想，我认为在全国来讲比较混乱，怎么样继承和发展中医药学，这个口号是谁都承认的，但是究竟怎样看待这个问题，目前看法不一样，有的是真讲继承和发展，有的是假讲继承和发展，这个问题各人都不一样，因此，我今天讲我的认识和看法，至于别的观点与我有什么冲突，请大家别见怪，我不是针对任何人，我只是讲我的看法，大家觉得有益处，供大家参考，大家如果觉得没有益处，只当我没有说。因为这个中医药学的继承与发展，有各种看法都很自然：第一，每个人读的书不同；第二，每个人读书的态度不同；第三，每个人读书的方法不同；再加上现在我们对这个中医药学的发展方向不清楚。总起来讲是要发展，至于发展多少不清楚。就是上面的领导层提法也不一样，一会儿是中医科学化，一会儿是中医现代化，一会儿是中医西医结合，这些都名之曰帮助中医药学的发展。说实话，我还有我的看法，我以为有些人说的对中医发展，他事实上是在摧毁中医，所以我今天讲的就基本上讲继承和发展这个关系。继承，我们这里讲的继承当然不是讲初学，初学开始讲的也是继承，我们初学也好，你是专家也好，首先都要了解继承与发展的关系，继承是发展的基础，发展是继承的目的，如果没有继承，你根本谈不到发展。在中医药事业上有很多怪现象，在多少年前，在四川开了一个会，提出了怎么样发展中医，先后提出了几十个方案，这些个方案的提出者，他们根本不是搞中医的，有的是搞其他方面的，你既然不是这行业里的人，你怎么能够提出中医的发展方向呢？我们现在也有人，在前些天报纸上讲，目前的中医研究生有的是读经典著作，有的是在搞中医临床，有的是在实验室里做实验，说读中医经典的和搞中医临床的是属于培养“继承型”的专家；而那些在实验室里做实验的研究生，是属于培养“创新型”的中医人才。事实上这个做动物实验的人根本没有学好中医，他被叫作是“创新型”的中医人才、“创新型”的中医专家。你连中医都学不好就创新，就是你有那么一点基础，你读研究生进来的那点基础，你不继承就创新这根本就是违背了常识嘛，我说这不是有意在危害中医，就是无知。没有继承就不可能发展，当然没有发展只是继承，不符合事物发展变化的规律，事物总是要发展的。我们现在讲的是中医的继承与发展，我提出四句话：熟读经典、广阅群书、勇于实践、善于总结。熟读经典，经典著作是中医药学的看门书，奠定了中医药学理论基础，它决定着中医药学的发展方向，所以必须学好它。但是只读经典著作是不够的，还要看中医的其他书，中医著作不是号称“汗牛充栋”吗？它的理论博大精深，所以，首先要熟读经典书，掌握经典著作的精髓，怎么样发展你就看得出方向来。中医药学，它是产生在小农经济社会里，各有各的经验，每个人读书都有各自的特点，你要说读一部书你就学好了，像过去西医学学个《希氏内科学》，什么都可以干起来，西医是可以，它总结，它在全世界都一样。但中医不行，各地中医也有各地的经验，它的理论是一致的，但是经验却不一样，所以我们要首先掌握经典著作，掌握经典著作的精髓。在熟读经典的基础上，要广阅群书，要多看书，即我的第二句话就是广阅群书。第三句话就是勇于实践。你学到这些东西，你就要实践，你就要临床，你就要给病人看病，看病就是你要把你所学的东西，经典也好，其他书也罢，用这些知识放在临床上去运用，把它真正变成自己的东西，因为书本上的知识是古人的知识，我们要把它变成自己的知识，并使之成为自己的专业技能，这就跟时代结合了。第四句话就是善于总结。你看了病以后你要总结，你不能看了病以后开了处方你走。过去我在湖北看到一位医生：你来了，我是一个医生，你挂号我看病，我就是一个医生，根据你的病我开了处方，你走，怎么样，我就不管了，如果不好，你下次再来，来了我还是给你看，我耐烦得很，10次、20次我都看，但他从来不考虑或总结一下开的处方怎样，效果好不好，效果好是什么原因，效果不好又是什么原因，效果好你把它总结一下，就推广出去，把你的这个经验让大家都享用，成为大家的经验，这样就促进事物的发展，也促进了医学的发展，因此呢，你要善于总结。毛泽东同志有几句话，他说：人类总得不断地总结经验，有所发现、有所发明、有所创造、有所前进。你只有总结经验，你才能够前进。革命战斗时期，共产党跟国民党打仗，国民党的武器好得很，但共产党打赢了，共产党就是善于总结经验，勤于总结经验。医生也要总结经验，总结经验，你才知道哪个药用得对，哪个药用得不对，什么样的症状用什么方，效果怎么样，你得提高一步，这就是发扬，这就促成了发展。所以总体来讲，继承与发展，靠的是这四句话，当然你还要有正确的方法，你首先要实事求是，目的是继承跟发展之间的关系，这两个方面你要摆得正确，你在继承上来发展它，怎样发展它，就是我说的四句话。这里我强调经典著作的学习，其根本就在于经典是中医药学的理论源泉，它是从实践中来的。从实践论的观点来看，实践是最原始的，实践是一切知识的源泉，它对于医学书籍来讲，对于我们当医生来讲，经典著作是源泉，它总结了实践经验，而且通过实践在保障人的健康、民族发展过程中又在实践里面做了检验，通过实践考察并证明了符合客观事物规律。今天对于经典著作的学习，好像有人不喜欢这些话，说经典啊，比如说《黄帝内经》，《黄帝内经》只有十二个方子，通常说的十三方里面有个小金丹，它是宋人加上去的，《黄帝内经》本身只有十二个方子，包括“瘅，治之以兰”，这个方子在内只有十二个方子，它有好些个经验呢？在《黄帝内经》里面，它的针灸经验多，那倒是扎针的经验多，从方子来讲它只有十二个方子，加上宋代补上去的小金丹，我们才说《黄帝内经》十三方，但是它里面的一些话，可以说它的每一句话，都是从实践经验总结出来的，它其中的许多话语是非常重要的。我让大家熟读经典，就是经典熟读了以后，你就很容易看后来的书，后来的书一看就明白了，经典应该是不大好读的，特别是比如《黄帝内经》，已经两千多年了，由于任何文化艺术包括语言文字在内，一定时期内的文学艺术有一定时期的特点，《黄帝内经》不例外，它的很多文字，跟现在的讲法不一样，除了流传过程中出现了错误以外，其本身许多读法跟现在读法不一样，所以你就必须要把它弄清楚。就是《伤寒论》《金匮要略》里面也有很多字跟现在读法不一样，因为它也有一千七八百年了。仔细研读经典著作很重要，特别是牵涉了疾病症状，你如果连症状都没有搞清楚，那你怎么能够辨证施治呢？我们是搞辨证施治的，所以症状一定要搞清楚。比如说《伤寒论》上有一条："……其人发烦，目瞑，剧者必衄，所以然者，阳气重故也。"这个"目瞑"的"瞑"字，通常的意思是"合目"即"眼睛关闭"，现在的中医教材都是这么讲的，但是这一条文中的"目瞑"，如果理解为眼睛闭着，于上下文意是不通的，因为在它下面说"所以然者，阳气重故也"，阳气重，眼睛不会闭着，阳气重，应该是眼睛睁着大大的，关闭不住。经文中还有一句话"阳气盛则睁目，阴气盛则瞑目"，根据文字考证，《伤寒论》上的"目瞑"之"瞑"字，应该是指"目视昏暗"，即视物不清，而不是眼睛闭合不开。我们说症状清楚了，在临床上才能够辨证施治。另外我想说的是，我们中医也要克服自卑感，我们要好好地读中医书，别人不读可以，但你是中医，不能不读好它。现在社会上有人造谣，说我们中医不科学，正因为说你中医不科学，所以才要你中医科学化、现代化，才要你中西结合，这几个口号的提出，就是基于所谓中医不科学、中医落后论。因而我们必须克服这个缺点，我们要相信中医是东方的科学。前几天我看了《中国中医药报》登载，广东的钟南山讲了几句话：中医是讲整体观，西医是讲器官细胞，重视结构，对于肿瘤癌症，过去西医主张消除，而现在不主张一味消除了，主张癌细胞与病体共存，说这种观点是受中医学的影响。他说的这几句话我觉得很好，现在的情况是，一旦出现了肿瘤、检查出了癌症，都是中晚期了，并且都是转移了的，治不了，除了手术，没有别的好办法，手术后不久又复发，没有几个癌症病人活下来的。我们现在强调的是“以人为本”，让病人活的时间长一些，怎么办？最好是带病生存，让癌细胞与人的正常细胞和平共处，心情放宽松些，这样可能会更好些。对于中医药学，继承也好，发扬也罢，其根本，首先要认真学好中医，相信中医文化。几千年来这些文化不仅发明了这个理论，而且它在保障我们民族繁衍发展过程中受到了实践的严格检验，证明了它是合乎中国人民的实际需求的。当前我们要排除干扰，当前的主要干扰来自西医学。我不是说西医学不好，我是说它对中医药学的学习造成了干扰。有个例子，北京有个大干部子弟得了肾炎，尿里面管型 4 个加号，在北京有一位老中医号称肾炎专家的，给这个病人治疗了一年多的时间，一年多时间的治疗，其处方就是一个，始终不变化，治疗的结果，这个病人还是管型 4 个加号。后来这个病好了，但不是这个老中医治好的，老中医认为，尿里面有蛋白就是脾虚下陷，治疗要温补脾经，所以用人参、黄芪等，吃了三百多副药没有用处。由于这个病人的父母都是大干部，有文化，也有经济条件，所谓“久病成良医”，他们家托人在外地买回了“河南胜金丹”吃，病好了。“河南胜金丹”是什么呢？主要成分就是西瓜，西瓜不同于党参、黄芪，它有消热利尿利用，加上吃药过程中还饮用茶，茶是茅草根，在安徽的一个山上采摘的石韦煎水代茶。举这个例子是想说明，我们在学习中医药学过程中不能受到其他因素干扰，你说你多一种知识，比如再学一门西医知识，这不是不好，但是要搞清楚，两个东西是不能互相干扰的，你学中医是不能用西医的基本理论体系来干扰中医的基本理论体系。你如果两套本领两套用，可以，当用西医治疗时你就用西医治疗，当用中医治疗时你就用中医治疗，不要二者相互打搅，打搅在一起就出麻烦了。所以我主张排除一切干扰（我说过中医西医掌握两套本领在临床上运用，或者用两种医学方法共同看一个病人，如果两个方法都用好了，那未尝不好，但概念要搞清楚，那是中西医合作共事，而不是学术上真正意义的中西医结合）。我再强调说一遍，中医药人员一定要克服自卑感。我这儿有一张资料卡片：美国有一位华裔将军，说亚洲人不用自卑，你把你的才能发挥到实际的工作当中去，你就可以获得成功。我们现在有些人有自卑感，他们从思想上就以为中医是落后的，这种思想不对，中医药学这些年来所发挥的作用，这是大家有目共睹的，特别是2003年的“非典”，治疗明显地表现出了它的优良效果，各地报道了许多令人振奋的消息，我当时就编印了一本中医药治疗“非典”的小册子，并且加了按语，证明中医药治疗非典的独特优势。在我的记忆里，“非典”在广东省的中医药治疗效果非常好，但在北京，“非典”的死亡率就很高，为什么？因为中医药治疗没有干预进来。卫生部组织讨论治疗“非典”方案时，就有记者提了意见，说广东的治疗经验可以作为参考，当时就有人提出反对意见：是随机吗？有对照吗？他实际上是在否定广东的治疗经验。最后还是吴仪副总理大概在2003年5月7日下午，召开中医专家座谈会议，强调中医药治疗必须全面介入，中医药一上去，不久北京的“非典”死亡率就迅速下降，世界卫生组织也对此做了肯定。但事情一过去就不一样了，报纸上又天天喊中西医结合，明明是中医的治疗效果，却偏有人说它是中西医结合取得的，这很不讲道理，我是批评了这种态度的，做法不对嘛，当然这里面也包括一些领导。中医药治疗“非典”疗效是好的，同样，治疗其他疾病疗效也是好的。我曾经跟我们学院书记讲过，我说中医药治疗的效果，你看吧，将来的“艾滋病”治疗，还是得靠我们中医药，现在已初步认识并证明了中医药治疗“艾滋病”具有可观的前景。所以今天我到这儿讲话：中医药学理论博大精深，中医药学临床疗效独特可靠，如果我们能够正确理解它，积极地学好它，并把握它发展的正确方向，它将可以为人类带来福音，为人类健康事业做出它伟大的贡献来。谢谢大家！（注：此文是根据其讲话录音而整理）

# 庆贺信：热烈庆贺中国中医药出版社成立20周年纪念日

2009年8月29日

中国中医药出版社：

你们好！

时值贵社迎来了20周年纪念日，我谨代表我个人，衷心而热烈地祝贺你们，并预祝庆典大会圆满成功。

贵社从成立伊始至今，已经经历了20年的风风雨雨，在这个过程中，我看到了贵社由无到有、由小到大、由弱到强的整个发展历程；同时也看到了贵社所取得的系列成绩：《中国百年百名中医临床家丛书》《中国现代百名中医临床丛书》《中国传统临床医学丛书》《明清名医全书大成》《明清中医名著丛书》《中医经典文库》《隋以前名著》《唐宋金元名医全书大成》《三三医书》等，这其中特别是对中医药学经典古籍文献的整理出版，对于我这样一个专门从事古典医籍研究的人来说，看到这些，我感到由衷的高兴。贵社也竭尽全力出版了一大批中医药学教材，创下了三个“前所未有”的成绩。所有这些成绩都是凝聚了贵社及贵社出版人的心血和汗水，也凸显了贵社及贵社出版人一种内在精神：那就是艰苦奋斗，开拓进取，努力创新！

作为中医药学专业出版社，你们承担着继承和发扬中医药学的光荣使命。在此，我祝福你们，并期待着你们在今后的发展中，百尺竿头，更上一层楼，取得更大的成就，在创建我国学习型社会过程中，为它提供更好、更多、更优质的精神食粮。

湖北中医学院　李今庸

2009年8月29日

# 在“中医药文化助推中华优秀文化复兴研究”研讨会上的讲话

2017 年 7 月 10 日

中医药文化是一种整体型的动态文化。它阐述了医学世界是一个统一的整体，而又“变动不居”；它树立了“以人为本”思想，对待人体疾病，是以《伤寒杂病论》中的“随证施治”为特色优势，体现了中国人的辩证思维方式。可以说，中医药文化极端地凸显了东方文化特征，充分代表了中华民族传统的主体文化。正因为如此，中医药文化就能够强有力地助推中华文化的不断发展，不断进步，从而使中华文化获得“日日新而又日新”的伟大复兴局面来。

# 第五章　医药论述类

## 论中医的科学性

1965 年 5 月

什么叫“科学”？有正确的、系统的知识叫科学。中医学有着自己的一套完整的理论体系，它用整体观念系统地阐述了医学上有关生理、病理、病因、诊断、治疗、预防等各个方面的知识，指导着人们的医疗实践并且通过长期的医疗实践的检验，证明了它是正确的，是具有科学性的。

中医学的特点是“辨证施治”，在医疗实践活动中，从来就是：对于同一个人先后患的几种不同疾病，就是用几种不同的治疗方法处理；对于几个人患的同一种疾病，在同一种治疗原则下又分别对各个病人的年龄大小、体质强弱、受邪轻重和患病久暂而照顾差异；就是同一个人患的同一种疾病的发展过程中，也是按照其不同发展阶段的各个具体情况，采用不同的方法治疗，此即古人所谓“病万变药亦万变”。中医学的辨证施治，既有着严格的原则性，又有着高度的灵活性，完全符合辩证法“对于具体问题要具体分析，具体矛盾要具体解决”的原则，这怎么能说“中医不科学”呢?

毛泽东主席曾经指出：“中国医药学是一个伟大的宝库。”中医学是在长期治疗病人的医疗实践中积累起来的知识，内容特别多彩，经验非常丰富，过去保证了我国民族的繁衍昌盛，现在仍然是我国广大人民赖以治病的重要手段。“中医能治世界上大夫所不能治的病”（见《健康报》第 412 期），里面就有真理，就是科学，这怎么能说“中医不科学”呢?

对待中医学，必须以辩证唯物主义的立场、观点和方法来认识它，研究它。实践是检验真理的最可靠标准，而中医学是从实践中产生，又为医疗实践所反复检验的，它有真理。如果以西医现有理论机械地对号入座地来套中医学，套不上就说“中医不科学”，并从而加以否定，这是错误的，这本身就是一种极端“不科学”的武断。这种用民族虚无主义思想对待中医学的人，其结果只会有损于民族利益，也有害于自己。

## 我们要以正确态度做好整理中医学遗产工作

1968 年 3 月

在继承发扬中医学医学遗产的过程中，“继承”和“发扬”这二者之间并没有一条鸿沟，并不是绝然分开、互不联系，而是在继承中寓有发扬，不排斥发扬；在发扬中仍然要继续继承。二者既对立，又统一，其中有着辩证的关系。

《矛盾论》一文告诉我们：“矛盾着的两方面中，必有一方面是主要的，他方面是次要的。”在中医学里，“继承”和“发扬”这两个方面，在一定时间内，就只有一方面是主要的，另一方面是次要的。因而，这就规定了在这一时间内，只能着重进行这方面的工作；在另一时间内，又只能着重进行另一方面的工作。这是马克思主义的革命发展阶段论，是客观事物向前发展的规律。

大家知道，在发扬中医学遗产的过程中，整理工作比起继承工作来是更加繁重得多。它不仅如继承工作那样要对中医学全面学习、全面了解、全面掌握，而且更重要的是，要在全面掌握中医学的基础上，对中医学加以认真的分析和研究，进行吸取精华，弃其糟粕的工作，从而把其中不合理的部分扬弃，而把有用的部分接受下来并给予发扬。这不是一件轻而易举的简单事情，它要求我们具有更高的中医学知识水平，要求我们具有更强的辩证唯物论和唯物论观点。

我们为了既不把糟粕当作宝贝吸收，也不把精华当作渣滓抛弃，就必须以马克思主义的哲学思想为指导，对中医学进行刻苦钻研，积极学习，把敢想敢说敢做的革命精神和严肃态度、严格要求、严密方法结合起来，和实事求是的科学分析结合起来，认真的进行中医学的整理工作。然而，我们在进行这项工作的过程中，曾经遇到过严重的障碍。在我们中医队伍里，有一些人违背马克思主义的观点，对发扬中医学遗产采取严重不负责任的态度。他们一部分人表现为保守派，在学术上因循守旧，固步自封；另一部分人表现为虚无派，在学术上简单粗暴，荒诞无知。保守派不懂得世界事物都是不断发展的，人们知识总是后来者居上，一切科学上的成就都是后人对前人的东西加以继承、加以批判、加以发展才出现的。他们把事物看成静止的、死板的、不变化的，有变化也是倒退的。他们唯古是崇，认为任何东西都是越古越好，脑子里装的只有一个"古"字，因而在学术上不相信自己，也不相信别人，自己不敢有创见，也反对别人的创见。对别人新见解，总是抱着怀疑态度，抱着否定态度，说什么"古人都没有这样说过……"。他们对古书上的一个字，也不准提出异议，明是文字上错误，讲不通，也要跟着古人绕上几个圈子给予强解。他们认定，古人没有说过的话，今人不能说，说了就是在标新立异，就是错误，就是罪莫大焉。他们做了古人的俘虏，在学术上表现得聋聩愚蠢，古人说了的才说，古人怎么说才怎么说，古人说什么才说什么，变成了古人的留声机、应声虫，变成了古人的再生体，古人在他们的身上借尸还魂了。而虚无派则不懂得历史是一步一步连接的，知识是在社会实践中逐渐积累起来的，后人的发明创造都是建立在前人的基础之上的。他们对毛泽东主席在《实践论》中提出"一切真知都是从直接经验发源的。但人不能事事直接经验，事实上多数的知识都是间接经验的东西，这就是一切古代的和外域的知识。……一个人的知识，不外直接经验和间接经验的两部分"的话语不听不闻不信。他们唯自己是信，认为任何东西都是孤立的，互不联系的，世界上无论什么成就都是偶然的，都是可以突然出现的，发明创造都是可以凭空想出，自己想怎么说是好就怎么说是好，古书记载都是废话，都是不实际的，"中医都在我身上"，只有自己说的才算对，脑子里装的只有一个"我"字，因而在学术上迷信自己，信口开河，狂妄自大，否定古人的一切。他们认为读书丧志，自己不愿意认真地读书，实际上也不懂得读书，因而也反对别人认真地读书。他们公开表示，对古典著作上的问题，只能凭他们自己的“想当然”去解释，否则，“谁拿好多书来都不能说服”他们，甚至还诬蔑别人认真读书是在“盘古懂”。请看，这是多么的荒谬绝伦！现在我们要提醒这些人，在发扬中医学遗产的道路上，你们保守派如再裹足不前，甚至拉着历史车轮往后走，那是会被历史淘汰的；虚无派如再不勤勤恳恳学习，老老实实读点书，仍然在那里自我吹嘘，指手划脚，装模作样，也是会在历史前进的车子里摔出车外的。

上面讲述的保守派和虚无派，二者是不相同的，前者否认事物的客观发展性，后者否认事物的客观继承性。但二者却又有一个共同的特征，就是都反对马克思主义观点，都是形而上学，都是唯心主义观点，都是阻碍中医工作前进的有害思想，都是发扬中医学遗产道路上的绊脚石。我们都必须正确地分析和批判。

马克思主义者认为，世界上一切事物都不是托空发生的、各自在孤立、停滞不前的，相反，却都是在原有的基础上发生，并与周围联系而不断向前运动、向前发展的。中医学也是如此。任何一门科学，都是依据自己的特势和优点，在各个历史进程里，淘汰渣滓，吸收新的养料，促使不断地发展。

中医学的内容丰富多彩，是个伟大的宝库，这是丝毫不容置疑的。但是，它在封建社会里滚了几千年，不可避免地会带有一些不纯洁的东西。现在根据中医学术本身的发展需要，根据中国社会主义事业的建设需要，根据我国8亿人民的健康需要，必须以马克思主义的立场、观点和方法加以整理。我们知道，在科学领域里，是没有平坦大路可走的，企图对整理中医学简单从事是不行的。必须用马克思主义哲学作为思想指导，勤奋读书，刻苦钻研，钻到学术里去，再从学术里面跳出来。因为不钻到学术里面去，就无法真正掌握学术，也就根本没有整理学术的可能；如钻到学术里面去了，不能再从学术里面跳出来，也就无法以很好整理学术。保守派和虚无派之所以为保守派和虚无派者，就在于前者钻到学术里面去了不能再从学术里面跳出，而陷于迷信书本、迷信古人的泥坑之中，成为了古人的奴隶；后者就根本没有钻进学术里面去只在宫墙外望，一无所知，而陷于不学无术、盲目迷信自己的泥坑之中，成为毛泽东主席在《实践论》中所嘲笑过的“知识里手”，甚至是学术上的白痴。他们表现在对待中医学的古典著作上，前者如辕下之驹，局促得不敢动也不敢说，后者则信口狂语。我们认为，在整理中医学遗产的今天，对待中医学的古典著作，首先只应该是既不抹灰，也不搽粉，而用实事求是的态度如实地揭露它的本来面目，然后用马克思主义的观点加以分析、批判、继承。吸取其精华，扬弃其糟粕。然而，怎样才能够正确的揭露出它的本来面目呢？马克思主义者认为，在一定历史时期内的文化艺术（包括语言文字），是有一定历史时期内的特点的。因此，我们只有以科学的态度，辩证唯物论和历史唯物论观点，严肃认真地利用地下出土的古代文物和现存的古代文献，尤其是应从和其古典著作同一时期或者是前后相距不远时期的东西中去探求它的本义，并从实践经验中把它加以检验，才有可能得出一个比较接近正确的结论。只有这样，才能够真正地认识它、掌握它，并从而研究它的发展。如果把后世的东西（无论是好的，还是错的），强加在古人身上，硬说成是古人的，企图修改或者掩饰古典著作的原意，都将是不恰当的，错误的。因为这种抹灰或者搽粉的做法，都是违背历史事实、缺乏历史观点而背离马克思主义原则的。

## 学习毛泽东同志“中国医药学是一个伟大的宝库，应当努力发掘，加以提高”的几点体会

1975 年 11 月 18 日

### 一、中国医药学为什么是“一个伟大的宝库”

中国医药学，是我国古代劳动人民在长期生活生产实践中创造出来的，是我国古代劳动人民长期与疾病做斗争的经验总结，它有着丰富的实践经验和系统的理论知识，有一个比较完整的理论体系。

中国医药学，在我们这个地大物博、人口众多、历史悠久、文化发

达的文明古国里得到了广泛的发展。大量的医学著作，素有“浩如烟海”“汗牛充栋”之说，是我国“丰富的文化典籍”（见《中国革命和中国共产党》）之一。这些医学典籍，记述了我国历代劳动人民的医学成就——丰富的医疗实践经验和解剖实验，以及有关解剖、生理、病因、病理、诊法、治疗、预防等各个方面的医学理论知识。它以五藏、六府为中心，通过经络系统运行气血，把人体表里上下各部组织连接成一个统一的有机整体，并通过藏府及其各组织功能活动，使人体与外界环境保持对立的统一。它充满了我国古代朴素辩证法的思想内容，体现了东方医学的特色。

中国医药学的发展，分出了解剖生理学（所谓“内景图”）、病源病理学、预防卫生学、饮食卫生学、药物学及药物炮制学、方剂学及制剂学、伤寒学、温病学、内科、外科、妇科、产科、儿科、伤科、眼科、喉科、口齿科等等，对医学领域里的各个部分提供了深入具体的理论和经验，它具有动物、植物、矿物的近3000种药物和数以万计的经验药方。在治疗上，除药物疗法外，还有精神疗法、体育疗法、金针疗法、芒针疗法、梅花针疗法、艾灸疗法、火罐疗法、推拿疗法、捏脊疗法、熏蒸疗法、洗浴疗法、热熨疗法，割脂疗法、敷贴疗法、刮痧疗法、发泡疗法、嗅气疗法、冷水疗法，真是应有尽有，丰富多彩。

这些治疗方法和药物、方剂的运用，不是简单地固定一方或一法治疗一种病，而是以中国医药学的基本理论作指导，在医疗活动中根据“不同质的矛盾，用不同质的方法去解决”的原则进行选用。近年来，在中国医药学基本理论指导下，按照具体问题具体分析的辨证施治原则，运用这些治疗方法和药物方剂，治愈了不少疑难重病，如针刺治疗聋哑、小夹板固定治疗骨折、针拨套出术治疗白内障、针刺治疗急性黄疸型肝炎及中医药治疗宫外孕、胃穿孔、肠梗阻、急性阑尾炎等急腹症，中医药治疗流行性乙型脑炎、流行性脑脊髓膜炎及中医药治疗血小板减少性紫癜、慢性粒细胞性白血病，甚至还治愈了再生障碍性贫血和癌症，它能治“世界上大夫所不能治的病”（见《健康报·短评》，1955年11月18日），尤其针刺麻醉，更是轰动了全世界，它确实是一个“伟大的宝库”。

二、为什么对中国医药学“应当努力发掘”

中国医药学，是我国劳动人民在长期与疾病做斗争实践中创造出来的。它在长期发展的过程中，经受过几千年无数次的医疗实践的检验，证明了它是完全可以治病而具有科学内容的。它过去对我国民族的繁衍昌盛起到过巨大的保证作用，直到现在，我国广大城乡劳动人民，仍然赖以治疗疾病，它与我国广大劳动人民有着血肉相连的联系。中医学的宝藏，不仅蕴藏在我国丰富的医学典籍里，并且在广大的中医药工作者和劳动人民身上，也蕴藏有十分宝贵的活的医药经验。但是，中国医药学产生于我国古代，在其发展过程中，经历了封建社会的漫长岁月，不可避免地混进了一些不切实际的东西，掺入了一些“泥沙”，给中国医药学造成了“金沙混杂”，既有“黄金”，又有“泥沙”，二者搅杂在一起；加之从汉末以来的一千七八百年中，一般人士都不屑于为医，医药逐渐被列之“技艺”而遭到一般人士轻视。尤其是近百年来，帝国主义侵入了中国，买办资产阶级为了适应帝国主义文化侵略的需要，对中国医药学进行了严重的摧残和打击，从而使中国医药学的不少宝贵内容被湮没，限制了中国医药学在保障人民健康的事业上发挥它应有的作用，束缚了医药学在中国社会主义革命和建设事业上做出它应有的贡献。我们为了贯彻“自力更生”的伟大方针，在医药学上走我国自己的道路，必须继承发扬中国医药学遗产，对中国医药学进行“努力发掘”，充分发挥中国医药学的作用。只有努力发掘中国医药学，才能在医药上节约大量外汇开支，保证把钱用到最需要的地方去，加速社会主义建设；在和平年代里，可以巩固农村合作医疗制度，改变农村医药卫生面貌，保障城乡劳动人民的身体健康，促进工农业生产的迅速发展。一句话，努力挖掘中国医药学宝藏，这对于加速社会主义经济建设和巩固党的政权是有其不可忽视的重要意义的。

三、为什么对中国医药学要“加以提高”？又把它提到什么样的高度

根据辩证唯物主义的观点：“在生产斗争和科学实验范围内，人类总是不断发展的，自然界也总是不断发展的，永远不会停止在一个水平上。因此，人类总是不断地总结经验，有所发现，有所发明，有所创

造，有所前进。”（毛泽东主席语，见《周恩来总理在第三届全国人民代表大会第一次会议上的政府工作报告》所引）中国医药学虽然是内容丰富多彩，蕴藏有大量的宝藏，是一个伟大的宝库，但它毕竟产生在我国古代，由于当时社会历史条件的限制，它的理论未能也不可能建立在现代科学研究的基础上，这就使它的理论缺乏时代性，而它的理论思想基础为我国古代辩证法。毛泽东主席指出：“古代的辩证法，带着自发的朴素的性质，根据当时的社会历史条件，还不可能有完备的理论，因而不能完全解释宇宙……”我国古代朴素辩证法指导下的中国医药学的基本理论，虽然从整体观念出发，阐明了医学世界的统一性，但解释医学的具体事物则很笼统，很抽象，很不清楚，不能适应它自己所要求的在医疗实践中对于具体问题进行具体分析的辨证施治的需要，从而阻碍了较多的人对它的掌握和正确运用，限制了它的发展，不能完全满足今天社会主义革命和建设的要求。因此，必须把它“加以提高”，以便让它能够发挥更大的作用。

对中国医药学的提高，绝对不能关在房子里面进行，也不能把它提高到半空中像空中楼阁一样使它失去基础，只能随着广大劳动人民的需要去提高，按着它自己的发展规律去提高。因而，这就要求我们从下列三个方面进行工作：第一方面，在辩证唯物主义思想指导下，以现在的知识水平，根据中国医药学的传统观点，把它的基本理论和实际经验一个一个地加以整理，使之系统化，并用现代语言加以阐述，以便于新学者的易于接受和迅速掌握，为第二、第三两方面的工作创造有利的条件；第二方面，在辩证唯物主义思想指导下，根据中国医药学的传统理论，在辨证施治的基础上，从临床医疗实践中，对心电图、脑电图、扫描仪，以及各种化验检查等方法加以运用，努力在这方面积累临床实际的新资料，进行分析研究，找出新的规律，使之为辨证施治服务，充实辨证施治的内容，扩大辨证施治的应用，促进辨证施治的发展；第三方面，也是更重要的一个方面，在辩证唯物主义思想指导下，在临床医疗实践的基础上，用现代科学的知识和方法，对中国医药学的基本理论和实际经验加以研究，探讨出它的实质，给予现代的说明，从而显现出东方文化的现代面貌。

# 对发展中医学的一点看法

1980 年 7 月

中医学早在我国战国时期就形成了它自己的理论体系，它以我国古代朴素的辩证法思想为指导，以医疗实践为基础，以辨证施治为特点，两千多年来在保障人民健康的医疗工作中一直发挥着积极作用，受到了医疗实践的严格检验，促进了我国古代医学的不断丰富和发展。近代以来，由于我国现代自然科学的发展缓慢，以致它没有能够和现代科学相结合以奠定它迅速发展的牢靠基础，又加之半封建半殖民地的思想影响，它的发展受到了严重的阻碍而一直停滞不前。

在现代自然科学迅速发展的今天，中医学必将有一个大的发展，才能跟上现代科学日新月异的步伐，以发扬中医学的优势，发挥中医学的更大作用。

根据 30 年的实践经验，“中西医结合”，把它搞成“以西医理论代替中医理论”或“以西医理论夹杂中医理论”这就是荒谬的。因为多年的事实证明了：把它用于治疗，中医临床疗效降低了；把它作为教学内容，其中无内部联系，讲课不能深透，教学效果不好，教出来的学生中医质量不高。它确实没有使中医学的发展向前跨进一步，也没有使人们对世界医学的认识提高半点。把它当作是我国医学发展的唯一道路，它就成了发展中医学的桎梏。发展中医学，如果不是把中医学的理论加以提高，而是丢掉了它的理论或是把它的理论搞得支离破碎，这还叫什么“发展”？我们现在必须解放思想，端正态度，实事求是，冲破这个框框，让中医学在其传统理论的基础上，根据自己的特点，沿着自己的道路去发展。只有这样，才能符合它的发展规律，也才有可能使它得到真正的发展。

在发展中医学理论过程中，我们还有一个最为重要的继承问题。没有继承就没有发扬，我们必须认真地钻研中医学，踏踏实实地学习和掌握中医学的传统理论，把继承工作切实做好，从而奠定发展中医学理论的基础。现在我们必须在辩证唯物法的思想指导下，对中医学在继承的基础上，努力发展它的理论，发展它的优势，发展它的经验，丰富它的内容，提高它的素质和效能，以促进它的飞速发展。因此，我们在发展中医学的工作中应当紧紧把握住下列三点。

第一，努力学习和掌握中医学理论，并以现代的知识水平，根据中医学的传统观点，把它的基本理论一个一个地加以整理，使之更加系统化，并用现代语言加以阐述，以便于初学中医学的人易于接受易于理解和迅速掌握，为中医学的现代化创造有利的条件。

第二，根据中医学的传统理论，在辨证施治的基础上，在临床医疗实践中，对现代辩证唯物法加以运用，摆脱西医学在这方面所做的已有结论，而努力从这方面积累中医学临床实际的新资料，进行分析研究，找出新的规律，使之为辨证施治服务，充实辨证施治的内容，扩大辨证施治的应用，从而促进辨证施治的发展。

第三，贯彻“实践第一”观点，采用现代科学而不是现代医学的知识和方法，对中医学的基本理论和实际经验加以切实的研究，揭示出它的科学内涵，给以科学的解释，把它提高到现代科学水平上来使之现代化，从而把它的理论牢靠地置于现代科学研究的基础之上，近年来的“气功研究”给我们树立了良好的榜样。

上述三点，第一点是发展中医学的基础，第二点是丰富辨证施治的内容，第三点是使中医学理论现代化，为其后的飞速发展奠定可靠基础。只有做好了这三点，中医学就会迅速发展了。所谓“中西医结合”，也必须从这三点做起，否则，一切也都无从谈起。自然科学史早已证明：任何科学的发展，都有它自己的内部规律，违反了它的规律，无论任何人都是要碰壁的。因而对待中医学的发展，不遵循它的规律，否定或肢解了它的理论，抛弃了它的特点。无论用什么形式，都无异于是在“揠苗助长”，徒劳无功，且是无益而有害的，30 年来在这方面所得到的经验教训不应忘记！

# 辨证施治是医疗工作的思想方法

1982 年 4 月

所谓“辨证施治”，就是在中医学的理论指导下，根据病人的临床表现辨别其病的性质，确立治疗的方法。这是中医学的特点，也是中医学的精髓。中医学认为，人体发病，都有其一定的内在因素和外在因素；而其发病后人体所表现出来的每一临床现象都不是各自孤立的，而是与其他各个临床现象有着密切的内在联系，并且各个临床现象的出现，也不是杂乱无章的，而是有其规律性。因此，临床上对疾病的“施治”必须“辨证”，而“辨证”则又必须“在中医学的理论指导下”进行。这是中医学的整体观念，它里面包含有非常宝贵的辩证法内容。

中医学在临床活动中，运用望、闻、问、切等“四诊”方法，全面收集其疾病资料，然后在中医学的理论指导下，对占有资料进行细致的研究和分析，找出疾病的本质，并依此而确立其战胜疾病的方针。例如：我们收集到头痛、项强、发热、恶风、汗出、脉浮缓等征象的时候，并不能理解它是一个什么病证，也不能理解它的发生原因，只有当我们用中医学的基本理论为指导进行分析之后，我们对它具有了理性认识，才会懂得它是“中风病”，它是风邪中于人体太阳经的所谓“表虚证”，才能判别它和伤寒病的头痛、项强、发热、恶寒、无汗而喘、脉浮紧等所谓“表实证”的麻黄汤方的证治不同。又如，《伤寒论·辨太阳病脉证并治》：“伤寒，脉结代，心动悸，炙甘草汤主之。”在临床上疾病所表现出来的征象除心动悸，脉结代外，可能还会有头昏、目眩、失眠、多梦、面色苍白、肢体无力等征象出现，但这些都是次要的，只有心藏真气虚的“脉结代，心动悸”是其主证，是其主要矛盾，所以用炙甘草汤方补中焦之汁以资益真气。

正虚容易受邪，邪伤必定害正。人体患病，是既有邪气的存在，同时也是正气的衰弱。在治疗工作中，必须依据疾病的临床表现分析，辨别出其病是偏于邪气之盛抑是偏于正气之衰，从而确定其攻邪抑是补正的治疗方法。《伤寒论·辨霍乱病脉证并治》："霍乱，头痛，发热，身疼痛，热多欲饮水者，五苓散主之；寒多不用水者，理中丸主之。"二者都是湿邪扰于中焦，中焦之气挥霍缭乱使然。但前者"欲饮水"，标志着其主要的矛盾方面在外邪偏盛，用五苓散宣阳化气、驱除外邪；后者"不用水"，标志着其主要的矛盾方面的正阳偏虚，用理中丸温阳助正、调理中气。

表证可以入里，里证可以出表。疾病在其发展过程中，总是依赖自己的内部规律在不断地传变或转化。而疾病在其传变或转化的时候，由一方面飞跃到另一方面，就具有了另一方面的特点，具有了不同质的内容。因此，在临床工作中，要不断地根据疾病新的情况，采取相应的新的治疗方法。《伤寒论·辨太阳病脉证并治》："脉浮者，病在表，可表汗，宜麻黄汤"（按《伤寒论》的一般读法，本节当寓有头痛、发热、恶寒、无汗、脉紧等征象在内）。同篇："病发热头痛，脉反沉，若不差，身体疼痛，当救其里，宜四逆汤。"前者"脉浮"是伤寒病的太阳表证，用麻黄汤发表泄卫以散寒；后者"脉反沉"，是其病已伏少阴之机，是伤寒病的太阳表证正向少阴里证转化，用四逆汤温里助阳以驱寒。

疾病的发展和变化，既然都不是以人们的意志为转移，而是以它自己的规律在发展，我们就绝对不可用一个方套定一个病、一个病固定一个方，而应该认识并掌握住它的规律。中医学的基本理论，就是对各种疾病的普遍规律的总结。掌握了它，就能很好地在临床上辨证施治，就能正确地认识疾病，从而战胜疾病。

我们知道，每一疾病在其发展过程的每一阶段，都有自己的一定的特点；而许多互不相同的疾病在其发展的过程中，时常又可有相同的病理机制。因此，在临床工作中，往往一个治疗方法，不能适用于一个疾病发展的全部过程，如麻黄汤方只能适用于伤寒病的太阳表证，不能适用于伤寒病的少阴里证；而一个治疗方法，却又可能适用于许多疾病发展过程中在病理机制上相同的某一过程，例如真武汤方既能适用于伤寒病中的肾阳虚弱不能制水，又能适用于水气病中的肾阳虚弱不能制水，这就是中医学"同病异治""异病同治"的客观基础。

《金匮要略·血痹虚劳病脉证治》说："虚劳腰痛，少腹拘急，小便不利者，八味肾气丸主之。"《金匮要略·消渴小便不利淋病脉证治》说："男子消渴，小便反多，以饮一斗，小便一斗，肾气丸主之。"这二者虽是两种疾病，且小便症状一是"不利"、一是"反多"，但它们的本质却是一个，在发病原因上都是房劳伤肾，在病理机制上都是肾气虚弱，所以都可以用肾气丸滋阴补阳以蒸化肾气。应该指出，病人的临床症状，只是疾病的现象，而非疾病的本质，一个医学临床工作者，在医疗活动中，只触及疾病的外部现象，不深入疾病内部，不抓住疾病的本质，是不能认识疾病、战胜疾病的。但是，另一方面，研究疾病的本质，又得从疾病的现象入手，现象也是本质的反映。

中医学在长期的医疗实践中，根据各种疾病发展的规律，创立了各种不同的辨证方法，如八纲辨证、藏府辨证、六经辨证、卫气营血辨证和三焦辨证等，分别适用于治疗各类不同的疾病。

八纲辨证是概括性的辨证纲领，用以说明疾病的大体性质和总趋向，而藏府辨证、六经辨证、卫气营血辨证和三焦辨证，是杂病、伤寒和温病的具体辨证方法，各有其特点和应用范围。它们都是以藏象学说为其理论基础的，并在医疗实践中充实和发展了藏象学说。

**一、藏府辨证**

一般用于杂病，它是以疾病过程中正、邪斗争和藏府机能失常所反映出的症候作为辨证依据，来判断疾病的病因、病位和性质。它是直接受藏象学说指导的一种辨证方法，例如肾阴虚、肾阳虚，就是研究肾机能失调的一系列表现而得出的结论。

**二、六经辨证**

它是《伤寒论》所用的辨证方法。《伤寒论》是一部阐述由六淫之邪引起的外感疾病的书籍。《伤寒论》中以"太阳""少阳""太阴""少阴""厥阴"等六经的名称分别概括各种不同类型的病证，反映藏府及其所属经络在受病邪侵袭时所出现不同类型的病理变化和临床现象。太阴病主要反映脾的病变，少阴病主要反映心或肾的病变，厥阴病主要反映肝或心包的病变，少阳病主要反映胆或三焦的病变，阳明病主要反映胃或大肠的病变，太阳病主要反映膀胱或小肠的病变，但也有部分太阳表证是反映肺的病变的。由于六经辨证紧密联系藏府，所以它也可应用于杂症。

**三、卫气营血辨证和三焦辨证**

二者同是温病的辨证方法。温病学主要是研究温热之邪侵犯人体后引起的疾病的科学。卫气营血辨证，根据温病过程中病变深浅及其传变情况而分卫分、气分、营分、血分。三焦辨证，是根据温病不同阶段藏府病变的重心所在及其传变关系而划为上焦、中焦、下焦。二者是温病过程中藏府机能失常及正、邪斗争情况的概括。如叶香岩《外感温热篇》中就指出："温邪上受，首先犯肺，逆传心包，肺主气属卫，心主血属营""若斑出热不解者，胃津亡也""热邪不燥胃津，必耗肾液"等。卫分病，一般指肺及所主皮毛的病变；气分病，主要指胃府的病变，但也包括其他五府和肺、脾两藏的病变；营分病，主要指心与心包络的病变；血分病，主要指心及所主血脉的病变。叶氏察舌、验齿方法也是以齿龈、舌与藏府之关系为其理论根据的。吴瑭在《温病条辨·中焦篇》第一节自注说："温病由口鼻而入，鼻气通于肺，口气通于胃，肺病逆传则为心包，上焦病不治则传中焦，胃与脾也，中焦病不治即传下焦，肝与肾也。始上焦，终下焦。"明确地指出上、中、下三焦证候与心肺脾胃肝肾的关系及传变过程。总的说来，卫气营血辨证详于从病变深浅、病情轻重来论述藏府机能变化的总的情况，而三焦辨证则详于各阶段藏府病变的重心所在，它在一定程度上补充了卫气营血辨证的不足。因此，二者纵横联系，相辅相成，相得益彰。

**四、八纲辨证**

八纲即阴、阳、表、里、寒、热、虚、实，其中阴、阳二纲为总纲。八纲是概括性的辨证纲领，用以概括疾病的大体性质和发展的总趋向，它是应用"四诊"和各个具体辨证方法对病情进行调查研究之后得出的，适用于分析归纳一切病证。八纲辨证概括了六经辨证、藏府辨证、卫气营血辨证和三焦辨证等具体辨证方法所反映疾病的基本性质。但临床应用八纲辨证，又不能代替各种具体辨证方法。八纲辨证必须与这些具体辨证方法中任何一个相结合，才有实际意义。例如：八纲辨证属里、热、实（阳证），可以在六经辨证中的阳明府实证出现，可以在卫气营血辨证中的逆传心包（营分）和三焦辨证中的上焦病出现，也可以在藏府辨证中的膀胱湿热证出现。所以说，光凭八纲辨证，尚不能确定疾病的具体部位和具体性质，当然也就不能拟定出具体的治疗方法。八纲与这些辨证中的任何一种结合，就能更深入地认识疾病的性质、部位、正邪斗争情况与疾病发展趋势，从而指导治则的确立和方药的选择。这说明八纲辨证和各种具体辨证方法的关系是共性和个性的关系，且这种关系是建立在藏象学说的基础之上的。

综上所述，我们可以看出，藏象学说是辨证施治的理论基础，而辨证施治则是中医学基本理论在临床工作中的具体运用，是辩证法“具体问题具体分析”的原则在医学领域中的体现。我们必须在中医学的基本理论指导下，利用现代科学的方法，积累新的资料，找出新的规律，为发展中医学的辨证施治而努力。

## 论“毒药”

1983 年 11 月

医药之“药”字，原作“藥”，《说文解字·草部》说：“藥，治病草。”古人以治病之物常以草类为多，故藥字从“艸”，然实概诸草木金石鸟兽虫豸等一切治病之物在内，其记述治病诸物的性味功用的书籍称之曰“本草”即是其证。

《神农本草经》说：“上药一百二十种，为君，主养命以应天，无毒，多服久服不伤人，欲轻身益气，不老延年者，本上经；中药一百二十种，为臣，主养性以应人，无毒有毒，斟酌其宜，欲遏病补虚羸者，本中经；下药一百二十五种，为佐使，主治病以应地，多毒，不可久服，欲除寒热邪气，破积聚愈疾者，本下经。”《素问·五常政大论》说：“病有久新，方有大小，有毒无毒，固宜常制矣，大毒治病，十去其六；常毒治病，十去其七，小毒治病，十去其八；无毒治病，十去其九……”是治病之物，自古即分为“无毒药物”和“有毒药物”两类。其“无毒药物”固亦可以“益气”“遏病”而治疗一些疾患，但真正的

“起沉疴，疗痼疾”则唯有赖于“有毒药物”，逐邪救危，舍却“有毒药物”是不能为功的。只有“有毒药物”，才能真正治病愈疾。所以古人每以“毒药”为言，《鹖冠之·环流》说：“聚毒成药，工以为医。”《医礼·天官冢宰·医师》说：“聚毒药以共医事。”《素问·异法方宜论》说：“其治毒药。”《灵枢·九针十二原》说“余欲勿使被毒药”等莫不以毒药论医事。然所谓“毒药”者，乃谓药物之有毒者也。毒，古文作“𥛓”，从刀，所以害人也（见《说文解字·屮部》“毒”字条下段注），故《鹖冠子·环流》说：“味之害人者谓之毒。”郑注《周礼·天官冢宰·医师》说“毒药，药之辛苦者”，辛苦，亦“伤害”之义，这说明毒药之为物，对人体固有其杀伤毒害之作用。根据文献记载，在我国历史上，人被毒药伤害的事情是屡见不鲜的，《淮南子》中就有“古者茹草饮水，采树木之实，食启蠃蜣之肉，时多疾病毒伤之害，于是神农乃如教民播种五谷，相土地宜燥湿肥垚高下，尝百草之滋味，水泉之甘苦，令民之所避就。当此之时，一日而遇七十毒”的记载。这个记载向我们表明：在神农之前，“民茹草饮水，采树木之实，食蠃蜣之肉”，时多“毒伤之害”，迨至神农之世，民则“尝百草之滋味，水泉之甘苦”，也曾“一日而遇七十毒”。所谓“一日而遇七十毒”就是在一天之中有70个人发生了中毒事故。这些“遇毒”而受“毒伤之害”的现象，都是人们在与大自然的斗争中，在生活实践中误食毒物使然。人们经过无数次的毒伤之后，逐渐地积累了经验，产生了对它的认识，认识与毒药可以伤害人体这样一个特性，于是就在社会生活中有意识地利用毒药杀人而达到自己的目的，秦国的李斯遣药杀韩非子，就是利用毒药作孽杀人而残害生命的。

人们在被毒药伤害的过程中，在和毒药以及疾病斗争的过程中，由于大量经验的积累，逐步认识和掌握了各种毒药的各个特点，认识和掌握了各种毒药对人体发生作用的规律，因而发明了各种毒药伤人后的解救方法，同时发现了各种毒药在一定条件下可以发生对人有益的作用。

毛泽东同志的《矛盾论》一文中说：“一切事物中包含的矛盾方面的相互依赖和相互斗争，决定一切事物的生命，推动一切事物的发展，没有什么事物是不包含矛盾的，没有矛盾就没有世界”“客观事物中矛盾诸方面的统一或同一性，本来不是死的、凝固的，而是生动的、有条件的，可变动的、暂时的、相对的东西，一切矛盾都依一定条件向它们的反面转化着。”毒药是可以伤害人体的，它已被无数事实所证明，这是毫无疑问的。但世界上的一切事物都是要在一定条件下向它的对立方面转化的，具有害人作用的毒药也是如此，它也是要在一定条件下向它对立方面转化的，向有益于人体的方面转化的，转化成为有益于人体的东西，成为挽救人类生命的灵丹妙药。所以“毒”字之为义，一方面有“伤害”之训，即所谓“所以害人也”，另一方面又可训为“治”。《素问・六元正纪大论》说：“妇人重身，毒之何如?”这里的“毒”，即训为“治”，所谓“毒之何如?”者，是问“治之何如”或者叫作是问“怎样治之”《庄子人问世》说：“无门无毒。”郭象注说“毒，治也”，更是“毒”训为“治”的明证。毒字有“治”之义而毒药也是可以治病的。我们知道，毒药固然可以害人，但并没有什么可怕，人们可以利用对毒药的认识，根据毒药的毒性和特点，加以改造，把毒药置之于一定条件之下，用以治疗人体的疾病，使其转化为济危救困的东西而为人类服务。《淮南子缪称训》说：“天雄乌喙，药之凶毒也，良医以活人。”这正是说害人的毒药经过医生之手加以正确运用可以转化为救人的东西。关于毒药疗病的内容，在中医学典籍里有着非常丰富的记载。这些记载，清楚地论述了各种毒药分别治疗各种不同的病证，论述了怎样改造和使用毒药，论述了某些病证应用各种毒药治疗的方法。在我国广大人民群众中间也蕴藏有许多关于使用毒药治病的活的经验知识。所有这些，都给我们留下和保存了宝贵财富，给我们继承发扬中医学遗产奠定了良好基础，提供了有利条件。我们应当很好地加以利用，充分发挥毒药的有益作用，使之为我们社会、为人民、为医学科学的发展做出应有的贡献。

毒药毕竟是会害人的。我们使用毒药，必须正确地掌握各种毒药的药性和功能，必须正确地辨别各种病症的过程和性质，做到下药务必对证，才能准确地发挥各种毒药的有益作用，收到攻邪祛病的积极效果。否则，以药试病，以病试药，把病人当试验，滥用毒药是错误的，是会很容易产生不良恶果的。

诚然，毒药是不应该滥加施用的，但这绝不就等于说在医疗活动中，不能使用毒药。相反，我们在实际治疗过程中，应该根据医疗需要积极地使用毒药，积极地正确使用毒药，让毒药在维护人体健康、保障人的生命方面放出异彩。我们认为，中医学的毒药里面是蕴藏有很宝贵的医学内容的，水银之绝育，蝮蛇之疗疠，乌头之止痛，莨菪之愈狂，大戟之逐水，砒石之取齿，曼陀罗之作麻醉剂，等等，都说明了这一点，我们对于毒药必须很好地给予继承、整理和发扬。然而数百年来，由于形而上学观点的影响，有些人对于毒药缺乏“一分为二”的态度，没有看到毒药具有益人作用的积极方面，只是看到毒药害人的消极方面，把毒药的毒性害人绝对化，视毒药如蛇蝎，见而生畏，从而弃置毒药于不用；尤其近百年来，加上帝国主义的文化侵略，中医学惨遭摧残，更有一些人视毒药为洪水猛兽，不敢使用，甚至听到毒药名字即咋舌三寸，把毒药当成纯消极的东西而打入了冷宫，几陷毒药于湮没的境地。他们对于病人，无论是轻病或重病，无论是易病或难病，一年四季地总是在那里茯苓、山药，山药、茯苓地开处方，轻描淡写，不痛不痒，四平八稳，敷衍了事，虽遇垂危重笃的病人也不例外，他们宁肯宣布病人为“不治”，为“死刑”，放弃治疗，以等待病人死亡的到来，也不肯“冒险”使用一下毒药，也不肯认真地考虑一下使用药物的作用或可挽回病人的生命。事实上有些疾病，不用毒药也是死，用毒药治疗还可能不死，那为什么不可以用毒药争取一线希望呢?

毒药是中国医药学的一个组成部分，只有研究和使用毒药，才能全面地发掘中国医药学。在中医学里，那种很多毒药不被人用，而很多人又不使用毒药的现象，再也不能继续下去了。我们每一个医务工作者，都应该用辩证唯物主义的立场、观点和方法，正确地对待中医学遗产中的毒药部分，把毒药加以研究，加以分析，加以使用，加以发掘，使之在我国医疗卫生事业中发挥其应有的作用，在医学科学领域里放出耀眼的光彩。

# 论中医学的多学科思想及其研究设想

1988年8月10日

中医学是在古代多学科思想渗透下发展起来的一门科学，它虽然以医药学为其主体，却又蕴藏着丰富的多学科知识。因此，开展多学科协作，从多学科范围研究中医学，对于促进我国医学发展，具有重要的现实意义。

## 一、中医学中的多学科思想

在汗牛充栋的古代医学著作中，成书于战国后期的《黄帝内经》，称得上是一部以医学为主体的古代百科全书。现以《黄帝内经》为主，结合古代有关医籍，对中医学的多学科思想做一初步探讨。

### 1. 哲学

中医学吸收和发展中国古代哲学——阴阳五行学说，并把它作为认识人体的生理病理、指导疾病诊断治疗的思想方法。它认为阴阳二气是产生一切事物的根源，即所谓“生之本本于阴阳”（《素问·生气通天论》）；任何事物的内部都包含阴和阳两个矛盾的方面，阴阳的对立统一是自然界的普遍规律，所以说“阴阳者，天地之道也”（《素问·阴阳应象大论》），“道者，阴阳之理也；阴阳者，一分为二也”（《类经》）。对于有生命的人来说，“人生有形，不离阴阳”（《素问·宝命全形论》）。人们患病，不是因为鬼神作祟，而是由于外感邪气，内伤正气，导致阴阳失调的结果，这些朴素的唯物论和辩证法思想对中医学的发展起到指导作用。

### 2. 心理学

心理因素与疾病的关系，素为中医学所重视。中医学认为，心理活动对整个生命来说，有着极为重要的影响，指出“志意者，所以御精神，收魂魄，适寒温，和喜怒者也……志意和，则精神专直，魂魄不散，悔怒不起，五藏不受邪矣”（《灵枢·本藏》）。过度或持久有害的心理刺激，是会损伤气机而致病，怒则气土，喜则气缓，悲则气消，恐则气下，惊则气乱，思则气结，不同的心理刺激能选择性地损伤某些藏器，怒伤肝，喜伤心，思伤脾，忧伤肺，恐伤肾。对于心理因素所致之疾病，既要针对病人的思想实际进行开展式的心理治疗，“告之以其败，语之以其善，导之以其所便，开之以其所苦”（《灵枢·师传》）；又要利用以情胜情的心理治疗，如忧伤肺者则以喜胜之等，即用一种正常的情志活动去调整另一种异常的情志活动，使其恢复正常，达到治疗目的。

3. 地理学

因地制宜是中医学的治疗原则之一，不同地区，其水土性质各异，环境气候有别。就我国而言，东方是鱼盐之地，海滨傍水；南方是低洼之地，雾露所聚；西方遍布沙石，气候多风；北方地势高亢，风寒凛冽。受不同地理环境影响的人，其体质特点、易发疾病均不一样，“西北高原之地，风高气燥，湿证稀有；南方卑湿之地，更遇久雨淋漓，时有感湿者”（《温疫论》），“轻水所，多秃与瘿人；重水所，多尰与躄人；甘水所，多美与好人；辛水所，多疽与痤人；苦水所，多尪与伛人”（《吕氏春秋》）。因此，治疗上就要因地施治，“审其土地所宜”（《注解伤寒论》）。

4. 气象学

在浩瀚的中医古籍中，有着丰富的医学气象学内容，涉及大气的运动、气候变化、天气预报、医疗气象等方面。如《黄帝内经》认为大气的运动是天与地之间相互作用的结果，“天气下降，气流于地，地气上升，气腾于天，故高下相召，升降相因，而变作矣”（《素问·六微旨大论》）。由于空间因素与地面因素的相互作用，上升运动与下降运动互为因果，从而导致了各种天气现象的发生。并且认识到了大气层温度是呈垂直分布的，“地有高下，气有温凉，高者气寒，下者气热”（《素问·五常政大论》），“至高之地冬气常在，至下之地春气常在”（《素问·六元正纪大论》）。因为大气层基本上是直接从地面获得热量，所以气温向上递减，从而呈现上冷下热的分布状况。这种关于大气结构的理论，在气象科学史上具有一定的意义。

5. 天文学

在现存最早的医籍《黄帝内经》中，包含不少对天体演化与宇宙结构的认识。它认为“道无鬼神，独往独来”（《素问·室命全形论》），天地万物都以物质性的气为本原，没有主宰物质世界的鬼神存在。“太虚寥廓，肇基化元，万物资始，五运终天，布气真灵，总统坤元，九星悬朗，七曜周旋，曰阴曰阳，曰柔曰刚，幽显即既位，寒暑弛张，生生化化，品物咸章”（《素问·天元纪大论》），在天地未开之前，宇宙中只有元气，万物都是元气所合成，并非上帝所创造。并且明确认识到地球是悬浮在太空之中的，“地为人之下，太虚之中者也”；地球之所以能悬浮在太空之中，是因为有“大气举之”（《素问·五运行大论》）的缘故，从而否定了“天圆地方”的盖天说。

6. 历法

中医学非常重视疾病与时令气候的关系，因此在研究发病学过程中，就不能不涉及季节的变迁、气候的变化等与历法有关的问题。《黄帝内经》中就有不少关于历法问题的记述，指出“天气始于甲，地气始于子，子甲相合，命曰岁气”（《素问·六微旨大论》），即取甲子岁为历元。认为“天以六六为节，地以九九制会，天有十日，日六竟而周甲，甲六复而终岁，三百六十日法也”（《素问·六节藏象论》），以六十日作为计算单位，循环六次就约等于一回归年。又认为“大小月，三百六十五日而成岁，积气余而盈闰矣”（同上），一回归年有 365 日，每年余下的 1/4 日积累起来，隔几年就用加置闰月的方法解决。此外，有人研究认为，《黄帝内经》中还包含一种完整而罕见的古代历谱——五运六气历，这种历法是以太阳的运行为依据的，尚待进一步研究。

7. 时间生物学

人的生命活动存在各种周期性节律变化的问题，早在《黄帝内经》中就有记述。它认为人的生理活动随时间变化而变化，“阳气者，一日而主外，平旦人气生，日中而阳气隆，日西而阳气已虚，气门乃闭”（《素问·生气通天论》）；发病之后，病情也随时间变化而变化，“夫百病者，多以旦慧昼安，夕加夜甚”（《灵枢·顺气一日分为四时》）。因此，治病上就要“因天时而调血气”（《素问·八正神明论》），根据不同的时间，采用适宜的方法进行择时治疗。针灸学中按照施针的“子午流注针法”，就属于中医时间治疗学的范畴。

8. 社会学

中医学历来重视社会与疾病的关系，强调了解发病的社会因素，是正确诊治疾病的重要条件，指出“凡未诊病者，必问尝贵后贱”，或“尝富后贫”，以及“饮食居处”（《素问·疏五过论》）等情况，因为这些社会因素均可影响人体导致发病，例如“故贵脱势，虽不中邪，精神内伤，身必败亡；始富后贫，虽不伤邪，皮焦筋屈，痿辟为挛”（同上）。总之，了解病人的地位变迁，贫富转化、居处环境、生活条件等社会因素，对于正确诊治疾病具有重要意义。

9. 语言学

《黄帝内经》不是一时一人之手笔，乃系众多科学家之合著，故其语言学资料十分丰富。其中包含秦、齐、燕、楚等地方言，如“实则喘喝，胸凭（今本作“盈”）仰息”（《灵枢·本神》）句之“凭”，即楚地方言，《楚辞·离骚》王逸注“凭，满也。楚人名满曰凭”可证，在训诂方面，不仅《黄帝内经》中有典型的正文自训，如训释“神乎神，客在门”（《灵枢·九针二十原》）句说：“神客者，正邪共会也；神者，正气也；客者，邪气也；在门者，邪正气之所出入也”（《灵枢·小针解》）；而且历代学者还在研究《黄帝内经》的基础上积累了丰富的训诂资料，如“道者，圣人行之，愚者佩之”（《素问·四气调神大论》）句之“佩”，清代胡澍训释说：“佩读为倍。《说文》：倍，反也。”《黄帝内经》中的通借亦多，如“五藏阳以竭也”（《素问·汤液醪醴论》）句之“竭”，与“遏”相通。“能冬不能夏”（《素问·阴阳应象大论》）句之“能”，则借为“耐”等。总之，诸凡方言、训诂、音韵等语言，无所不涉。

10. 军事学

古代医学在研究人的发病与治疗问题的过程中，吸收了当时的军事学思想，认识到军事学中的我与敌同医学中的正与邪十分相似。外敌是否入侵为害，决定于国力是否强大；病邪是否中人发病，决定于正气是否旺盛。在敌人入侵时，需以士兵武器驱来之，从而保卫国家安全；当病邪入侵时，要靠药等法祛除之，从而维持身体健康。为了不使病邪入侵，就要做到预防为主；假若“病已成而后药之，乱已成而后治之，譬犹渴而穿井，斗而铸兵，不亦晚乎！”（《素问·四气调神大论》）这些正确医学思想的产生，无疑是受到了军事思想的启发。

除上之外，中医学中还蕴藏着比较丰富的逻辑学、物候学、生态学、数学、化学、音乐及体育等科学知识，都是值得重视和研究的。

**二、多学科研究中医学的设想**

中医学研究的对象是人，人是一个开放的巨系统，时刻与外界进行着信息交换，自然的运动化，如太阳黑子、宇宙射线、月球引力、地球磁场、水文地质、环境气候等都会对人体产生影响，而且人与人之间又存在复杂的社会关系。因此，人体不仅要受到自身生命活动规律的支配，而且还要受到自然规律、社会规律、思维规律的影响。中医学就是在这种人与自然社会相应的思想指导下，建立了“人体—自然—社会—心理—医学”的中医学模式。由于中医学模式实际上是一个人体与自然、社会的复合体，故研究中医学就需要开展多学科协作，利用多学科的知识和方法进行研究，使之更好地造福于人类。现提出初步的研究设想如下。

（1）首先要在马克思主义哲学指导下，探讨中医学的哲学思想和方法论，全面分析中医学与其相关科学的联系，系统整理中医学的基本理论和经验，深入研究中医学术理论的基本规律，使中医学理论更加系统化和规范化，建立唯象中医学。

（2）继则利用现代多学科的知识和方法，对中医学理论的实质进行探讨，为中医学术理论提供新的科学依据，并用现代科学语言表达中医学术理论，使中医学与现代科学紧密结合在一起，建立现代中医学。

（3）进而用现代先进的科学技术对中医学、气功、特异功能进行多层次、高水平的综合性研究，创立人体科学。

# 论我国“崇洋媚外”思想的产生及其对我国民族传统医药学的危害

1989 年 8 月 8 日

江泽民总书记在党的十三届四中全会的讲话中指出：“几年来……计较个人私利而不顾国家、民族整体利益，鄙薄自己的祖国和人民而崇洋媚外思想倾向滋长了……”崇洋媚外必然不顾国家、民族整体利益，必然鄙薄自己的祖国和人民，看不起自己民族的文化和科学技术，主张推行“全盘西化”，过去曾经称它为“殖民地奴化思想”“民族虚无主义”和“洋奴哲学”等。现在我们来追溯一下它在我国产生的历史及其对我国民族传统医药学的危害，或许不是没有益处的。

本来，我们的国家，是具有数千年文明史的一个伟大的东方文明古国；我们的民族，是创造了灿烂的中国古代文化并为世界人民做出过一定贡献的一个伟大的中华民族。但是近一百多年来产生了崇洋媚外思想，并时起时伏，一直没有得到彻底的肃清。

我国历史悠久，地大物博，人口众多，为我国人们的社会实践、创造经验和积累经验准备了优越条件。我们伟大中华民族的一份宝贵财富——中医药学，就是在这个条件下产生和发展起来的，它是我国民族的传统医药学。

中医药学是我国古代劳动人民在长期与疾病做斗争中创造出来的，是我国古代劳动人民长期与疾病做斗争的经验总结。它包含我国人民与疾病做斗争的丰富经验和理论知识，具备比较完整而独立的理论体系，内容丰富多彩，具有东方医学的特色，是一个“伟大的宝库”。几千年来，它保证了我国民族的繁衍和昌盛，受到了实践的严格检验，并在这个严格检验过程中，得到了巩固、丰富和发展，它总是随着时代的前进，吸取时代的养料一步一步地把自己推进一个新的高度，它是在我国民族的临床医疗实践中创造和发展起来，符合我国民族医疗的实际，同时它在一千多年以前也开始走出国门，为世界一些国家的人民健康服务，并不断地对一些国家民族中符合中医药学需要的有关医药内容加以吸收、消化而充实了自己，这表明中医药学从来就具有不断发展的观点和开放的性质。但由于我国历史条件的限制，长期没有产生现代科学，从而使它没有可能和现代科学结合，而在理论体系上仍然保持着中国传统医学的面貌。虽然如此，但其理论是从大量临床实践的基础上总结出来的，有牢靠的临床实践基础，又长期有效地指导了临床实践，证明了它是具有科学内容的，因为实践是检验真理的可靠标准。然自 1840 年鸦片战争后，帝国主义侵入了中国，使中国沦为半封建半殖民地社会，而由于帝国主义侵略的结果，在中国产生了一个买办阶级。他们同帝国主义一道，在中国人民群众中推行奴化教育，灌输奴化思想，宣扬什么“中国有的，外国都有，中国所没有的，外国所独有”。竭力鼓吹帝国主义文化，诬蔑和摧残我国民族文化，因而在清代末季就开始出现“废除中医”的荒唐主张，继之以余云岫为代表的我国医学界的民族败类，大肆攻击我国民族的中医药学，竟无耻地说出保存中医是“国耻”，必欲消灭中医而后快。至 1929 年，旧政权南京政府竟颁布了一个违背人民心愿、损害民族利益的所谓“中医令”，企图一举在全国范围内把中医废除掉，结果遭到了全国中医药界的强烈反对，废止被迫取消这个短命的“废止中医令”，于是，他们就对中医采取听之任之不问不闻，让其自生自灭的态度，使中医事业陷于无人过问而衰落的境地。至 1949 年 10 月 1 日，中华人民共和国成立了，结束了国民党南京政权的统治，改变了我国半封建半殖民地的社会面貌和社会性质，建成了社会主义社会，党中央和中央人民政府对我国民族的中医药事业十分重视，提出“团结新老中西各部分医药卫生工作人员，组成巩固的统一战线，为开展伟大的人民卫生工作而奋斗”，并把“团结中西医”列为我国卫生工作四大方针之一，制订了中医政策，中医药事业有了待兴的希望。但是，殖民地奴化思想却也在一定程度上遗留下来了，而且影响很坏。1950 年，在第一届全国卫生工作会议上，余云岫等三人联合提出了一个“四十年消灭中医”的计划，即所谓《处理旧医实施步骤草案》，旋而在全国得到了贯彻执行，采用登记、审查、考试（西医学）的访求，对中医淘汰多数，留下少数，加以改造，变成西医；王斌也发表了《在一定的政治经济基础上产生一定的医药卫生组织形式与思想作风》的文章，诬蔑中医为“封建医”“只能在农民面前起到精神上有医生治疗的安慰作用”，而对中医采取了轻视、歧视和排斥的政策，造成了极坏的影响。于是，党中央遂撤销了贺诚同志中央卫生部党组书记的职务，开展了公开批判贺诚同志错误思想，崇洋媚外在医药卫生系统的思想影响得到了一定程度的清算，中医药工作发展了，陆续创建了“中医研究院”“中医学院”和“中医医院”，西医综合医院也设立了“中医科”。中医有了自己的教学、医疗和科研机构，有了活动的舞台。然而，不幸的是，看不起中医药学的崇洋媚外思想并没有完全肃清，它总是时隐时现，阻碍着中医政策的彻底贯彻，他们在中医药事业前进的道路上设置重重障碍，限制发展，中医始终被放在从属地位，由别人支配着命运，不让中医药学独立发展。有的人经常批评中医“保守”“不科学”，而中医要求其拨款买科学仪器时，他们又说“中医还买什么仪器”？拒绝拨给此项经费。有的人否定中医治疗效果，说中医治病，是“鸡叫天亮，鸡不叫天也亮”，对中医治好的病，说是“自然转归”，而不是治好的；对中医治好疑难病证而不能说是自然转归时，则说是自己以前的论断错了，也不承认是中医治好的；对不能否认其诊断的，则说“只是近期疗效，远期疗效靠不住”。有的人把大量西医人员“塞”进中医事业机构内，并占据领导位置，用西方的观点和标准，强使中医进行西医化，如中医提出意见，坚持中医特点，就被斥之以“保守”“故步自封”，以致中医学院附属医院的中医工作者感到走路都比别人矮一截，出现了“西医外科昂头走，西医内科摇头走，中医低头走”的局面。有的人在中医教育上，借口让学生掌握科学知识，塞进大量西医课程的内容，几乎占有整个专业学时的一半，以致学生在六年学习过程中，除政治、体育、劳动、放假和毕业实习外，实际学习中医药业知识时间不到两年。有的人对待中药，则是像踢皮球一样，踢来踢去，不愿管理。有的人在“革命”的十年动乱中，更是严重摧残中医药事业，大砍中医医院，拆拼中医学院，批斗中医药人员，致使我国中医药事业出现后继乏人、后继乏术的严重局面。党的十一届三中全会后，党中央拨乱反正，重申了中医政策，下达了“（1978）56 号”，提出解决中医队伍后继乏人的问题；全国中医、中西医结合工作会议确定了“中医、西医、中西医结合这三支力量要大力发展，长期并存”的方针；全国中医医院和中医高等教育工作会议又决定“保持和发扬中医特色”，党中央和国务院还决定和批准成立了“国家中医药管理局”，以统一管理中医药，改变中医、中药长期分离的状态，中医有了独立发展的机会，有了明确的发展方向，也有了自己的管理机构，从而开始了恢复和发展。中医医院得到了恢复和较普遍的建立，中医高等教育机构也得到了恢复，中医队伍人数也有了上升，并随着中央要求“干部四化”的落实，在中医专业机构里，基本改变了“西医在朝，中医在野”的状况。

近年来，世界药源性疾病猛烈增多，数百种化学药品被禁止使用，这就显示了我国民族中医药学的无比优越性。现在我国中医药学正以它自己的治病效果和科学内容大跑步地走向了世界，受到各国人民的欢迎，引起了各国医药学家的浓厚兴趣，开展了积极学习和认真研究。作为中医药学发源地的中国，本应该切实地贯彻党和政府的中医政策，大力扶植中医药事业，用现代科学知识和方法，根据中医学内部规律认真研究中医学，积极发扬中医药学的特色，使之迅速走向现代化。这既有利于中医药学在我国人民的保健事业上发挥更大作用和为世界人民健康服务，也可培养我国民族自豪感，提高我国民族自信心。但是，“冰冻三尺，非一日之寒”，而我们中华人民共和国建立的时间还很短，只有四十年，经济基础薄弱，吃饭的人有十亿之多，加上前些年的极“左”路线，出现了所谓“大跃进”和“文革”的折腾，致使我国建设事业没有得到应有的发展，科学技术和人民生活水平同西方发达国家比较，还存在一个很大的差距，这样给崇洋媚外思想留有栖身场所，不能把它完全肃清。一些人对待民族的中医药学仍然怀有严重的偏见，在中医药事业发展的规模和经费上，受到的歧视依然如故；有的人在领导评定技术职称和科研成果时，对中医不组织同行评议，而是绝大多数西医专家参加投票表决；有的人对中医教育，把只有一知半解中医药学知识的人送上大学讲坛，讲不出中医内容时，就大讲西医药学，人们讥之曰这是“粮食少，瓜菜代”；有的人利用课堂教学、临床教学、学生思想调查，散布中医理论不科学，动摇学生的专业思想；有的人根本不懂医学，也借教育改革之机，骂中医药学是“封建”，大叫要塞进这门课程那门课程，以挤压中医药学的内容；有的人根本就不知道“科学”为何物，也装腔作势地指责中医“不科学”；有的人骂中医，又打着中医牌子冒充中医向上级有关部门骗取经费；有的人身为省卫生行政领导之一，为了严格控制中医，而诬蔑从事中医高等教育的老年中医为“复古势力”，中年中医为“中毒太深”；有的人厌恶老中医，意图贬低老中医在发展中医药事业上的作用，说什么“发扬中医药学，靠老中医是不可能的”，导致了中医学院排挤老中医现象的出现。尤其《中国医药学向何处去》一文和《近代中西医论争史》一书，露骨地攻击了民族的中医药学，辱骂中医和否定中医政策，代表性地反映了我国医药卫生系统内崇洋媚外的心理。

这种看不起自己民族传统医药学的人，或许是少数，但能量却很大，他们在党政干部之间有，在青年学生之间有，在科技人员之间有，在西医药人员之间有，在中西医结合人员之间有，在中医药人员之间也有。

根据上述，可以看出我国中医药学一直是在艰难曲折的道路上发展，故其教学、医疗、科研等各种专业机构普遍都是起步晚、规模小、底子薄、设备简陋、经费不足。加之中医自己的管理机构至今还是一座“空中楼阁”，在头无脚，而一个好端端的中医药学的整体又被“肢解”成两半。以致疗效不高，作用不大，步履艰难，困难重重，这种影响，是根本无法激发起我国人民的民族自豪感的。相反，它却能使人民失其民族自信，产生民族自卑感。中医学院的学生专业思想不巩固而捧着本西医书读，中医学院附属医院有的中医大夫感到自己走路都比别人矮一截，可能就是这种心理的反映。因此，我国应加强对中医药事业的领导，给以必要的支持，以促进其得到较快的发展，并加强对中医药学的宣传，提高人们的认识，以改变对中医药学的看法和态度，这样将从一个侧面有利于我国人民的思想建设。

附：

## 中共湖北省委员会副书记钱运录同志的批件

转南鹏同志及李清泉同志阅处。李今庸教授的意见值得重视，望请研究，在卫生工作中要十分重视中医。当今世界许多国家出现“中医热”，如果我们自己看不起中医，岂不是笑话？请酌！

钱运录

10 月 20 日

# 转变观念、提高认识，正确对待民族传统医药学

1990 年 10 月 24 日

我国民族传统医药学—中医药学，是一门具有数千年历史的古老的医学科学。它经验丰富，疗效确切，理论系统，文献充实，蕴藏着不可估量的科学内容，具有东方医学的特色。在世界一些古医学早已消亡的今天，它仍然屹立在世界东方，并以它自己的独特疗效和科学价值正在走向世界，从而显示出了它的强大生命力。

然而由于近一百多年来半封建半殖民地奴化思想的影响，使一些人思想深处潜伏着一种民族自卑的心理，看不起自己的民族文化，鄙视我国民族传统的中医药学，虽然新中国成立后得到了中央重视，制订了中医政策，创建了中医医疗、教学和科研机构，中医有了活动的舞台；1980 年提出了“中医、西医、中西医结合这三支力量都要大力发展，长期并存”，中医药学有了独立发展的可能；1982 年提出了“保持和发扬中医特色”，明确了中医药学发展的学术方向；1986 年建立了国家中医管理局，使中医药学独立发展有了管理体制的保证；1988 年组成国家中医药管理局，实行中医中药统一管理，为中医中药紧密结合、同步发展创造了有利条件；加之新中国成立后 40 多年来中医药学的社会实践，使一些人清楚地看到了中医药学的卓越疗效和强身保健的优胜作

用，而改变过去认为“中医治病，是鸡叫天亮，鸡不叫天也亮”的错误看法。但是，由于半封建半殖民地奴化思想的影响在一些人头脑中没有彻底肃清，在承认中医药学确有疗效的同时，仍然认为中医药学“不科学”。某些科学家，一直声言中医药学是一种“经验医学，不是科学”。这些科学家，对待我国民族传统中医药学的态度本身，却是非常不科学的。中医药学来源于长期社会实践，除有丰富实践经验外，还有完整的理论体系，有正确的思维方法，这何以谓之“不是科学”？何以只是一种“经验医学”？诚然，中医药学产生于我国古代，由于我国古代社会历史条件的限制，它未能也不可能和现代科学结合，因而其理论术语仍保持了固有的面貌，而缺乏我们这个时代的时代特殊性，其学术也有不足之处，但是，绝不应该因此就得出结论说中医药学只是一种“经验医学，不是科学”。因为这种结论，是不符合唯物史观的。我们认为，应该说中医药学是一门古代科学，而不属于现代科学概念的科学，这才是对的。如果硬说古代科学都不是科学，只有现代科学是科学，那么，众所周知，现代科学是在 15 五世纪以后西方出现了实验科学才有的。如此，则对世界科学史的研究，就只能从 15 世纪以后的史实开始，而研究中国科学史，又只能从 1840 年鸦片战争以后帝国主义侵入中国时的史实开始。若然，则英国科技史学家李约瑟所写数十册《中国科学技术史》就是毫无科技史内容可言的一堆废纸，然又何以耗精费神地把它翻译成中国文字恰恰由“科学出版社”出版？显然，这种说中医药学“不是科学”的观点，实在是很不正确的。然而令人遗憾的是，正是这种很不正确的观点，却在一部分人中有着较大的市场。他们对中医药学始终抱着严重偏见，总认为中医药学“落后”“不科学”。我们从不隐讳，中医药学产生于数千年前的我国古代，没有能够得到现代科学的阐释，缺乏现代科学的语言和特征，不易为人们所理解、所掌握、所利用，妨碍了中医药学对人类保健作用的充分发挥，且难以赶上时代的步伐，因而有必要在保证和提高中医药学疗效的原则下，运用现代科学的知识和手段，根据中医药学内部规律，对中医药学的理论知识和实际经验进行客观的认真研究，使其进入现代科学的营垒，促进中医药学的迅速发展。这是中医药学发展的正确方向，也是我们应该长期努力的目标。我们知道，发展中医药学的过程，既是保障我国人民健康，为四化建设服务的过程，也是提高我国人民民族自信心、培养我国人民民族自豪感的思想建设过程。因此，加快发展中医药事业的步伐，充分发挥中医药学的作用和优势，是体现民族感情和爱国主义的一个方面。有些人由于思想僵化，眼睛偏视，无法认识到这一点，也看不到中西医学各有所长，也各有所短，总认为“外国月亮也比中国月亮圆”，长期鄙薄民族传统医药学，40 多年来一直不把中医放到与西医同等重要的地位上，对中医药学百般挑剔，多受限制，很少扶植，还一味地指责中医药学“落后”“不科学”，直到近年还有人指责说：“新中国成立 40 年了，中医还是那么落后……”这里姑且不论新中国成立后 40 年里中医有没有变化，即使中医毫无变化，算是“落后”“不科学”，那么，只这一片指责声就能使它“先进”变成“科学”？作为伟大中华民族的一分子，对历史造成民族文化中的不足之处，是应该站在一旁横加指责？抑是应该积极地去帮助克服和提高？有些人在患病时要请中医治疗，但对中医药事业却不屑一顾和不愿支持，并仍怀着鄙视中医药的心理。数年前我和省里一位科技管理干部在火车上相遇，得知彼患糖尿病，就医于某中医老教授。交谈中，彼用指责中医的语调对我说：“你中医治病不相信人家（西医）的，你自己要说一个道理来啥……”我即申述说：“中医治病是有道理可讲的。”话音刚落，彼竟无礼地拿出只掌握一个风湿病秘方为人治病而根本不是中医的旧社会走江湖的人作为例子来说明中医“保守”和“落后”，未待我开口，彼连续重复两遍，迫使我不得不义正词严地大声指出：“现在有些干部患病找中医治，但从不扶植中医药事业，如果他死了以后，他的儿子、孙子还要不要中医治病的……”结果双方都不愉快，也正表明了这些人对中医药学的极不正常态度。尤其令人愤慨的是，许多钱被一些人挥霍浪费或因各种“关系”而送了人情，甚至通过“转化程序”进入私囊，而在发展中医药学的事业上却困难重重。中医药学现代化，必须通过现代科学手段才有可能，这是一个普通的常识。作为一个从事中医药学工作达 50 余年而身为教授且社会兼职颇多的我，要求配置一台国外已属淘汰产品只价值几千元人民币的小型苹果机，至今已 10 年左右而还是空无所有。这些我都求不到，还能谈其他！没有适当的事业经费，缺乏必要的科研设备和先进手段，中医药学怎样“现代化”？巧媳妇实难做无米之炊！中医药学现代化是一项严肃的科学问题，不是“吹糖人”可以“一吹而就”，必须用科学态度来对待。它没有先进的科学手段和相应人才，只在一片指责声中是达不到现代化的，在一片高调声中也是达不到现代化的，在一片吹嘘声中仍然是达不到现代化的，在一片争夺声中还是达不到现代化的；靠弄虚作假、鱼目混珠同样是达不到现代化的。要实现中医药学真正现代化，人们必须转变观念，提高对继承发扬民族传统医药学在我国思想建设和医学科学发展方面的重要意义的认识，克服对中医药学的偏见，认真贯彻党的中医政策，根据中医药学自身规律和我国中医药事业发展的当前实际，分别情况，制订切实措施，增加投入，加强领导，端正方向，讲求实效，脚踏实地，一步一个脚印地前进，以保证中医药学和中医药事业得到真正发展，并逐渐走上现代化，从而促进世界科学的进步。这是我们这几代炎黄子孙一项光荣而艰巨的伟大任务！

**附：**

## 中国人民政治协商会议湖北省委员会主席沈因洛同志的批文

少南同志：

您好！李教授为振兴中医药事业，奔走呼号，费尽了心机。我建议医卫生委员会就此建议，认真研究一次，形成建议案，正式送交政府办理。如何？

请酌！

沈因洛

12 月 6 日

附：

**中国人民政治协商会议湖北省委员会副主席林少南同志的批文**

同意因洛同志意见，请医卫生委员会抓紧办理。

林少南

1990年12月20日

# 熨斗疗法发明在中国

1991年7月23日

1991年7月7日《文摘报》第四版《体育与健康》栏中，转载了6月23日《珠海特区报》一则消息，即所谓“日本的熨斗健康法”，说“日本出现了一种新式健康法—用熨斗熨人身。发明这种新颖健康法的日本大阪健康顾问名田茂说，用熨斗疗法对肩膀疼痛、便秘、发冷等症十分有效，不过并非身体每个部位都可以熨……”这里把熨斗疗法的发明，说成是日本人名田茂，是不符合历史事实的。只要翻开中国历史，就可以清楚地看到，早在2000多年以前，熨斗疗法就被中国古代医学家发明出来而运用于临床治疗上了。现在这里就来稽考一下熨斗之为物及其在我国用于治疗疾病成为一种治疗方法的情况。

“熨斗”一词，从所见到的文献看，它首先见于《晋书·韩伯传》，所谓“母方为作襦，令伯捉熨斗”者是也（《太平御览》载，《帝王世纪》有“纣先作大熨斗”，《三辅故事》有“董卓环铜人十枚为小钱熨斗”之文）。然则何为“熨斗”？熨字本作“尉”，隶书作“尉”，其“熨”乃俗体。尉、尉、熨三字，形虽异而义则同也。《玉篇·火部》说：“尉，于贵切，申帛也。”《广韵·入声·八物》说：“尉，火展帛也。”《说文·火部》说：“尉，从上按下也，从尉又持火，所以申缯也。”段玉裁注：“尸，古文仁。又，犹‘亲手’也。”是“熨”乃“亲手持火以伸展缯帛使其皱折舒平”也。所谓“亲手持火”者，实有所依者。如谓亲手直接操持其火，则火必先灼其手，何能伸展其缯帛为？然其所依者，则“斗”是也。何谓“斗”？《说文·斗部》说“斗，十升也，象形，有柄”，是“斗”乃“有柄”之“量器”也。其既为量器，则必可受盛，而能用作“容器”矣。《诗·大鸦·生民之什·行苇》说：“酌以大斗，以祈黄苟。”毛苌传：“大斗，长三尺也。”孔颖达疏：“大斗，长三尺谓其柄也。”《大戴礼记·保傅》说：“太宰持斗而御户右。”王聘珍解诂：“斗，所以斟也。”是“斗”乃“有柄之酌酒容器”也。斗为容器，既可盛酒以酌，亦可盛火以熨。《晋书·韩伯传》所载“火在斗中，而柄尚热”之语，正证明了这一点。唯其斗中盛火，故称其曰“火斗”。斗中盛火而熨以伸展缯帛。故《广韵·去声·八未》引应劭《风俗通》说：“火斗曰尉。”《小说钩沉》卷七载《通俗文》亦说“火斗曰熨”，手持火斗以伸展缯帛曰“熨”，故后又称其火斗曰“熨斗”。

熨斗之为用，本在于用其温热效应以伸展缯帛皱折，而我国古代医家则援之以治人体因寒邪所致气血不平的疾病，从而发明了治疗疾病的“熨法”，现又称之为“熨斗疗法”。

我国发明熨法治病的时间，这里且撇开《史记》所载虢国中庶子所言上古医家俞跗就已掌握熨法治病的传说不论，至迟在春秋战国时代，熨法已被发明出来而常用以治疗疾病，扁鹊治疗虢太子尸厥病，在针刺三阳五会太子苏醒后，就使子豹为其进行了“五分之熨”以治之。我国现存战国末期的一部划时代医学著作《黄帝内经》，就把熨法作为重要治病方法之一。《灵枢经·病传第四十二》所载“余受九针于夫子，而私鉴于诸方，或有导引、行气、乔、摩、灸、熨、刺、业、炳、饮药之一者，可独守耶？将尽行之乎”等文可证。《黄帝内经》还指出了多种病证都适宜于熨法治疗，《素问·玉机真藏论篇第十九》说：“今风寒客于人……或痹不仁肿痛，当是之时，可烫熨及火灸刺而去之。”《素问·血气形志篇第二十四》说“形苦志乐，病生于筋，治之以熨引”等是也。《黄帝内经》并记载了古代医家在熨法基础上，又发明了“药熨法”，《素问·调经论篇第六十二》说：“病在骨，粹针、药熨。”《灵枢·寿夭刚柔第六》说：“……刺大人者，以药熨之。黄帝曰：药熨奈何？伯高答曰：用醇酒二十升，蜀椒一升，干姜一斤，桂心一斤，凡四种，皆㕮咀，渍酒中，用棉絮一斤，细白布四丈，并内酒中，置酒马矢煴中，盖封涂，勿使泄，五日五夜，出布，棉絮曝干之，干复渍，以尽其汁，每渍必晬其日乃出干，并用滓与棉絮，复布为复巾，长六七尺、为六七巾，则用之生桑炭炙巾，以熨寒痹所刺之处，令热入至于病所，寒复炙巾以熨之，三十遍而止，汗出以巾拭身，亦三十遍而止，起步内中，勿见风。每刺必熨，如此病已矣。”这种药熨法，用药酒渍布以为巾，炙巾置于肌肤而行熨，无疑加大了熨法的作用。是故病在筋肉者，可治以熨法，而病在骨者，则必用药熨为治，此《黄帝内经》之所以有“药熨”之创也。长沙马王堆汉墓出土的《五十二病方》也记载了多种病证用熨法治疗，例如：

1.《伤痉》

“痉者，伤，风入伤，身信（伸）而不能诎（屈），治之，燔（熬）盐令黄，取一斗，裹以布，卒（淬）醇酒中，人即出，蔽以市，以熨头。熬则举，适下。适下为口裹更（熨）寒，更燔（熬）盐以熨，熨角绝。一熨寒汗出，汗出多，能诎（屈）信（伸），止。熨时及已熨四日内，口口衣，毋见风，过四日自适。熨先食后食次（恣）。毋禁，毋时，令。”

2.《婴儿索痉》

“索痉者，如产时居湿地久，其肎（肎）直而口钔，筋挛难以信（伸）。取封殖土治之，口口肎二，盐一，合挠而（蒸），以扁（遍）熨直肎（肎）挛筋所。道头始，稍口手足而已。熨寒口口复（蒸），熨乾更为。令。”

从以上引文可以清楚地看出，这时熨法治病，已扩展到不用熨斗，而根据不同病情，选用不同药物，加热，布裹，乘热以蒸病体，故其又称“蒸熨法”，《华氏中藏经》卷中第四十七所谓“夫病……有宜蒸熨者”是也。该书卷中第三十九、第四十七中还对熨法的治疗作用、治证和禁忌，都做了简明阐述。“熨则助其阳也”“蒸熨，辟冷煖，洗生阳”“脉迟则熨之”“宜蒸熨而不蒸熨，则使人冷气潜伏，渐成痹厥”，可见熨法在临床上的治疗作用，但“皮肤不痹，勿蒸熨”，则熨法又不可滥用矣。《金匮玉函经》也记述了熨法的治证和禁忌，前者如《辨可火病形证治》所载“下利，谷道中痛，当温之，以为宜火熬末盐熨之，一曰灸枳实熨之”之文是；后者如《辨不可火病形证治》所载“伤寒，脉阴阳俱紧，恶寒发热，则脉欲厥……熨之则咽燥”之文是。《伤寒论·辨太阳病脉证并治中》还记载了熨法误例：“太阳病二日，反躁，反熨其背，而大汗出，大热入胃，胃中水竭，躁烦，必发谵语……”

在两汉魏晋南北朝时期，我国熨法治病，已经逐渐积累了丰富的经验，成为医家治病的重要手段之一，以致一些官吏论事也喜援之以为说，《南史·郭祖深列传》所谓“医诊则汤、熨、散、丸”是其例，隋代巢元方所著《诸病源候论》一书每谓“其汤、熨、针石，另有正方”也可证熨法在当时医疗上的地位，宋代《圣济总录·治法篇》也对熨法做了专题论述。

熨法使用简便，不仅为医家所掌握，而且亦为广大民间所使用。在我国农村，常可看到人们肢体寒痹，则用瓦砖置桑柴火中烧热，取出，布裹，乘热以蒸熨；腹部寒痛，则用麦麸炒热，盛小碗中，布裹，乘热以蒸熨，二者均注意防止烫伤。这与熨法发明早期以熨斗盛火行熨治病在工具形态上虽不相同，但其利用温热治病则完全一致，犹如起初用有柄之铜斗盛火以申缯，后改用有柄之铁制长方形板块俗所谓“烙铁”者置火中烧热取出以申缯，今又改用有柄之金属棱形熨具通电以电缯。三者形虽异，而其用热申缯并行熨时缯上垫以含湿之布则一，故其虽已无盛火之处，至今仍称之曰“熨斗”也，从而有力地证明了“熨斗疗法”乃是中国古代医家早在数千年前已发明，而不是日本人今日所初创也。

**附：**

**中国人民政治协商会议湖北省委员会主席沈因洛同志的批文**

李教授：

建议您写篇文章在国内或国外有影响的报刊上发表，以正视听。请酌！

沈因洛

8月8日

## 从医学领域看“百家争鸣”方针的重要性

2012年1月8日

医学科学领域里的“百家争鸣”是促进医学科学技术正确发展的思想路线，是从源头上保障人体生命和维护人体健康的根本方针，《素问·宝命全形论》说“天覆地载，万物悉备，莫贵于人”，人是世界上第一宝贵的，因而必须认真贯彻党的“百家争鸣”方针。

《实践论》一文指出：“一切真知，都是从直接经验发源的，但人不能事事都直接经验，在我为间接经验，在人则仍然是直接经验。”中医药学的产生和发展，与“西方医学在16世纪后西方出现实验科学才产生的”不同，它是在几千年间积累的实际的直接经验中整理、升华而创造出来的，有自己独特的理论体系和辩证的思维方法。它以文字为载体和口耳相授，传承了几千年，直到今天，积累了“出则汗牛马，入则充栋宇”的大量医药文化典籍，与在世老中医甚至只有一技之长者，都在被不断地传承下去。

宋代史崧在《灵枢·经叙》里曾经说过“夫为医者，在读医书耳，读而不能为医者有矣，未有不读而能为医者也。不读医书，杀人尤毒于梃刃”，表明了医者有误，轻者有损健康，重者则生命不保。这些年来学术腐败，不读医书，装腔作势，自命不凡，弄虚作假，提升自己，甚至领导都帮忙吹嘘，或借别人名义，兜售自已私货。歪曲胆府理论，庸俗膀胱气化作用，篡改五藏五色规律，癫狂混淆，痓痉不分，医疗市场乱象丛生，必须拿起“百家争鸣”的方针，讲事实，摆道理，进行充分说理，以理服人，正其谬误，修正认识上的偏差，达到认识上的统一。如未能统一，认识仍相左者，被批评者可以反批评，双方进行辩论，切忌压服，以期获得认识上的真正统一或接近真正统一，从而推动医学科学的发展。知识分子之所以为知识分子者，是他具有一份社会责任感，主持公平，维护正义，能够坚持真理，修正错误也。医学领域的是非都关系着人的生命和健康，如2003年版《伤寒论讲义》第366条载：“《伤寒论·辨厥阴病篇》说‘下利，脉沉而迟，其人面少赤，身有微热，下利清谷者，必郁冒汗出而解，病人必微厥。所以然者，其面戴阳，下虚故也’”。如照《讲义》之注去吃药，是会要出事故的，岂可隐隐不改？又如同篇374条载：“《伤寒论·辨厥阴病篇》说‘下利谵语者，有燥屎也，宜小承气汤’”。此条仲景未入于阳明病篇，而归入了厥阴病。其为痢疾，而非泻水也，注谓“热结旁流证”误甚。其病“痢疾而谵语”，再有“咽嗌不舒”，则为张志聪、陈修园创立之“奇恒痢疾”，虽可以大承气汤急下存阴以救之，然稍缓则亦无及矣。如此《讲义》在教学上是误人子弟，埋下的一些医疗事故的隐患而学生不知，学生在社会上行医是害人，这殊非仁者所为。一个真正的从医者，是不怕“百家争鸣”的，“百家争鸣”让他的学术思想得到了深化视野得到了开阔。山东中医药大学校长王新陆教授“钦佩得五体投地”之语、北京中医药大学钱超尘教授所谓“改正医书之误读误解，功莫大焉”之评论，都说明了这一点。

《辞源》（修订本）一书是不应该搞错的，有错则影响太大了，尤其是有关医学领域里的文字，错了会闹死人的。但它就是搞错了，如《辞源·疒部》说“痓，充自切，去，至部，穿，土，病名，《素问·气厥论》‘肺移热论辩肾，传为柔痓’，注：‘柔，谓筋柔而无力。痓，谓骨痓而不随。气骨皆热，髓不内充，故骨痓强而不举，筋柔缓而无力也’”。《说文》无“痓”字，有“痉”，云：“彊急也，从疒，巠声”。《素问》“柔痓”二字误，《太素》作“素痉”是，杨上善注：“素痉，强直不能回转”，彊、强字通。马王堆汉墓出土医书《五十二病方》有“婴儿索痓”一病，“素痓”即“索痓”，病人身体强直不能回转也。王冰《素问》释文谓“痓，谓骨痓而不随，气骨皆热，髓不内充，故骨痓强而不举”，正是释“痓”字之训，非释“痓”字也，以《素问》成书时间尚无“痓”字之创造出。可见此文之“痓”误为“痓”当在王冰之后，《素问》此文，当以《太素》之文校正之。

《辞源》于“痓”字，释义则全引“痓”字之误文之一“痓”，以致“痓”“痓”不分，混之为一。殊不知“痓”字首见于《广雅·释诂》卷三下，彼说：“痓，恶也。”《针灸甲乙经》卷四第一下说“心脉满大，痫痓筋挛。肝脉小急，痫痓筋挛”，而《素问·大苛论》载此则作“心脉满大，痫瘛筋挛。肝脉小急，痫瘛筋挛”。是“痓”乃“瘛”之后起字。“痫”“痓”连用，《神农本草经》多有之，是“痫痓”之“痓”为今之抽掣，与“痓”之训“强急”者不同也。新《辞源》出书不久，我就此事向《光明日报》去信提示过，彼未予发表，以致此字误训到今天。还有《救伤秘旨》一书中，载《青城山仙传接骨方·金创方》说：“拔毒生肌，凡破伤，不论新久，敷之极效，制甘石一两，寒水石三钱，丹石飞三钱，乳香、没药去油一钱五分，大黄六钱，蓖麻子去油八钱，原寸二分，梅冰三分，共研细末……”此“金创方”乃拔毒生肌之用，故以“原寸二分”以合药，《现代实用中药》载之为“麝香”别名，非常准确，而本书注释者则误以为“原寸”乃“砒霜之别名”，则砒霜遂与原寸混同矣。砒霜是一种腐蚀性药物，破烂之肉，点之则痛，无生肌之效，用之则病必反而加甚矣。医学领域里无争鸣，不能防患于未然，则医疗上的事故必多发。多少年来，谬种流传，不知有几许人蒙受了其灾害！可见在医学领域里，“百家争鸣”的方针是不可或缺也。

# 对儒家文化的偏见可以休矣

2012 年 7 月 22 日

2012 年 3 月 5 日第 2 版《报刊文摘》刊登了《什么阻碍了我们的创新》一文，它说："据统计，从公元 6 世纪到 17 世纪初，在世界重要科技成果中，中国所占 54% 以上而到了 19 世纪剧降为 0.4%，17 世纪中叶后，中国的科学技术开始日下。那是一个儒家正统思想逐步走向制度化的时代，人的本性被压抑，人们的创造活力被压制。"这话说得不大准确，很值得商榷，正同中医药学一样，是一种极左思想看儒家文化的偏见。众所周知，孔子之主张，凡为天下国家有九经，其中之一就是"来百工也"，招来技术人才，发展科技，并定时进行考核，"日省月试，既禀称事，所以劝百工也"，以激励技术进步和创新，使一切创造发明获得了"日日新，又日新"的进步。

在两千五百年左右，中华封建文明在大踏步前进，首先发现了"思"是一个"会意字"，人心功能之气上凝于囟而产生思维活动。谓之"思"者，以其能深通也，深谋远虑谓之思，《孟子·告子上》所谓"心之官则思，思则得之，不思则不得也"。思，古字从囟，从心。囟，脑盖也，人从囟至心如丝相贯。囟、心二体，皆智慧所藏，人之思虑生于心而属于脑，因思而远慕谓之虑，因虑而处物谓之智，思索可以产生智慧也。而独具特色的农学、中医药学、天文学和筹算数学这四大传统科学体系取得许多领先世界的光辉成就，以指南针、造纸术、印刷术、火药这四大发明为标志的传统技术更为世人所称道，因为"它们已经改变了整个世界的面貌和事物的状态"。

后汉阳嘉元年，张衡复造"候风地动仪"，"以精铜铸成，员径八尺，合盖隆起，形如酒樽，以测地震及地震之方向，经之以事，合契若神。"

公元 10 世纪，中国的炼金术士研制了最早的天花接种疫苗，为免疫学奠定了基础，涂有含菌物质的棉球往往被放置在鼻孔内。16 世纪，这种技术在中国得到广泛的应用，并从那里传到土耳其，进而使西方人对预防接种有了初步的认识。南宋天文历法算学家祖冲之……他利用极限方法计算圆内接正多边形的面积以逼近圆面积，得出了准确到小数点后 7 位的圆周率值为 3.1415926……在世界上领先了一千年！19 世纪，我国又出现了一个善治急性热性疾病包括急性传染性疾病在内的“温病学派”。在 2003 年，北京流行传染性非典型肺炎，其病死率 10.9% 居高不下，中医药治疗一介入，其死亡率迅速降了下来，凸显了中医药对其病的治疗优势，得到了世界卫生组织官员的认可，体现了中医药强大生命力。

虽然，中国的科技发明比较少，尤其没有爆发近代科学革命，没有产生建立在观察和实验的基础上并用数学的逻辑推理相结合的近代科学。

《素问·宝命全形论》说：“天覆地载，万物悉备，莫贵于人。”《春秋繁露·人副天数》说：“天地之精所以生物者，莫贵于人。”人是第一宝贵的，不能做无谓的牺牲。儒家虽然没有提倡人们探险，但也没有禁止人们探险，不能一见到自己认为不好的现象，就不加分析地栽到儒家身上。何况我国明代徐霞客多年在外探险，儒家笃行“人之有技，如己有之，人之彦圣，其心好之”，绝对不会阻碍科学技术的发展。事实上，阻碍科学技术发展者，是人们的嫉妒心理，在古代庞涓之嫉孙膑，李醯之嫉扁鹊，李斯之嫉韩非，太宰嚭之嫉伍员，王错之嫉吴起，郭开之嫉廉颇，妲己之嫉九侯女，郑袖之嫉魏楚王美人，中谢之嫉沈严华，钟会之嫉邓艾，曹丕之嫉曹植，秦桧之嫉岳飞等。在今人，2003 年上半年，北京“传染性非典型肺炎”流行，来势迅猛，死亡率很高，卫生部某些人妒贤嫉能，盗用“疾控中心”名义严禁中医药染指，在国务院原副总理吴仪同志开会坚持中医药必须全面介入，才显得中医药的伟大功效。另一类嫉妒，专业院长自知带不了博士研究生，却招收博士生要人家替他带，这是一种“学术不端”行为，人家不给他带，就找一个不同专业的人来讲课塞责，排挤人家不准招收研究生，十几年院长换了，新院长继承前任不得招收研究生以至如今。北京大学教授饶毅和清华大学教授刘国松发表意见说“当前学术界似乎一种不良风气……对别人的学术不是善意批评，而是妒忌、贬低”，阎华在《祛除偏激论调，放手使用人才》一文中，则更是指出压制青年人才“是迎合当前一些人妒贤嫉能的腐朽思想”。嫉贤妒能的腐朽思想在我国历史上始终存在着，这就是我国没有爆发近代科学革命的真正原因。

李今庸　湖北中医药大学

2012 年 7 月 22 日

## 人体心脑皆慧知所藏

2014 年 5 月 1 日

《尔雅·释言》说：“谋，心也。”郭璞注：“谋虑以心。”郝懿行义疏：“心者，《释名》云‘心，纤也，所识纤微，无物不贯也’，《白虎通》云‘心之为言任也’，《管子·心术篇》云‘心者，智之舍也。然则智藏于心，心任于思，思与智即谋虑所从出矣’。”谋从心出，此《尔雅·释言》本之于《孟子·告子上》“心之官则思”之为说也。《尔雅·释诂上》说：“悠、伤、忧，思也。”郭璞注“皆感思”也。郝懿行义疏：“《说文》云‘思，容也（皆当为睿），从囟声’。按从囟声兼意。囟，脑盖也。人从囟至心如丝相贯。心、囟二体，皆慧知所藏。人之思虑生于心而属于脑，故善记忆者，谓之脑盛，多思虑者，或言伤脑焉。”至迟在汉代，中国人首先发现了人体大脑的功能活动，在《说文解字》一书里，《心部》次于《思部》，《思部》次于《囟部》，囟、思、心三字之排列次序，其本身就是智慧之反映，“思”字正是心气上凝于囟，故字从心、囟。在十五六世纪后，伽利略发明了显微镜，魏尔啸创立了细胞学，在西方建立了实验科学，才知道脑主思维。在实验科学研究的基础上，对脑功能活动的认识取得了突飞猛进的成就，但它在“原还论”思想指导下，彻底否定了“心气藏慧知”的作用。殊不知脑始终不能抹掉心与慧知的关系，例如 1998 年 1 月 2 日《长江日报》第 4 版刊载：56 岁的美国妇女克莱尔·塞尔维亚从小就有健康问题，以及一直有杂音……随着年龄的增长，她的心肺功能日益恶化，常常要靠氧气维持生命，整天躺在病床上。1988 年 5 月 29 日，塞尔维亚接受医生建议成为新格兰地区第一个心脏移植手术病人，经过5个半小时的手术治疗，塞尔维亚终于从死神的阴影中逃脱出来，获得了新生。然而，使人意想不到的是，这个手术不仅把她从多年的疾病中拯救过来，而且她的生活也由此发生了巨变。譬如，她以前是喜欢喝茶而厌恶啤酒的，可当她手术后苏醒过来的第一件事就是想喝啤酒；她曾经憎恨的绿胡椒粉现在喜欢了；她还特别钟情于炸鸡，手术复原后她第一次开车就着魔似的到一家炸鸡店买了几块炸鸡。更奇怪的是她的行为举止也发生了变化，她变得具有过去从来没有过的攻击性，更加自信，敢作敢为，更具有男子气概，喜欢开快车……塞尔维亚……通过一份报道那场车祸的报纸找到了捐赠者的家，死于车祸的小伙子，叫蒂姆·拉明德兰，18岁小伙子生前爱吃的食物就是炸鸡，在车祸现场，他还抱着刚刚买来的一盒炸鸡块。同时，小伙子的家人还证实了许多发生在她身上的奇怪现象都是蒂姆生前的所作所为。这就足以证明“心藏慧知”是有事实根据的。再说，“从事人体器官移植研究的医学家告诉我们，人类皮肤结构和多个器官都与猪相似，猪的皮肤组织、心脏瓣膜甚至可以移植到人身体上”（见2014年2月13日《光明日报》第12版）。钱学森先生生前也说过：“意识的产物和心脏的跳动有着密切的对应关系。”（见《钱学森论中医现代化问题》）

我国现在有些人，不读书，不看报，装腔作势，不懂装懂。为了维护“脑是人体最高主宰”的一家之言，把“百家争鸣方针”放在一边，相遇不同学术观点的文章则不予发表，也不予通知作者，更不与作者提供商讨意见而武断地将来稿“打入冷宫”。

大约在40年前，美国哥伦比亚大学医学中心的迈克尔·格申提出了肠内神经系统，是“人体第二大脑”的观点，现在钱学森先生遗留的《论中医现代化问题》一文，更是明确地提出了“大脑是人体的信息处理中心”。钱学森先生说：“人体所有的信息都是从全身各处汇聚在这里进行处理，然后通过神经将处理过的信息传递到全身各处，从而统一整体的活动。在许多人看来，大脑是自主处理信息的，实则不然。大脑自身并不会自由地处理信息，它只不过是体现整体意志的一个容器，来自全身各处的信息在这里进行竞争，与整体意志相合的信息就会被选出来，并最终上升为整体的意志统治全身……体现整体意志的是以心藏为中心的藏府系统。”又说：“意识的产生是大脑随机性的产物。而在中国传统医学中，意识的产生是和心藏单位时间内的供血有密切关系的，这是因为中国的先哲们一直相信‘整体决定局部’这种必然性的存在，阴阳学说就是对这种必然性的一种高度概括。大脑虽然是‘高’居于整体之上的，但它不可能超过整体的控制，整体的意志就体现在以心脏为中心的藏府系统的功能态上，它具体的体现是心脏的泵血对全身各处血液的不对称供应之上。”从而可见大脑并不是人体最高主宰。从另一方面考虑，假设承认大脑是人体最高主宰的话，在人体大脑死亡后一刹那间，全身各藏器都应随着脑的死亡而停止生命活动，然而事实是，有人脑死亡后其他藏器的生命活动在一定时间内存在延续，2013 年《新华网》发布了以《孕妇脑死亡三月后产下健康婴儿》的一则消息，它说“匈牙利东部德布勒森大学医学和健康科学中心告诉媒体说，今年 4 月，这位 31 岁，怀孕 15 周的孕妇突患脑中风，随后进入脑死亡状态，但超声波显示，其胎儿依然健康，并且胎动频繁。孕妇的家人和医务人员觉得维持孕妇的生命，让胎儿尽可能充分发育后再出生……在怀孕 27 周时，孕妇的生命体征再次不稳定，医生通过剖宫产让一名 1420 克重的健康婴儿出生……此次病例中的婴儿在今年 10 月已经出院，目前发育状况良好，未出现多发于早产儿的任何疾病”。(《中国新闻周刊》）第一期余泽民的文章：在我居住的匈牙利，刚发生了一桩“死人分娩”的奇迹，转载于《报刊文摘》。美国亦有脑死亡者分娩的报道：“现年 26 岁的美国歇根州女子克里斯蒂娜・鲍尔顿，今年 3 月 6 日在与家庭成员散步时突发疾病，在医院检查后医生宣布为脑死亡。但在脑死亡 42 天后的 4 月 17 日，怀孕 25 周的克里斯蒂娜通过剖宫产，在当地医院产下了一对双胞胎，家人说‘这真是一个奇迹’。”是脑已死亡而全体各个藏器未死也，何云脑为人体最高主宰？何能排斥“心主神明”的作用？必其“心、囟结合”才为思也，唯有“思”才能深通也，《孟子・告子上》所谓“思则得之，不思则不得也”。

2014 年 5 月 1 日脱稿

# 附录：

## 关于加强党的领导进一步贯彻党的中医政策的积极建议

1982 年 3 月 1 日

我们都是来参加中华全国中医学会常务理事扩大会议的代表，其中有常务理事、理事和各省、市、自治分会的秘书长，大家讨论了钱信忠部长、崔月犁副部长的讲话，列举了不少事实，肯定了中医工作的成绩，同时也看到了“四人帮”的破坏、干扰和极“左”路线及其流毒对卫生战线的影响，分析了存在问题的严重性和迫切性（存在问题另见附件）。从这些问题总结新中国成立 32 年来的一条基本经验，即为了更好地、更有效地贯彻党中央关于中医、西医、中西医结合三支力量都要发展、长期并存的方针，有必要对现行卫生领导体制进行合理的改革。因此，我们愿以与会代表名义向国务院、人大常委、党中央反映情况，并提出解决问题的积极建议如下：

1. 成立中医中药管理总局，直属国务院领导，以便加强党对中医药工作的有效领导，促进中医工作的发展。

2. 制定并颁布足以保障中医药事业正常发展的有关法规。以上建议是否符合当前精简机构的精神呢？我们认为是符合的，理由如下。

（1）成立中医中药管理总局不需要增设新机构，只要把卫生部的重叠机构即国家医药管理总局加以调整改革就可以了。办法是：把有关西医西药的管理职能及其有关人员按不同性质，分别划归卫生部或生产、经营等有关部门；把中药部分有关人员和卫生部的中医局合并起来成立中医中药管理总局，并物色一部分中医药专家学者和忠诚于党的中医干部，充实到中医中药管理总局，或当顾问，或当领导（鉴于中医药事业存在后继乏人、后继乏术的特殊情况，目前过渡时期，精通中医理论并有丰富经验，主要是年过60岁的专家，故领导年龄的限制可适当放宽）。这样调整的结果，表面上仅仅调整合并了机构，实际上精简了人员，提高了效率，完全符合精简的原则。

（2）成立中医中药管理总局，并不增加国家支出，反而为增收节支开辟了广阔的天地。这是因为：第一，中医事业的经费可在不增加原定的卫生事业费预算的前提下，按三支力量都要发展的方针，由国家考虑一个合理比例，拨给中医中药管理总局掌握就行了，至于中药的事业费也是如此。第二，中医药统一管理，中医有了自己的领导机构，按中医药的特殊规律办事，就能协调医与药之间的关系，充分调动中医药人员的积极性，中医医院可以增收，中药材可以增产。如此几年，不但在经济上能自给自足，而且还会有节余，上缴国库，为国家增添财富。这种增收节支的经济效益，将会与日俱增，有不可估量的良好前景。

如果党中央、人大常委和国务院采纳上述建议并采取坚决的措施，中国医药科学这块瑰宝，必能从此走上真正中医现代化的康庄大道。这不但符合几十万中医药人员的心愿，而且也符合把中医药看成是自己生活需要的十亿人民的心愿！由此可见，关于改革中医药领导体制的措施，它的现实意义和历史意义都是伟大而深远的。我们坚决相信，中国医药学在伟大的中国共产党领导下，必能“挽狂澜于既倒，放异彩于未来”。我们不必担心中医之花开在中国而果结到外国去的问题，相反，我们将充满民族自豪感，高举双手欢迎国际上争先恐后要来我国学习研究中国医药学的外国留学生们！

附件：《中医中药事业正处在萎缩、削弱以至被取代的危险过程中》一件。

签名（略）

1982年3月1日

# 中医中药事业正处在萎缩、削弱以至被取代的危险过程中

## ——《关于加强党的领导，进一步贯彻党的中医政策的积极建议》附件

1982 年 3 月 1 日

1. 中医的医、教、研已大量地从内部削弱

（1）中医医院不突出中医特点，被办成三支力量的联合医院——全国中医医院除极少数具有中医特色以外，绝大多数成了中西医结合医院，或办成了西医院，中医在其中只看门诊而已。例如，作为河南中医学院主要学习基地的附属医院，从书记到院长四个人都是西医，那里的医疗工作全是“中西医结合”，实际是以西医为主导的观点用中药。另一实习基地郑州市中医医院，其中西医病床有 220 张，中医病床只有 80 张，而且还是中西医结合的。在这些地方培养中医，将会引向何方，是够清楚的了。

还有，中西医在医院中的待遇是不平等的。例如西医的诊断书有效，中医的无效。西医抢救病人无效时，绝不怕因为没有请中医协助抢救而被当作医疗事故处理；中医抢救病人同样无效时，则可因为未用西医办法而被认为医疗事故。这种缺乏法律保障的不平等地位，大大限制了中医的技术发展，甚至影响所及，中医医院办成了不中不西的大杂院。

（2）中医学院不为中医力量培养真正的中医人才——根据三支力量的方针，中医学院属于中医力量，不属于中西医结合力量，当然要为中医培养人才。但是，全国 24 所中医学院，几乎都变成了中西医结合学院。主要表现在：①学习内容中西医各占一半，甚至西医多于中医；②领导班子不以中医为主，甚至委派反对中医的人（称中医为遗老、遗少者）为中医学院副院长；③中医教师只占教师中的少数。

（3）中医的科研单位却不承认中医的科学性，多数被办成了中医西医化的科研所——中医科研机构的问题反映在以下几个方面：①领导班子不是中医为主；②“系统学习、全面掌握、整理提高”的方针被阉割了，只重视个别论点的中西医结合的研究，而不承认文献整理方面的科研成果；③中医现代化的科研工作得不到应有的支持，片面地把中西医结合当作中医现代化的全部内容和必由之路，实际上是把中西医结合这支力量，来取代中医这支力量；④中医科研成果常用西医的标准来鉴定，这迫使中医科研工作逐渐走上中西医结合或中医西医化的道路。

2. 中医经费短缺，难以开展工作

全国中西医共115万余人，中医占22.6%，全年卫生经费，用于中医经费的约占总经费的5%，这个比例是不可能使中医事业得到真正发展的。例如江苏省中医研究所成立26年了，至今没钱搞基建，还是上无片瓦，下无立锥之地。江苏省24所中医医院的财产加在一起，抵不过该省一所西医院从外国进口的一台仪器的价值，而这台仪器却因没人会操作而搁置两年生锈了。

中西医在一个部门的领导下受到如此不同的两般对待，可以反映出要贯彻落实党的中医政策，应该做些什么。

3. 对中医技术职称与中医学位的消极限制

（1）对中医技术职称的限制：①卫生部颁布的关于卫生技术人员职称的评定标准，把中医列入第16个科目；西医各科齐备，可以分科评职称；中医却不能这样，各科中医都只能用中医一个名称；②对西医不要求掌握中医学，却要求中医掌握西医学，这限制了许多有真才实干的中医，评不上相应的技术职称，如北京市对中医主任医师的评定工作，就因为要按标准考试，被迫中途搁置下来了。全国各地也都有类似情况。

（2）对中医博士学位的限制：教育部同意中医导师任应秋的意见，对中医博士除了专业知识，在语言工具方面，只要求在现代汉语之外，再掌握两门语言工具，一门古汉语，一门外语。但卫生主管部门不顾中医的特点，坚持要求中医博士再加一门外语，共要掌握两门外语。试想：做中医博士研究生，都已具有相当好的中医基础，年龄差不多都到了40岁，在博士研究期4年之内，要他们学习掌握两门外语，就没有时间去研究中医了，哪里还能写出够水平的博士论文？这就使中医导师不敢带博士研究生了。

（3）中医技术职称评定工作中的限制：评定中医技术职称，本该贯彻同行评议的原则，但有些地方中医职称的学术鉴定委员会中，西医和西学中医师反而占多数，决定权不在中医手里，所以常会发生中医技术职称被压低的偏向。

4. 从32年来中西医力量对比的变化中反映出来的严重问题

粉碎“四人帮”后，中医事业在人、财、物各方面得到加强，这个成绩，主要应该归功于党中央拨乱反正的果断措施。至于贯彻执行党的中医政策的全部工作，则要从新中国成立32年来中西医力量对比的下列变化中来分析情况，才能看到问题的实质。

中医人数：新中国成立初期有50万人，1980年下降到26万人（缩减50%）。

西医人数：新中国成立初期有9万多人，1980年上升到89万人（增加了约10倍）。

上面的数量对比，是够触目惊心的。新中国成立初期，中医是西医的5.5倍，现在已被削弱到不及西医的1/3，何况这不及西医1/3的人数，业务技术水平又下降得多了。能精通中医学的医生，由于自然减员，越来越少了；补充进去的，好多是1966—1976年这10年之中的中医学院毕业生，他们当中的多数是不够大专水平的；有些则是非中医专业人员转业过来的，如老药师、老护士、老化验员等，他们中间也有一些学得好，干得也不错，但有一部分只经过西学中班短期学习，未经严格考查，就分配到中医科或针灸科当起中医来，加大了中医的水分，降低了中医队伍的平均水平。

所以，对比粉碎“四人帮”前后中医事业有所发展、中医队伍业务水平有所提高的成绩，不应该使我们骄傲起来，从而忘了当前的中医药人员以及业务水平和新中国成立初期相对比之中的萎缩与降低的严重问题。

5. 中医与中药在互相分离的情况下，两者都受到了限制与削弱

自古以来，中药的种植、采收、加工炮炙与临床应用，都要在中医理论的指导下进行，所以中药与中医的不可分割性，是显而易见的。但是，现在的中药却和西药强合在一起，并由不懂中医的部门来领导，造成中医与中药被机械分割的不正常局面，结果是中药与中医都受到限制与削弱了，例如：

（1）管中药的药政与经营部门，搞的是“以中养西”的政策，从中药方面取走巨额利润（中药经济收入每年4亿多元，在中药、西药、医疗器械总收入中占23.5%），主要不用在中药事业上而用在别的方面，只以极微小经费（32年来只给1.7亿元）用在中药事业上，使中药生产设备陈旧，工艺落后，长期得不到改进。再加上委派为中药机构的领导人不懂中医中药，所以中医问题成堆，药材品种混杂，质量低劣，炮炙草率，药价节节提高，品种常常短缺，供与求脱节，医与药分家，中药界的后继乏人、后继乏术的情况，日趋严重，如不加改革，有逐渐萎缩的危险。

（2）自从中药脱离中医理论指导以后，以中药为主要武器的中医，经常碰钉子，或有方无药，或有法不依，弄得你束手束脚，无论临床、教学、科研都受到很大限制，遇到急危重病，开了有效的急救中药的处方，如回阳强心、开窍醒脑、止血、止痛之类，常找不到药，被顶回来，这叫中医怎么能及时抢救急诊病人呢？强迫解除中医对付急症的武装，又宣称中医不会治急症，此理从何说起！

6. 中医学会成立几年了，始终是空架子，有翅难展

（1）物质条件的限制。①经费：除少数省市（如天津、山东、四川等）外，好多地方中医分会没有专款，学术年会都难举办。②会址：全国中医学会成立3年了，没有自建的会址，只得借北京中医学院的两间办公室用，冬天无取暖设备，冻得人没法办公。（最近成立的中西医结合研究会，却后来居上，被批准自建500平方米的会址。批准中西医结合会自建会址是应该的，我们赞成，但是，不让我们自建会址，这说明什么问题？）

（2）人员编制的限制：好些地方没有中医学会的专门编制，如宁

夏编委对中医学会一个编制也不给。

（3）学术科研活动的限制：纯中医的科研项目，得不到承认，列不进科研规划，申报中医科研成果，常被人用西医的标准来吹毛求疵，叫你评不上。在这种情况下，中医学会尤其是地方中医分会，要想动员会员们树起雄心壮志，热火朝天地投入学术研究活动，简直比登天还难！学会推动不了学术科研活动，就都成了空架子了。

7. 根本在体制，关键在领导

以上问题说明，新中国成立32年来，党的中医政策未能得到有力贯彻。为什么？原因固然是多方面的，但从领导体制来考虑，关键在于把中医置于西医或与西医密切相连部门的支配下，中医必然要受到利用、限制、改造的对待，这里面的道理有两个：一则西医与中医的思想体系，理论体系，格不相入，先入为主，思想有矛盾是很自然的；二则在人们的思想感情还没有共产主义化之前，中西医不同职业相同服务对象的这种利害关系，会使某些执政的西医及其同情者，自觉或不自觉地要倾向于限制与削弱中医，以利于西医的发展。由此看来，产生上述问题的关键在于领导，根本还在于体制。经验证明：把中药同中医强行分割而归并于西药部门，把中医归并于西医领导部门的领导之下，这种体制是前述问题得以产生并越来越严重，长期得不到解决的根本原因。

新中国成立32年的卫生实践经验，已经用无可辩驳的事实告诉我们：中西医由一个部门统一领导的体制，是不利于党的中医事业发展的。经贯彻党的中医政策与“中医、西医、中西医结合三支力量都要发展，长期并存”的方针，非实行体制改革不可！

（签名名单同前件）

1982年3月1日

# 给党中央、国务院赵总理的建议信

1984 年 4 月 27 日

赵总理：

您好！

我们是参加卫生部门中医古籍整理会议的一些老中医，多数已年过花甲。大家在回顾中医事业的历程时深有感触，为中医的前途十分担心。近百年来，从袁世凯到汪精卫，一直在企图消灭中医。1947 年中医队伍有 80 万人，新中国成立时有 50 万人。新中国成立以后，是党支持了中医，使我国这份珍贵的科学文化遗产，得以继承和发展。但十年动乱，中医又惨遭一场浩劫，队伍只剩 23 万人，几至濒临灭亡的绝境。三中全会以来，党中央拨乱反正，中医才再次获得了新生。

这些年来，党中央、国务院落实了各项政策，对于中医事业的发展也是十分关怀和支持的。但中医政策的贯彻阻力很大，始终没有按照党中央、国务院的指示很好地落实。之所以阻力很大，主要由于中医事业的发展没有组织保证，没有中医药的管理系统，各级卫生行政管理机构极少由中医内行担任领导。中医政策的贯彻执行没有保障，虽然《宪法》有了规定，但没有具体实施法，致使中医事业财力、物力极度困难。中医后继乏人、乏术，中医的医、教、研单位名不符实，大多数中医单位中，中医在科技人员中所占的比例极少。由于医药分家的管理体制不合理，中药品种短缺，质量低劣，配方困难，影响疗效。如此下去，中医事业的前景是不堪设想的。正如彭真委员长所说的，中医问题始终没有根本解决。

为此，我们恳切地希望：

（1）加强党对中医药事业的领导。

（2）建立独立的中医药管理系统，成立国家中医药管理总局，各省、市、县成立相应的管理机构。

（3）各级中医药管理机构和事业单位，必须由中医药内行担任领导。

（4）制定中医药事业实施法。

（5）给予中医药事业财力、物力的支持，以保证按比例的发展。

顺致

崇高的敬礼！

呈书人如后

浙江中医学院教授　何任

成都中医学院副教授　李克光

南京中医学院副教授　丁光迪

山东中医学院副教授　张灿甲

湖南省中医研究所副研究员　欧阳锜

山东中医学院副教授　徐国仟

湖北中医学院教授　李今庸

广州中医学院副教授　沈炎南

上海中医学院副教授　凌耀星

中医研究院广安门医院副主任医师　路志正

辽宁省中医研究院主任医师　史常永

敬上

1984 年 4 月 27 日